Manual de heridas de difícil cicatrización

Entiende la úlcera y sus causas, interpreta su lecho, y aplica el mejor tratamiento para una rápida cicatrización.

Autores:

Izaskun Sainz-Espiga Michelena

Javier Sierra Alonso

1ª edición,

2024

Nota: Los conocimientos expresados en este libro están dirigidos a la formación de los profesionales que trabajan en el cuidado de la piel y de las heridas complejas. No es una guía o protocolo de actuación. La toma de decisiones las establecerá el profesional en función de cada paciente y situación clínica. Asimismo, la utilización de los diferentes productos deberá atender a las recomendaciones del fabricante.

Copyright © 2024, Izaskun Sainz-Espiga Michelena, Javier Sierra Alonso.

1ª edición, 2024

© Ilustración de portada 2024, Nahia Rebouras Alcalá.

ISBN: 9798336707410

Sello: Independently published

Reservados todos los derechos. No se permite la reproducción total o parcial de esta obra, ni su incorporación a un sistema informático, ni su transmisión en cualquier forma o por cualquier medio (electrónico, mecánico, fotocopia, grabación u otros) sin autorización previa y por escrito de los titulares del copyright. La infracción de dichos derechos puede constituir un delito contra la propiedad intelectual.

Queremos dedicar este libro a nuestros pacientes y cuidadores, con los que hemos podido aprender y mejorar.

Dedicado también a los buenos y generosos maestros que hemos encontrado durante nuestra trayectoria profesional, a los que debemos gran parte de lo que somos.

Información sobre los autores

La trayectoria asistencial de los autores discurre en el ámbito de la atención primaria y hospitalaria en Madrid (España).

Izaskun Sainz-Espiga es enfermera, con más de 25 años de experiencia en el campo de las heridas crónicas, actualmente en atención especializada. Es referente en la formación, conoce los aspectos claves para conseguir la cicatrización y las necesidades formativas de sus compañeros. Imparte y organiza cursos, talleres y webinares dirigidos a profesionales de enfermería y medicina. Es coordinadora y autora de la monografía sobre infección: "Colonización crítica: la gran invisible". Actualmente es miembro de la junta directiva de la Sociedad Española de Heridas (SEHER).

F. Javier Sierra es médico especialista en Medicina Interna y en Medicina de Familia. Trabaja en Atención Primaria y colabora con Izaskun en el campo de las heridas. Tiene múltiples publicaciones y ha escrito diversas monografías dirigidas a la formación de médicos.

ÍNDICE

Parte 1: Generalidades.

Fases de la cicatrización 1

Cronificación de las heridas.. 6

    Causas de la cronificación de las heridas 6

Abordaje integral de las heridas.. 9

Parte 2: Valoración De Las Heridas De La Extremidad Inferior.

Diagnóstico diferencial de las heridas de extremidad inferior: Etiología 12

    Valoración de la perfusión de las heridas..........................14

    Lesiones de Extremidad Inferior de Etiología Venosa........16

    Lesiones de Miembro Inferior de Etología Arterial............19

    Úlceras por Arterioloesclerosis Cutánea: Úlcera hipertensiva isquémica de Martorell.....................................21

    Lesiones Neuropáticas. Pie Diabético 23

Valoración del lecho de la herida 25

    Esquema TIME 25

    Esquema TIMERS...28

    DOMINATE..30

    Continuum de la Infección. Infección subclínica o temprana. Biofilm 32

Monitorización y registro de la evolución de la herida 36

Criterios de derivación a especialistas.............................. 38

Parte 3: Tratamiento Etiológico De Las Heridas De La Extremidad Inferior

Tratamiento etiológico de las heridas crónicas................. 41

    Tratamiento etiológico de las úlceras venosas..................42

    Tratamiento etiológico de las úlceras de origen arterial...54

    Tratamiento de la úlcera isquémica hipertensiva de Martorell..57

    Tratamiento de las úlceras neuropáticas. Pie diabético....58

Parte 4: Preparación Del Lecho De La Herida

Tratamiento del lecho: esquema TIME 77

    T: Tejidos desvitalizados: limpieza y desbridamiento........79

    I: Infección 86

    Cuidado de la herida basado en el biofilm 88

    M: exudado (moisture)..96

    E: bordes y piel perilesional (edge)..................................105

Terapias avanzadas... 112

    Tratamientos a considerar cuando la herida no cicatriza al ritmo esperable. (R del TIMERS).......................................112

    Resumen de la preparación del lecho de la herida (PLH) 117

El dolor en las heridas crónicas 118

Parte 5: Lesiones Relacionadas Con La Dependencia

Lesiones relacionadas con la dependencia (LRD) 122

    Mecanismos fisiopatológicos en las LRD..........................123

    Características y diagnóstico diferencial de las LRD........125

    Prevención de las LRD 130

    Tratamiento de las LRD 135

    Úlceras en talón 139

    Prevención y tratamiento de las lesiones cutáneas asociadas a la humedad (LESCAH) 143

Dermatoporosis, desgarros y hematomas subcutáneos...147

    Desgarros cutáneos o laceraciones 149

    Hematoma profundo disecante 153

Parte 6: Lesiones Tumorales Y Del Final De La Vida

Lesiones Tumorales Y Del Final De La Vida......................156

    Úlceras tumorales 156

    Poliulceración y cambios cutáneos al final de la vida 160

Esperamos que este libro te ayude a comprender mejor las heridas crónicas y su manejo.

Si crees que también podría resultarle útil a otros estudiantes o personal sanitario como tú, te invitamos a dejarles una **reseña** en:
"Tus pedidos, de Amazon".

¡Tu opinión sobre este manual puede ayudar a otros profesionales!

¡Muchas gracias!

Introducción

La finalidad de este libro es responder a una demanda de formación y capacitación de los profesionales sanitarios en el campo de las heridas crónicas de difícil cicatrización.

Se pretende ayudar en el proceso de valoración, de diagnóstico, y en el establecimiento de un plan de prevención y tratamiento adaptado a cada situación clínica y a las necesidades de cada paciente. El objetivo es que los profesionales adquieran los conocimientos necesarios para lograr la cicatrización de las úlceras en el menor tiempo posible y así, aliviar la cronicidad y el sufrimiento que éstas producen tanto al propio paciente como a sus familiares.

Los destinatarios de este libro son los profesionales que trabajan en el cuidado de la piel y de las heridas de difícil cicatrización, fundamentalmente del ámbito de la atención primaria, de los centros sociosanitarios y de atención especializada (personal de enfermería y médicos). Pretende ser un libro de consulta, "a pie de cama", para resolver cualquier duda que pueda surgir en la práctica clínica diaria. Su estructura de libro de texto facilita su uso como libro de referencia en universidades y espacios de formación, tanto de enfermería como de medicina.

La necesidad de un libro que recoja todos los conocimientos que un profesional puede necesitar, se fundamenta en:

- la prevalencia de las úlceras crónicas está aumentando, así como la concurrencia de más de una etiología, por la mayor longevidad y morbilidad de la población.
- padecer una herida crónica impacta de una forma importante en la salud del paciente, condicionándole a todos los niveles, y deteriorando su calidad de vida y la de sus cuidadores. Esto exige lo mejor de nosotros, para resolver su sufrimiento.
- suponen un gasto sanitario muy importante tanto en recursos materiales como en dedicación de los profesionales.
- existe una demanda formativa de los propios profesionales sanitarios, que en ocasiones se sienten frustrados porque no encuentran las mejores alternativas terapéuticas para sus pacientes.

En ciertos ámbitos se está sustituyendo la terminología de herida crónica por la de **herida de difícil cicatrización**, que es mejor entendida, y nos coloca en una posición de confianza y determinación para conseguir la curación. Ésta es alcanzable en la gran mayoría de los casos, y nuestro propósito como autores de este manual es facilitar que nuestros lectores lo consigan.

Con una visión práctica, basada en la experiencia asistencial de los autores y enfocada hacia el manejo y resolución de la herida de cada paciente concreto, se ha sintetizado y expuesto de una forma pedagógica la mejor evidencia clínica actual.

Se describe la valoración y tratamiento de **todos los tipos de heridas crónicas**:

- Úlceras de miembros inferiores (venosas, arteriales, neuropáticas, pie diabético, heridas atípicas, arteriolopatía de Martorell).
- Lesiones relacionadas con la dependencia y dermatoporosis (por presión y cizalla, por fricción, asociadas a la humedad, desgarros cutáneos y hematomas subcutáneos), así como el cuidado de la piel sin heridas.
- Lesiones tumorales y úlceras del final de la vida.

Se presenta el plan terapéutico dividido en dos partes:

1. **Tratamiento etiológico** de todos los factores que contribuyen a cronificar la herida. Mejorar el flujo y drenaje circulatorio. En las heridas crónicas existe un déficit de perfusión: por deficiencias en el aporte sanguíneo arterial, por insuficiente drenaje venoso y/o, por presión sobre la piel que no permite la circulación capilar. El tratamiento etiológico pretende restablecer el aporte de oxígeno y nutrientes a los tejidos y drenar los productos tóxicos del metabolismo tisular.

2. **Preparación del lecho** de la herida (PLH) con el esquema TIME, para favorecer la cicatrización natural y el paso de la fase inflamatoria a la de granulación y epitelización.

Para facilitar la lectura rápida y la comprensión de cada tema se han insertado en el texto:

- **"Puntos clave"** que, de una forma didáctica y, basados en el conocimiento de los autores de dónde se encuentran los obstáculos en el proceso de cicatrización y de las necesidades formativas de los profesionales, resaltan aspectos que son el quid de cada cuestión.
- **Imágenes** explicativas de cada tipo de herida, junto con tablas y figuras.

Parte 1: Generalidades

Fases de la cicatrización

Las heridas crónicas se inician tras un pequeño traumatismo directo sobre una piel ya debilitada por alguna patología y/o por la edad (dermatoporosis) o por rotura de la continuidad cutánea por daño del tejido subyacente.

El paciente o los cuidadores no prestan la suficiente atención a esa abrasión, laceración o pequeña úlcera inicial. No entienden que, sobre una piel debilitada, ésta puede progresar muy rápidamente si no demandan una atención adecuada. Cuando consultan con el profesional frecuentemente la herida está ya demasiado evolucionada dentro de la fase inflamatoria. Esto favorece su cronificación. También puede suceder que sea el primer profesional que le atiende el que no perciba el riesgo y no establezca un rápido plan de cuidados que incida especialmente sobre la fisiopatología de la herida para prevenir su cronificación.

La cicatrización es la respuesta celular a la pérdida de la integridad cutánea en la que se activan plaquetas, queratinocitos, fibroblastos y células endoteliales. Los múltiples factores de crecimiento y citoquinas liberados organizan un reclutamiento celular, una formación de matriz celular y una angiogénesis que, de una manera ordenada cierran las heridas. Las heridas han de pasar por una fase inflamatoria o catabólica, que limpia y prepara el lecho para una fase proliferativa o anabólica, que forma la matriz y tejido de granulación sobre la que posteriormente avanzará el tejido de epitelización, para terminar con una fase de maduración en la que se consolidarán todos los tejidos para que la piel pueda ejercer su función correctamente.

En las heridas crónicas este proceso no progresa de forma adecuada y queda paralizado en alguna de sus fases, normalmente la fase inflamatoria.

Cada fase tiene activados unos mecanismos fisiopatológicos diferentes y su conocimiento nos va a permitir aplicar el tratamiento más adecuado a cada situación. Saber qué situaciones enlentecen o paralizan el proceso de cicatrización en cada fase y saber reconocerlas y tratarlas acelerarán la curación de las heridas de nuestros pacientes.

Dentro del mismo lecho de la herida puede existir un solapamiento de diferentes momentos evolutivos y coexistir zonas en fase inflamatoria con zonas en fase proliferativa.

Una herida se hace crónica al detenerse su proceso de cicatrización en la fase inflamatoria.

El grueso del contenido de este libro hace referencia fundamentalmente a esta fase. Es cuando se hace más necesario el mejor conocimiento y pericia del profesional para alcanzar la cicatrización lo más rápidamente posible.

Fase inflamatoria o catabólica

Ante una pérdida de la integridad cutánea (herida aguda) la primera reacción fisiológica es la hemostasia. Para evitar el sangrado se produce una vasoconstricción de unos minutos de duración. Las plaquetas liberadas por los vasos dañados entran en contacto con la fibrina para iniciar la cascada de la coagulación y formar el coágulo. Las plaquetas liberan citoquinas y factores de crecimiento que favorecen la migración de macrófagos y polimorfonucleares que activan la fase de inflamación y limpieza del lecho.

En esta fase aumenta la permeabilidad vascular y el reclutamiento celular. La liberación de histamina y otros mediadores por parte de los mastocitos favorece la vasodilatación, la permeabilidad vascular y la migración celular. Los monocitos se transforman en macrófagos, migran los polimorfonucleares que digieren bacterias, residuos y el tejido necrótico. Se generan radicales libres que inhiben la proliferación bacteriana y se secretan metaloproteasas (colagenasas, elastasas, gelastasas) que romperán los tejidos

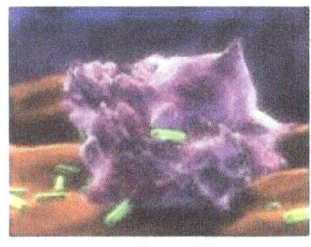

Macrófago: limpieza de herida.

desvitalizados y el coágulo. Todo ello resulta en un cúmulo de plasma y células (exudado) y en los clásicos signos de la inflamación: calor, rubor, tumor y dolor. En estas circunstancias, el lecho de la herida se saneará y quedará preparado para la neoformación tisular gracias a la liberación por parte de las plaquetas de diversos mediadores con propiedades quimiotácticas, angiogénicas y mitogénicas como el PDGF (factor de crecimiento derivado de las plaquetas).

Sin embargo, en las heridas crónicas la insuficiente corrección de los mecanismos etiopatogénicos y la presencia factores externos como el exceso de tejido necrótico, de bacterias, de detritus o de exudado provocan una producción anómala de metaloproteasas de la matriz extracelular (MMP) y de radicales libres. Este exceso de sustancias proinflamatorias terminan destruyendo tejido sano y resultan ineficaces en el proceso de cicatrización. Las heridas se estancan en esta fase durante meses e incluso años.

La inflamación es fundamental en el proceso natural de cicatrización. Previene y lucha contra la infección, e induce la fase de proliferación.
Sin embargo, si dura demasiado o se magnifica provoca daño tisular. Así, reducir la inflamación es una meta terapéutica para evitar la cronificación.

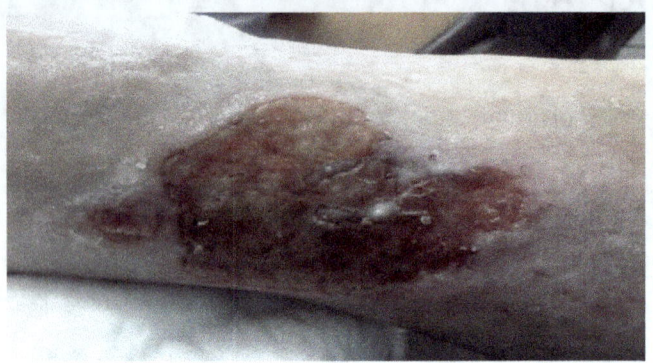

Herida crónica en fase inflamatoria.

Fase proliferativa o anabólica

La fase proliferativa está caracterizada por la angiogénesis, la formación de tejido de granulación, depósito de colágeno, la epitelización y la contracción de la herida.

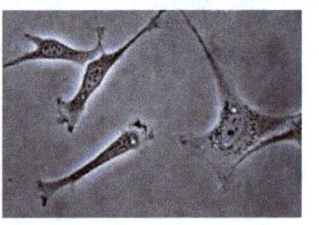

Fibroblastos: formación del tejido de granulación.

En las heridas agudas, al cabo de dos o tres días, la afluencia de fibroblastos desde los bordes marca el comienzo de esta fase. Generan matriz extracelular (ME) a base de colágeno y se favorece la angiogénesis a partir de los vasos no dañados. La matriz provisional está altamente hidratada y es rica en fibrina y ácido hialurónico, lo que favorece la migración celular.

En esta segunda fase predomina la respuesta celular y es la etapa en la que se establece un adecuado aporte sanguíneo (angiogénesis) y se forma la matriz extracelular (andamiaje) y el tejido de granulación (fibroplasia), que sirve de base para que posteriormente se cree una barrera con el exterior (epitelización),

La fibroplasia o **formación del tejido de granulación** consiste en la proliferación de fibroblastos que producen glucoproteínas, mucopolisacáridos, fibronectina, ácido hialurónico y colágeno que conforman un gel matricial diferente en composición al tejido normal, que sirve de soporte para la migración celular y la epitelización. Las células solamente migran sobre tejido vivo. Así, previamene deben secretar proteasas como las metaloproteasas de matriz (MMPs) para disolver las partes dañadas de la matriz extracelular (ME) y abrirse camino. Esta fase comienza a los tres a cinco días, cuando disminuye la inflamación de la herida, y puede durar de dos a seis semanas.

Durante la **epitelización** los queratinocitos basales migran en un medio húmedo desde los márgenes de la herida y desde los anejos dérmicos (cuando estén presentes los folículos pilosos, glándulas sudoríparas y sebáceas) hacia el centro para cubrir la herida.

Las células epidérmicas secretan colagenasas y activador del plasminógeno, que transformado a plasmina (proteasa de

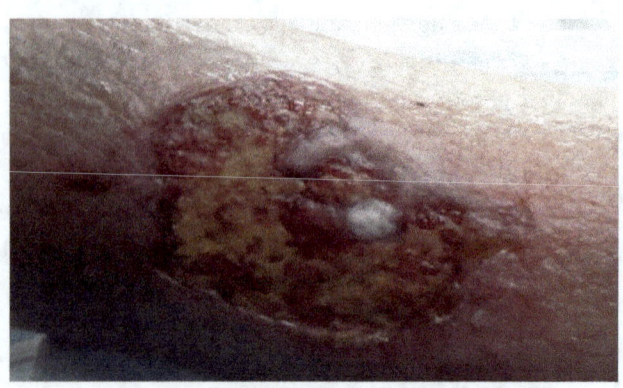

Herida crónica en fase proliferativa.

amplio espectro) promueven la preparación de la matriz para la migración de los queratinocitos

Este proceso es dificultoso en los cierres por segunda intención y cuando las heridas son amplias y profundas. La epitelización también se ve dificultada por la edad del paciente y el tiempo de evolución de la propia herida que presenta una limitada capacidad mitótica de los bordes por una senescencia o agotamiento celular. También, la presencia de biofilm en los bordes inflama y dificulta este proceso. La migración se ve favorecida por la cura en ambiente húmedo. La sequedad provoca la formación de una costra que debe ser disuelta previamente. La cura semioclusiva limita la entrada de gérmenes y mantiene un microambiente de humedad y temperatura catalizadores de la cicatrización.

En la **contracción** la herida se hace más pequeña por la acción de los miofibroblastos (son fibroblastos transformados), que con su capacidad contráctil traccionan la matriz reduciendo el tamaño de la herida y agilizando su cierre.

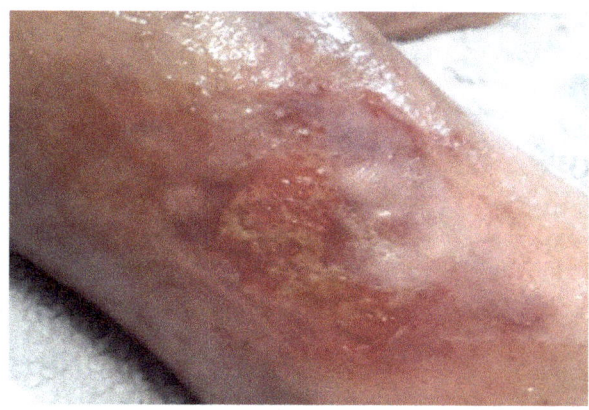

Herida crónica en fase de epitelización.

Fase de maduración y remodelación

La herida ya está epitelizada, pero por debajo continúa la cicatrización. La remodelación y reticulación del colágeno durante esta fase depende del balance entre su síntesis y destrucción, a lo que contribuyen las colagenasas y las metaloproteasas de la matriz. El colágeno se organiza siguiendo las líneas de tensión de la piel, el colágeno tipo III es sustituido por el tipo I que es más resistente, la fibronectina desaparece y el ácido hialurónico y los glicosaminoglicanos son reemplazados por proteoglicanos. Para regular este proceso, los inhibidores de las metaloproteasas tisulares limitan la acción de éstas. Se produce retracción, repigmentación y aumento de la fuerza tensil de la herida. A los 3 meses esta fuerza tensil alcanza el 50% de la piel normal y llega al 80% al cabo de 1 ó 2 años.

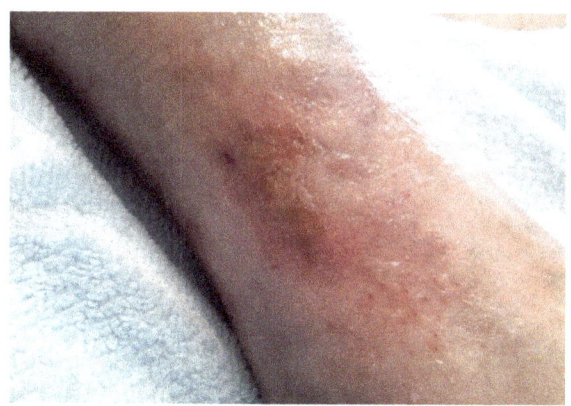

Herida en fase de maduración.

Fases de la cicatrización

	Fase inflamatoria	Fase proliferativa	Fase de remodelación
Qué ocurre	- **Hemostasia**: Vasoconstricción inicial, formación del coágulo. - Migración inicial de **neutrófilos** que eliminan bacterias y restos celulares mediante proteasas, radicales libres y óxido nítrico. - Migración posterior de **macrófagos** que inician la reparación: atraen células endoteliales, fibroblastos y queratinocitos.	- Las proteasas reabsorben el coágulo. - Los **fibroblastos** forman la nueva ME: Andamiaje desorganizado de colágeno sobre glicosaminoglicanos. - Formación de tejido de granulación: vasos, células y fibroblastos sobre una base de fibronectina, hialurónico y colágeno. - Contracción de la herida gracias a los **miofibroblastos**. - **Epitelización** desde bordes o desde los anejos cutáneos.	Cambios en la matriz extracelular (ME) con reordenación y cambios de las fibras de **colágeno**, que aumentan la fuerza tensil de la piel.
Función	Formación de matriz extracelular (ME) temporal. Reclutamiento de células inflamatorias, fibroblastos y células endoteliales. Secreción de mediadores inflamatorios.	**Formación de tejido de granulación**: • Proliferación de fibroblastos y células endoteliales. • Angiogénesis. • Síntesis de matriz extracelular. **Epitelización**: • Paso de fibroblastos a miofibroblastos. • Migración epitelial desde bordes y anejos.	Síntesis de matriz más resistente. Cambio de colágeno tipo III a tipo I. Organización según las líneas de tensión de la piel.
Duración	Desde horas hasta 2-3 días. Ocasionalmente 2-3 semanas.	Desde primeros días hasta 1-3 semanas.	Desde la 1ª semana hasta meses/años.
Células clave	Plaquetas, neutrófilos, macrófagos.	Fibroblastos: Granular Queratinocitos: epitelizar.	Macrófagos. Miofibroblastos.
Objetivo de la cura	**Desbridar, limpiar.** **Controlar el exudado.** **Tratar/prevenir la infección/biofilm.**	**Curar en ambiente húmedo.** **Estimular migración celular de fibroblastos y formación de MEC: aportar colágeno y ácido hialurónico.**	**Fortalecer y sanear la piel (hidratación, flexibilidad, grosor).** **Prevenir recidivas.**

Evolución de una misma herida crónica por las diferentes fases de la cicatrización

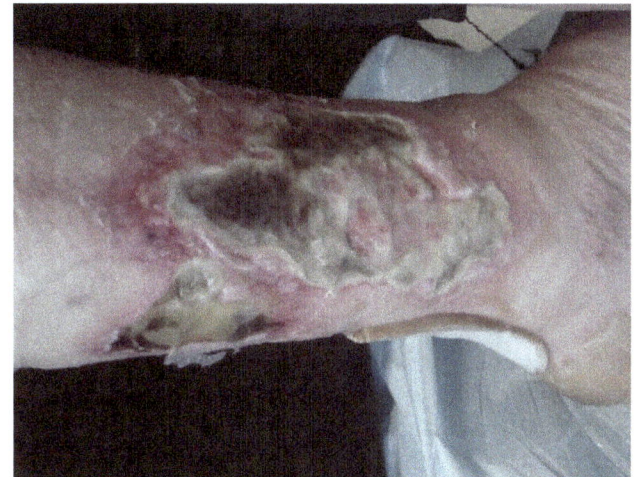

Fase inflamatoria.

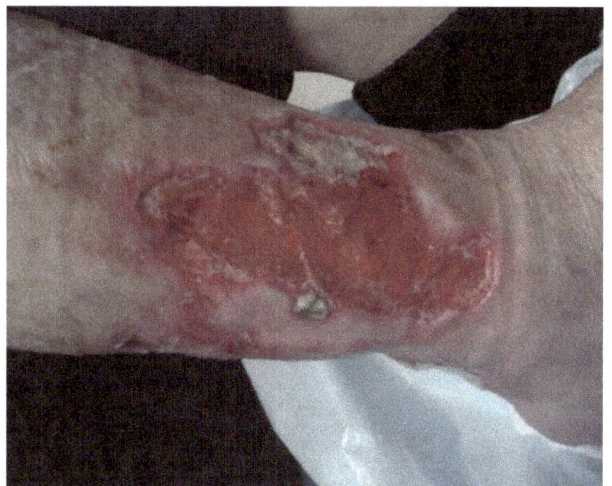

Zonas en fase inflamatoria y proliferativa.

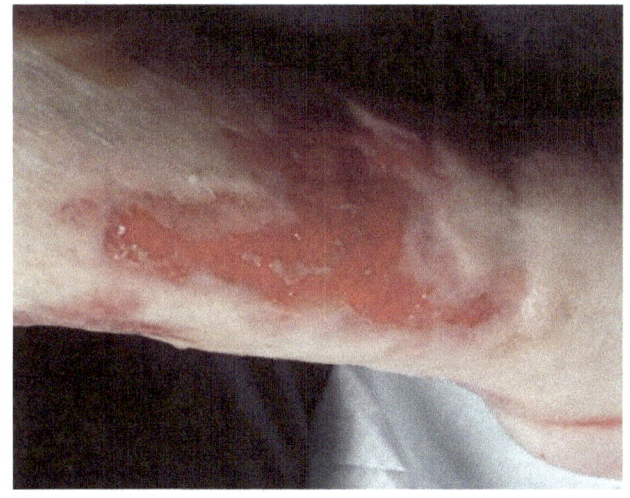

Fase proliferativa con epitelización desde los bordes.

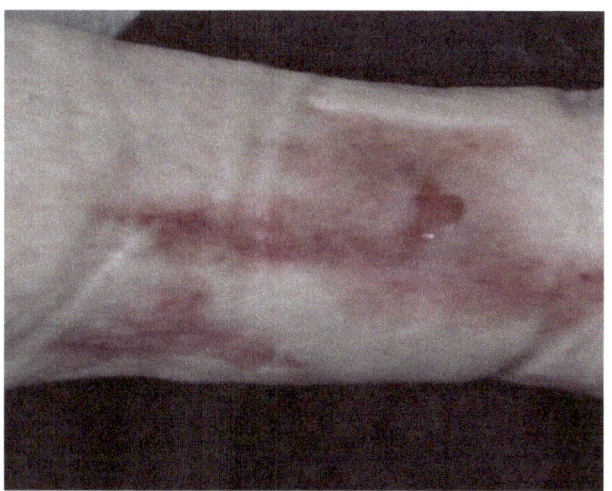

Fase de maduración.

Cronificación de las heridas

Una herida deja de ser aguda y comienza a ser crónica cuando no completa correctamente las fases «normales» de la cicatrización. La piel de las heridas crónicas presenta estados fisiopatológicos alterados que dificultan el paso rápido por estas fases. En las heridas agudas basta con un tratamiento local y de prevención de la infección para su resolución. Sin embargo, en las crónicas, al tratamiento local del lecho hay que añadir un tratamiento etiológico que corrija los mecanismos fisiopatológicos alterados y los factores agravantes.

En las heridas crónicas, además de tratar el lecho, hay que corregir las alteraciones fisiopatológicas que dificultan la cicatrización.

A diferencia de las heridas agudas, en la matriz de las crónicas existe un disbalance de la actividad de las enzimas reguladoras:

- Aumentan las proinflamatorias:
  - los neutrófilos y macrófagos reclutados salen de los capilares y crean un ambiente prooxidante con exceso de metaloproteasas (MMPs) y radicales libres que provocan una destrucción incontrolada de la matriz extracelular. El exceso de interleucina 1 y 6 y del factor de necrosis tumoral contribuyen a:
- Disminuyen:
  - los inhibidores tisulares mayores de las metaloproteasas (TIMPs). En consecuencia, se mantienen de manera prolongada la actividad de las MMPs que destruyen más cantidad de proteínas esenciales para la cicatrización (factores de crecimiento, colágeno, fibronectina)
  - los componentes celulares y los factores de crecimiento de la fase proliferativa como el factor de crecimiento derivado de plaquetas *(PDGF)* y el factor de crecimiento del endotelio vascular *(VEGF)*

En resumen, existe una actividad proteolítica excesiva con destrucción de la matriz extracelular, un estrés oxidativo, una lisis celular y una disminución de la proliferación de las células de la fase proliferativa: fibroblastos y queratinocitos.

La inflamación produce también vasoconstricción arteriolar local que dificulta la oxigenación de los tejidos y el aporte de nutrientes.

Hay factores desencadenantes y agravantes sobre los que podemos influir. Unos son endógenos y representan la **etiopatogenia fundamental** de la herida (estasis, hipoxia, isquemia vascular o por presión sobre los tejidos) y, otros son sobrevenidos, entre los que destacan la **infección** y/o la formación del biofilm.

En las heridas crónicas existe un disbalance de las enzimas reguladoras y una destrucción incontrolada de la matriz extracelular.
Prevenir esta situación y romper este círculo vicioso, una vez establecido, son la clave para sacar adelante estas heridas.

Causas de la cronificación de las heridas

Independientemente de la etiología predominante de cada herida crónica, en todas subyace un estado de isquemia tisular que impide la normal nutrición, oxigenación y eliminación de sustancias de desecho. Esta deficiencia del sistema circulatorio local se produce tanto por un déficit de aporte (p. ej.: heridas arteriales y arteriolares), de drenaje (úlceras venosas) o por presión sobre la circulación local (heridas neuropáticas, pie diabético o úlceras por presión/cizalla).

En general, no hay una causa única de cronificación, sino que una serie de factores potencian el debilitamiento de la piel que tiene que cicatrizar. Por tanto, debemos **establecer una estrategia multifactorial que saque la herida de este círculo vicioso**.

Las principales causas son:

1. Al inicio de la lesión, cuando todavía es una herida aguda: dificultad para dispensar los cuidados adecuados:
   a. **Por parte del paciente**: demora en la búsqueda de atención sanitaria por banalización de la lesión y por no sentirse persona en riesgo de cronificación.
   b. **Por parte del profesional**: falta de experiencia del primer sanitario que le atiende, no aplicar un tratamiento intensivo desde el principio, no instaurar el tratamiento etiológico de la herida (por ej.: vendaje compresivo en heridas venosas), etc.

2. Factores de riesgo no clínicos:

   a. La capacidad de **comprensión y adhesión al plan de tratamiento** que, por motivos educacionales, creencias, voluntad/pereza, compromiso o por experiencias previas puede no ser adecuado.

   b. La concordancia o coincidencia entre los objetivos que se plantea el profesional y los que está dispuesto o es capaz de alcanzar el propio paciente.

   c. La destreza/habilidad para el autocuidado, la movilidad o fragilidad del paciente.

   d. La demencia o depresión o enfermedad psiquiátrica dificultan la colaboración en los cuidados.

   e. Un insuficiente soporte social, un entorno socioeconómico y domiciliario deficiente o una mala accesibilidad a los servicios sanitarios.

3. Factores de riesgo clínicos:

   a. "**Dermatoporosis**" por la edad avanzada: existe una senescencia celular con disminución de su capacidad proliferativa, de recambio celular, de angiogénesis y de migración que enlentece la velocidad de cicatrización. La dermis tiene menos fibroblastos, macrófagos, mastocitos, colágeno y fibras elásticas junto con una vascularización reducida. Para describir este fenómeno se han propuesto los términos de "dermatoporosis" o "insuficiencia cutánea crónica".

   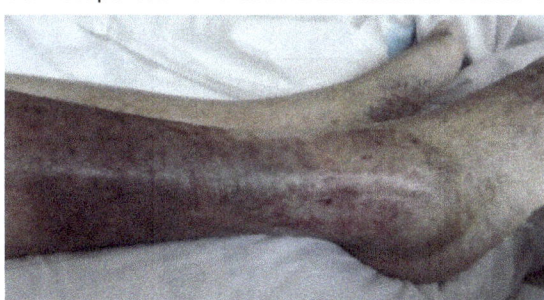

   Dermatoporosis cutánea.

   b. **Deficiente circulación sanguínea** y la hipoxia local o sistémica: Un aporte inadecuado de nutrientes y oxígeno a las células dificultará su actividad reparadora. Son signos de mal aporte sanguíneo la atrofia muscular y cutánea y la incapacidad del paciente para la movilización. Los factores de riesgo cardiovascular: tabaco, diabetes, hipertensión arterial afectan a esta microcirculación a través de la arteriosclerosis que obstruye los vasos sanguíneos. La diabetes mal controlada o muy evolucionada produce microangiopatía de los tejidos y neuropatía sensitiva. Otras enfermedades asociadas también dificultan la perfusión periférica: Insuficiencia renal crónica, insuficiencia cardiaca, respiratoria, anemia, artritis reumatoide, etc.

   c. **Nutrición e hidratación**: para una mejor cicatrización conviene un consumo adecuado de alimentos ricos en proteínas, vitaminas A, C y K, y sales minerales como el Zn, Ca, Cu y el Fe, esenciales para la síntesis de DNA y la división celular. Se debe evitar la obesidad o, la extrema delgadez y la deshidratación.

   d. **Medicamentos** como:

      i. Inmunosupresores como los corticoides, metotrexato o azatioprina: interfieren en la migración y fagocitosis de los glóbulos blancos.

      ii. Quimioterápicos, algunos utilizados en enfermedades crónicas: hidroxiurea, ciclofosfamida, etc.

   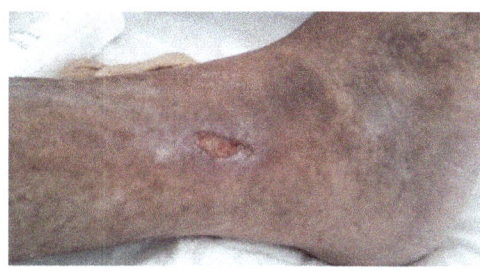

   Herida de difícil cicatrización en paciente en tratamiento con hidroxiurea por policitemia vera.

      iii. Algunas hormonas: la progesterona favorece la angiogénesis, pero deprime la fibroplasia. Los estrógenos inhiben ambas fases.

      iv. Se han descrito casos de necrosis cutánea por oclusión microvascular inducidos por warfarina y heparina.

4. Factores de riesgo locales:

   a. Deficiente aporte de sangre y oxígeno a la piel con **hipoxia local** de origen multifactorial: por hipoperfusión por edema y tensión de la herida, por isquemia arterial, por insuficiencia cardiaca, por anemia, por vasoconstricción por tabaco. Una mala perfusión priva al tejido de un intercambio gaseoso y metabólico eficaz y provoca un aumento de la permeabilidad vascular, una retención de leucocitos y una síntesis y liberación de radicales libres del oxígeno y enzimas proteolíticas.

   b. Presencia en el lecho de la herida de **detritus**, toxinas celulares y bacterias que precisan la optimización del desbridamiento y limpieza.

   c. Presencia del temido **biofilm o infección subclínica**: Los microbios prolongan la fase de inflamación, se liberan colagenasas (metaloproteasa) que destruyen la MEC e impiden la epitelización normal. Aumenta la permeabilidad de los vasos para facilitar el paso de leucocitos produciéndose edema en el lugar de la lesión. Esta es una de las causas más frecuentes de cronificación. Aplicar el concepto de "continuum de la infección" y plantear su presencia en cada cura y siempre que la herida no progrese adecuadamente es esencial. (*La infección subclínica se trata en un capítulo específico*).

d. **Exceso de exudado**, que retrasa la proliferación de los fibroblastos, células endoteliales y queratinocitos.

e. **Exceso de metaloproteasas** en el lecho, que precisa un adecuado desbridamiento y limpieza y en ocasiones, la utilización de apósitos específicos.

f. La presencia de **flebolinfedema** en úlceras de origen venoso o edema por insuficiencia cardiaca, hepatorrenal o por hipoproteinemia.

g. La temperatura alrededor de la herida debe ser de 37ºC. Las heridas distales de los miembros pueden enfriarse y esto provocar vasoconstricción que dificulta el aporte de glóbulos blancos, nutrientes y oxígeno.

h. La deshidratación de la herida retrasa la cicatrización, por eso se recomienda realizar curas en ambiente húmedo. Si dejamos al descubierto la herida, posibilitamos la formación de una escara, costra o postilla, que actúa de barrera física e impide la migración de los queratinocitos al lecho.

i. Piel fibrosada por radioterapia previa.

j. Las úlceras de >10 cm2 y largo tiempo de evolución tienen peor pronóstico por senescencia celular entre otros motivos.

Existen dos factores de cronicidad en los que la intervención del clínico es decisiva para acelerar la curación:
- el diagnóstico etiológico preciso y su correcto tratamiento.
- la identificación y el tratamiento de la infección subclínica y/o biofilm.

Abordaje integral de las heridas

Cuando abordamos un paciente con una herida necesitamos ser diligentes y **seguir una sistemática reconocible** por todos los profesionales. Se hará una valoración holística-biopsicosocial del paciente, se establecerá un correcto diagnóstico etiológico y de los factores que contribuyen a agravar la herida, un pronóstico y un plan de tratamiento adecuado.

- **La valoración holística del paciente y su entorno** incluirá la recogida de información relevante sobre sus antecedentes, enfermedades, hábitos tóxicos, hábitos de higiene y tratamientos farmacológicos. Valoraremos el estado nutricional y de hidratación general y de la piel en particular, y de posibles problemas de eliminación (incontinencia urinaria y/o fecal). Será importante saber el grado de movilidad, autonomía para las actividades de la vida diaria, la capacidad sensorial y destreza manual para los autocuidados. Las alteraciones cognitivas, perceptivas y de comprensión y aprendizaje del paciente influirán también en los cuidados que dispensemos.

  Por último, el entorno del paciente (domicilio, mobiliario), la facilidad de acceso a los servicios sanitarios, los recursos económicos y el apoyo y entorno social y familiar serán también elementos a considerar en la elección de los cuidados.

  Algunos pacientes pueden ser activos a nivel laboral o tener otras necesidades. Nuestra atención y plan de curas habrán de ser adaptada a estas necesidades del paciente.

- **En primer lugar**, valoraremos **la etiología predominante**, los posibles obstáculos para la cicatrización (valoración holística y de factores de riesgo) y el pronóstico a través de los datos clínicos y de la valoración del flujo arterial.

  Teniendo presente que las circunstancias pueden cambiar a lo largo del tiempo, esta información nos permitirá **establecer unos objetivos** (curativos, de mantenimiento o paliativos) y una estrategia de tratamiento que explicaremos y acordaremos con el paciente teniendo en cuenta sus prioridades, expectativas, estado de salud, movilidad y condicionantes biopsicosociales:

  - **Cuando el objetivo es la curación**: a este grupo pertenecen la mayoría de las heridas crónicas en el ámbito comunitario. Tienen suficiente flujo sanguíneo y su etiología y factores agravantes pueden ser revertidos o mejorados.
  - **Cuando el objetivo es el mantenimiento y alivio de síntomas**: la herida tiene suficiente flujo arterial pero las circunstancias del paciente o del entorno social o sanitario no permiten aplicar el mejor tratamiento posible: p. ej., falta de cumplimiento con terapia compresiva o con sistemas de descarga de presión, disponibilidad de materiales o de accesibilidad a la red sanitaria. El objetivo será controlar la infección y el exudado y prevenir el empeoramiento. Este planteamiento puede modificarse pasado un tiempo.
  - **Cuando el objetivo es paliativo**: en heridas no curables por un insuficiente y no corregible aporte sanguíneo, por etiología no tratable: úlceras tumorales, enfermos con patología crónica avanzada o terminales, desnutrición severa, etc. En estos pacientes los objetivos de los cuidados serán mejorar la calidad de vida y el confort del paciente y cuidadores a través del control de aspectos como el dolor, el olor, el exudado o la infección.

- **En segundo lugar**, valoraremos **el lecho**:

  Esto requiere saber en qué **fase de la cicatrización** se encuentra: inflamatoria, proliferativa ó de maduración.

> **Abordaje efectivo de una herida crónica**
> - Intervención precoz.
> - Valoración holística del paciente para identificar barreras a la cicatrización.
> - Diagnóstico y tratamiento etiológico preciso.
> - Tratamiento optimo del lecho.
> - Profesionales capacitados y si es necesario derivación precoz a especialistas.

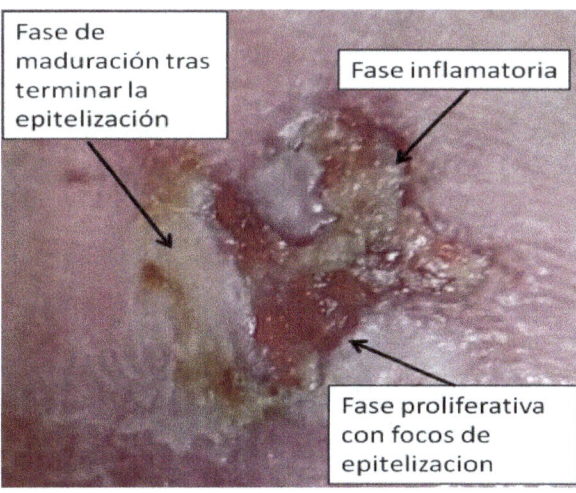

Fase de maduración tras terminar la epitelización

Fase inflamatoria

Fase proliferativa con focos de epitelizacion

Hay que tener en cuenta que pueden coexistir zonas de la herida en diferentes fases de cicatrización y que cada zona requerirá diferentes cuidados **(cura geográfica)**.

La valoración y planificación del tratamiento del lecho se realiza siguiendo diferentes sistemáticas, que de forma secuencial abordan los diferentes aspectos del cuidado de las heridas. Éstas quedan recogidas en los siguientes acrónimos:

Esquemas de valoración y tratamiento de las heridas crónicas						
TIME *(para el lecho)*		**TIMERS**		**DOMINATE**		
^		*Recomendados cuando la herida no evoluciona favorablemente.*				
T: tissue	Tejido necrótico.	**T: tissue**	Tejido necrótico.	**D: debridement**		Desbridamiento.
I: infection	Inflamación, infección.	**I: infection**	Inflamación infección.	**O: offloading**		Descarga en pie diabético o LPP.
M: moisture	Exudado.	**M: moisture**	Exudado.	**M**	Moisture	Exudado.
					Malignant	Malignidad.
					Medications	Fármacos.
					Mental health	Salud mental.
E: edge	Bordes.	**E: edge**	Bordes.	**I: Inflammation, infección**		Inflamación, infección.
		R: repair	Reparación.	**N: Nutrition**		Nutrición.
		S: social, psychologist	Psicología, social.	**A: Arterial insufficiency**		Arteriopatía periférica.
				T: Technical		Técnicas avanzadas.
				E:	Edema	Edema.
					Education	Educación.

El esquema más conocido y utilizado para la preparación del lecho de la herida (**PLH**) es el **TIME**. De una forma sencilla aborda los aspectos fundamentales de una herida crónica. Cuando la evolución de la herida no es la deseada surge la necesidad de explorar otros aspectos no contemplados en el TIME que ayuden a la curación. De esta manera, el esquema TIMERS añade la consideración de la utilización de terapias avanzadas (terapia de presión negativa, injertos, etc) y de aspectos psicológicos y sociales que puedan influir en la colaboración del paciente con el plan terapéutico. DOMINATE amplia los ítems a valorar en la búsqueda de posibles causas corregibles que impiden la cicatrización.

En el proceso de valoración integral de cualquier paciente con una herida de difícil cicatrización se debe prestar especial atención a ciertos elementos que se han identificado como **favorecedores de la cronicidad**:

o El correcto diagnóstico y tratamiento etiológico de la herida y, de sus factores agravantes.
o La preparación del lecho de la herida (PLH):
   a. Primero: la no identificación, tratamiento y/o prevención del biofilm y de la infección subclínica (continuum de la infección),
   b. En segundo lugar, la inadecuada gestión del exudado.
o El retraso en cambiar a diferentes opciones de tratamiento cuando la herida no va bien.
o La adherencia del paciente: que se fundamenta en la comprensión, implicación y acuerdo con el plan terapéutico (negociación para los cuidados compartidos).
o La demora y/o las dificultades para la derivación al especialista apropiado o a una unidad de heridas cuando está indicado.

Parte 2: Valoración de las Heridas de la Extremidad Inferior

Estrategia de valoración de una herida crónica del miembro inferior

1º Establecer la etiología predominante para poder tratarla y corregir los factores agravantes

- ✓ Diagnóstico diferencial clínico
  - Venosa
  - Arterial
  - Neuropática
  - Atípicas
- ✓ Valoración de la perfusión: Pulsos, ITB.

2º Determinar fases de la cicatrización para orientar la preparación del lecho de la herida (PLH/TIME)

- ✓ Fase inflamatoria: degradación de la matriz
- ✓ Fase proliferativa: remodelación de la matriz con granulación y epitelización
- ✓ Fase de maduración

3º Abordaje del lecho PLH - TIME

- ✓ **T:** Tipo de tejido, eliminar tejido desvitalizado
- ✓ **I:** Infección: tratarla o prevenirla
- ✓ **M:** Exudado: gestionarlo para un equilibrio de la cura en ambiente húmedo (CAH)
- ✓ **E:** Bordes de la herida y piel perilesional: propiciar la epitelización y contraccción de la herida

4º Prevenir o tratar durante el Continuum de la Infección

- ✓ Signos de infección subclínica. Biofilm
- ✓ Signos clásicos de infección
- ✓ Cuidados basado en el biofilm:
  - Prevención
  - Eliminación
  - Prevención reformación

Abordaje integral de la herida

Abordaje holístico:
Psicosocial
Calidad de vida
Dolor
Cumplimiento

Diagnóstico diferencial de las heridas de extremidad inferior: Etiología

Cuando valoramos por primera vez la herida de un paciente debemos establecer la etiología predominante y los factores agravantes por dos motivos fundamentales:

- para planificar el tratamiento que favorecerá la curación y evitará su recidiva.
- para conocer el pronóstico, su probable evolución y las expectativas de curación total.

Es el momento de explicar al paciente por qué se ha formado esa herida, cómo vamos a intentar revertir estos mecanismos etiopatogénicos y también de educarle sobre cómo debe colaborar con su tratamiento y educar en el autocuidado para prevenir futuras recidivas

Las úlceras de miembros inferiores son de origen venoso, arterial o neuropáticas en más del 90% de los casos. Las úlceras venosas son las más frecuentes. El incremento de la prevalencia de arterioesclerosis por el envejecimiento de la población y el aumento de la prevalencia de los factores de riesgo cardiovascular, hace que haya aumentando la incidencia de úlceras mixtas, que comparten varias etiologías, arteriales, arteriolares, venosas y por presión.

La identificación de la etiología de las heridas es imprescindible, porque de ello dependerán las principales medidas correctoras que favorecerán su curación y la prevención de recidivas.

Diagnóstico diferencial de las úlceras de la extremidad inferior				
Etiología	Venosa	Arterial	Hipertensiva de Martorell	Neuropática
Factores de riesgo	Obesidad, TVP*, embarazos, bipedestación prolongada.	HTA*, Tabaco, DM, Dislipemia, Claudicación intermitente.	HTA de larga evolución, Otros factores de riesgo cardiovascular.	Diabetes. Neuropatías.
Localización	Supramaleolar. Medial > lateral.	Distal. Zonas de presión.	Cara lateral externa de tercio inferior.	Zonas del pie expuestas a presión.
Tamaño	Variado.	Pequeño.	Variado.	Variado. Frecuentemente pequeño.
Forma	Irregular.	Redondeada.	Irregular.	Redondeada.
Profundidad	Superficial.	Superficial, ocasionalmente profunda.	Superficial.	Superficial o con cavidades o fístulas.
Lecho	Variado, exudativo, sin necrosis.	Pálido, fibrinoso, esfacelado, necrótico.	Atrófico.	Variado, granuloso si infección.
Bordes	Irregulares.	Lisos.	Planos, violáceos.	Frecuentemente lisos.
Piel Perilesional	Pigmentada, purpúrica, edema, Dermatitis ocre.	Pálida, atrófica, sin pelo, relleno capilar > 3-4 sg.	Ligeramente atrófica.	Frecuentemente con callo grueso Insensible.
Dolor	Leve a moderado.	Severo.	Severo.	Indolora.
ITB*	>0.9.	<0.8.	Normal en >50%.	<0.8 en neuroisquémica.
*TVP: trombosis venosa profunda, HTA: hipertensión arterial, DM: diabetes, ITB: índice tobillo/brazo.				

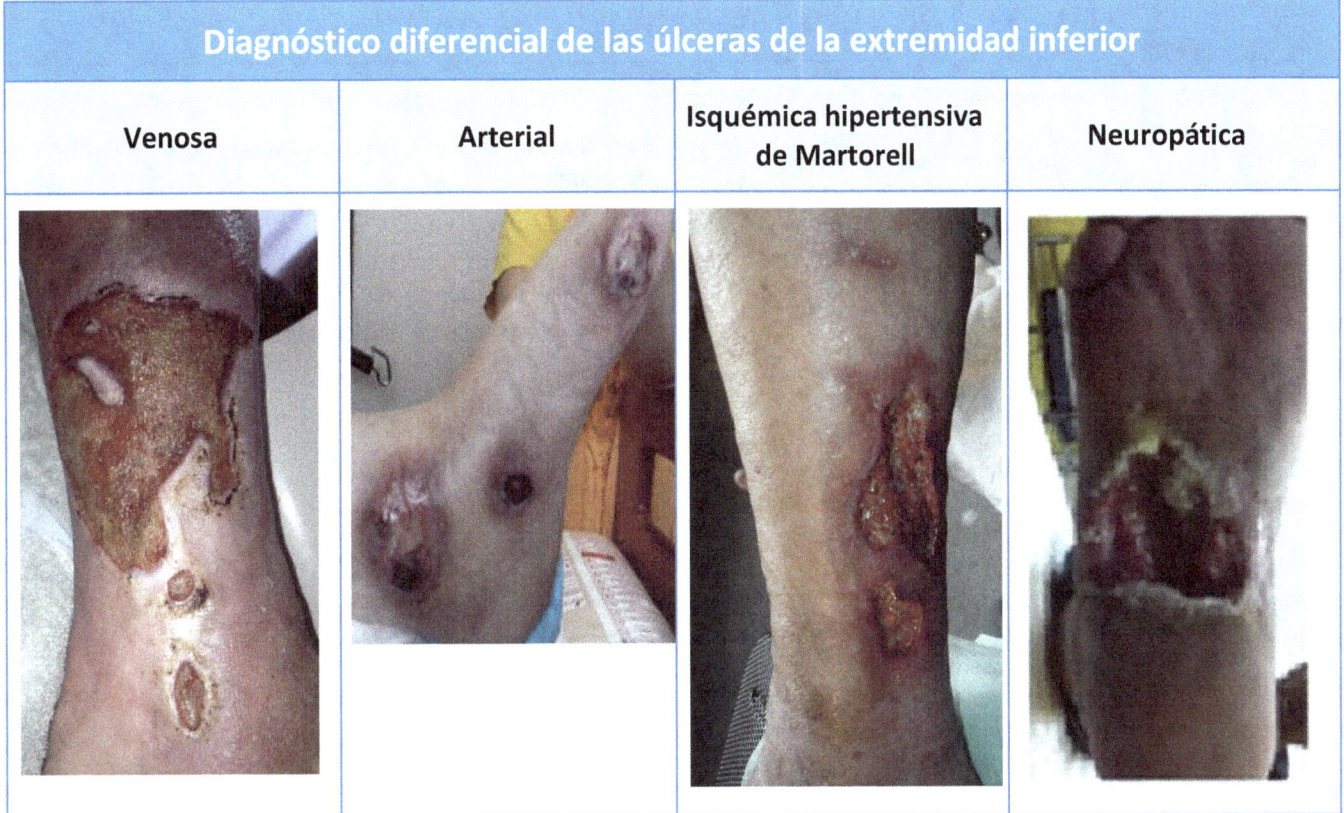

Valoración de la perfusión de las heridas

Independientemente de la etiología de la herida, la determinación de si ésta recibe suficiente perfusión sanguínea es esencial para establecer un pronóstico, saber si precisa algún método de revascularización arterial y para establecer el objetivo del tratamiento: la curación, curas de mantenimiento para evitar que empeore, o el paliativo con el objetivo de controlar los síntomas.

En la primera valoración del paciente con **heridas de los miembros inferiores** la inspección visual y la palpación de los **pulsos distales** nos dan una aproximación inicial del estado de perfusión. Es una exploración sencilla que hay que hacer siempre. Con presencia de un pulso pedio (arteria dorsal del pie) y/o tibial posterior evidente, fáciles de detectar, será muy improbable que exista una isquemia significativa. Por el contrario, la ausencia de pulsos nos indicará que existe algún grado de insuficiencia arterial. Hasta un 12 % de las personas pueden tener un pulso pedio ausente de forma congénita. Esto hace necesario buscar el pulso tibial posterior. La palpación se ha de realizar con nuestro segundo y tercer dedo, nunca con el pulgar, para evitar sentir nuestro propio pulso.

Como complemento a la palpación de pulsos, se recomienda la realización del índice tobillo/brazo (**ITB**). Éste mide la razón entre la presión sistólica medidas en el tobillo y en el brazo mediante un dispositivo con técnica doppler. Una presión disminuida en el miembro inferior respecto al superior nos indicará

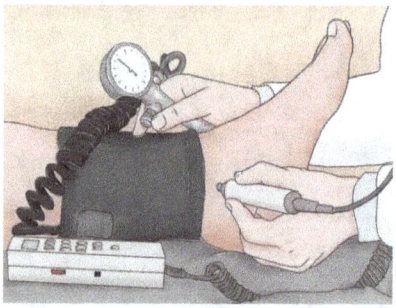
Técnica doppler para el cálculo del ITB. Medición de presión de Tibial Posterior.

un déficit de aporte sanguíneo que dificultará la cicatrización (ITB < 0,8-0,9). En los capítulos del tratamiento etiológico de las diferentes heridas se hace referencia a la utilidad del ITB en la toma de decisiones.

Las condiciones ideales para su realización son tomar los valores tras tener al paciente tumbado y relajado durante 15-20 minutos. Tras inflar el manguito aplicado en la pantorrilla y en el brazo hasta colapsar la arteria, éste se va deshinchando lentamente hasta que la sonda doppler (apoyada a 45° sobre la piel) detecte la aparición del sonido del flujo en la arterial braquial y en las arterias del miembro inferior (tibial posterior o pedia). El momento del inicio del sonido del flujo arterial sería la presión sistólica. La tensión arterial se toma en ambos brazos y se selecciona la más alta para el cálculo del ITB. También se selecciona la más alta entre la tibial posterior y la pedia.

La realización de esta técnica en ocasiones se encuentra con dificultades:

- no está disponible o no se reúnen de las condiciones necesarias para su realización.
- el manguito no puede aplicarse sobre la pantorrilla por localizarse ahí la herida, por edema importante, por presencia de lipodermatoesclerosis, por dolor por flebitis o por infección.
- en los pacientes ancianos (20%), con insuficiencia renal o diabéticos de larga evolución (80%) las arterias pueden estar calcificadas y dar datos erróneos por encima de 1,3. Esto se debe a que el manguito no es capaz de colapsar la arteria adecuadamente por su rigidez.

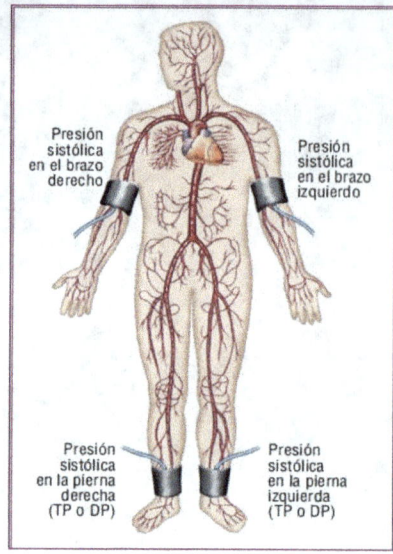

En estas circunstancias, el profesional puede contar con otras alternativas que le permiten conocer si el flujo arterial puede ser suficiente:

- **Valoración clínica y presencia de pulsos** de arterial pedia y/o tibial posterior: Para descartar un problema de falta de flujo puede ser suficiente comprobar que la sintomatología y exploración de la pierna no presenta datos de isquemia: pie con temperatura y color normal, sin rubor de pendencia (hiperemia oscura dependiente que blanquea al elevar la pierna), junto con la presencia de pulsos distales fáciles de palpar. En úlceras venosas bastaría esto para no demorar más el inicio de la terapia compresiva.

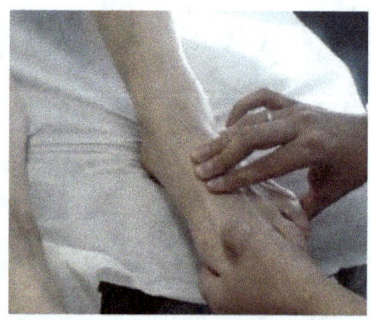
Palpación de pulso Pedio.

- **Onda bifásica o trifásica audible** con el doppler portátil: Consiste en escuchar el sonido doppler de la onda a nivel de la arteria pedia o tibial posterior. Es una técnica rápida, más fácil de realizar e interpretar con algo de práctica que el ITB. No precisa de la aplicación del manguito, que sobre unas piernas de piel frágil puede ser yatrogénico, puede realizarse con el paciente tumbado o en sedestación y no le afecta la presencia de arterias calcificadas.

  La escucha de una onda bifásica o trifásica indica que no existe una enfermedad vascular significativa y que la terapia compresiva es segura. Una onda monofásica o su ausencia nos indica que se precisa una valoración vascular más exhaustiva y de momento, contraindica la compresión.

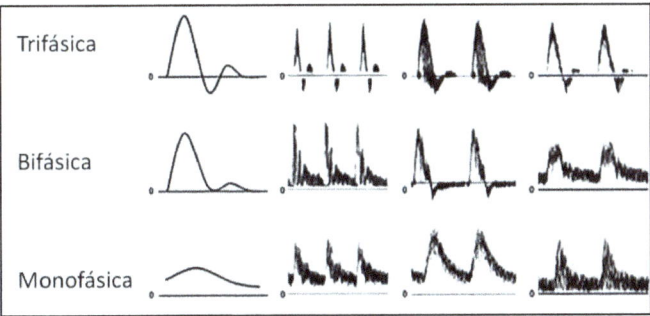

Tipos de onda arterial por doppler.

Valoración de la perfusión en heridas no localizadas en extremidad inferior

Para las heridas relacionadas con la dependencia (LRD, LPP, etc.), que no se localizan en las extremidades inferiores, la forma de valorar la perfusión es:

- comprobar la temperatura de la piel perilesional.
- valorar la presencia de edema, que dificulta el riego tisular.
- realizar la prueba del relleno capilar (el flujo es insuficiente si tras la presión digital de la piel, el blanqueamiento tarda más de 3 segundos en retornar a su color original).

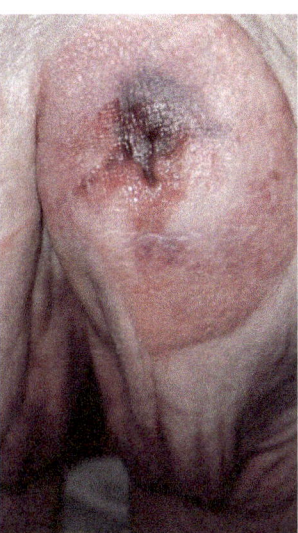

Lesiones de Extremidad Inferior de Etiología Venosa

La úlcera es una de las consecuencias de un estado de **hipertensión venosa crónica** de los miembros inferiores.

La fisiopatología de la insuficiencia venosa es compleja e implica una serie de factores:

- **Debilitamiento de la pared y dilatación** de las venas como consecuencia de la edad, el embarazo, la obesidad o la bipedestación prolongada. Esto hace que se vuelvan tortuosas, que aparezcan las varices y que las válvulas dejen de ejercer su función de propulsión de la sangre.

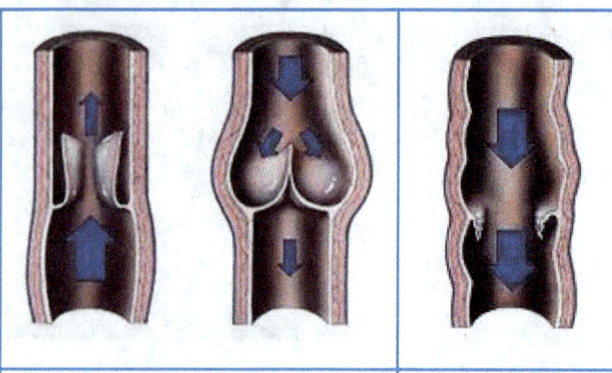

Vena y válvulas normofuncionantes.   *Vena dilatada con insuficiencia valvular.*

- **Daño de las válvulas venosas**: Las válvulas venosas son pequeñas aletas que ayudan a que la sangre fluya hacia arriba en dirección al corazón. Cuando estas válvulas se dañan, la sangre refluye, se acumula en las venas y finalmente se extravasa dañando los tejidos.
- **Ineficacia del bombeo muscular** por atrofia de la masa muscular, por falta de movimiento, o por fracaso del sistema de contención valvular. Ocurre tanto a nivel del sistema venoso profundo como del superficial, y/o de las venas comunicantes entre ambos sistemas (venas perforantes). Se habla de que la musculatura del pie y pantorrilla, a través de la dorsiflexión plantar, actúan como un segundo corazón o corazón periférico, con sus fases de síntole (propulsión unidireccional hacia el corazón) y diástole (llenado de la columna venosa entre las válvulas inferior y superior), que permite el flujo sanguíneo de la extremidad inferior.

- **Obstrucción** del flujo venoso: como consecuencia de la formación de coágulos (trombosis venosa profunda y superficial), tumores u otros factores.
- Otros facores que contribuyen a la hipertensión venosa son: la edad avanzada, obesidad, sedentarismo, bipedestaciones prolongadas, embarazos, historia familiar, tabaquismo y pequeños traumatismos.

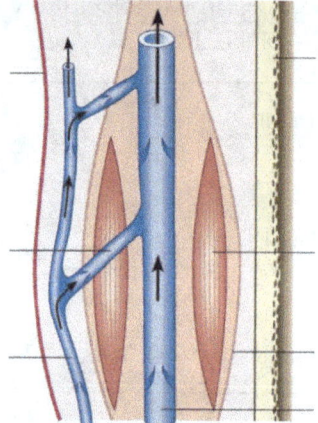

El sistema venoso superficial debe drenar al profundo a traves de las perforantes. Si hay incompetencia valvular las venas se dilata,n aparecen las varices y se extravasa su contenido.

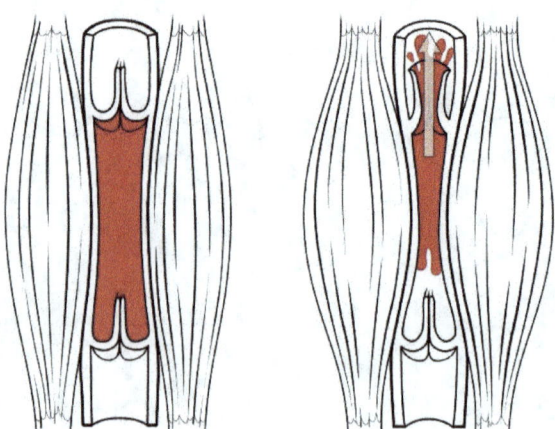

En bipedestación las válvulas evitan el reflujo venoso. Con la contracción muscular se propulsa hacia el corazón.

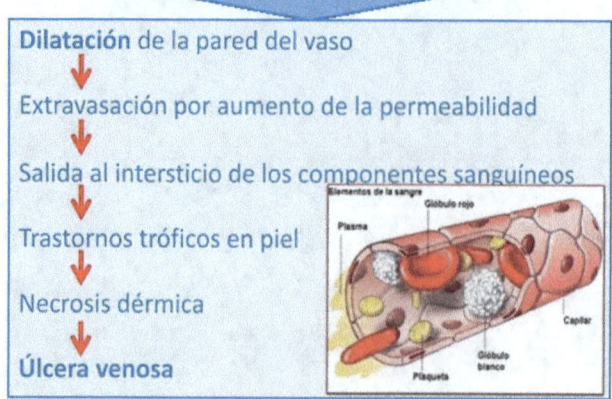

En estas situaciones de insuficiencia valvular el flujo venoso se dirige retrógradamente desde el sistema venoso profundo al superficial, produciendo dilatación venosa, permeabilidad vascular y extravasación al intersticio de componentes sanguíneos y mediadores inflamatorios. Los cambios cutáneos producidos se han clasificado evolutivamente (ver tabla CEAP) y pueden terminar en necrosis dérmica y ulceración.

Los primeros signos y síntomas de la hipertensión venosa están producidos por la salida al intersticio de componentes sanguíneos: líquido (edemas), hemosiderina (dermatitis ocre y manchas de café) y enzimas proteolíticas e histamina (prurito y dermatitis). El proceso inflamatorio continuo termina produciendo lipodermatoesclerosis, fibrosis localizadas, anillos maleolares, hiperqueratosis y atrofia blanca cutánea.

Signos y síntomas de la insuficiencia venosa

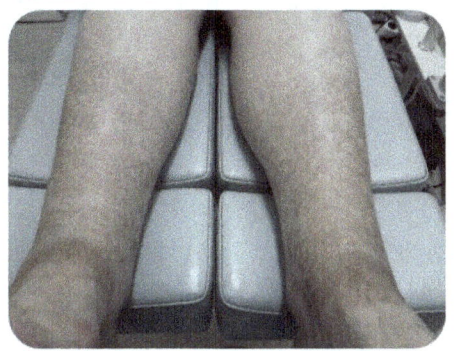

Extravasación capilar:

- Formación de edema.
- Depósito de hemosiderina:
  - Dermatitis ocre.
  - Manchas de café.

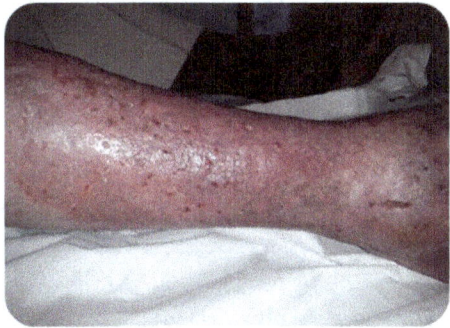

Liberación de enzimas e histamina:

- Dermatitis eccematosa.
- Prurito, lesiones secundarias de rascado, sobreinfección.
- Ante cualquier microtraumatismo, pérdida de la continuidad cutánea y riesgo de inicio de una úlcera crónica.

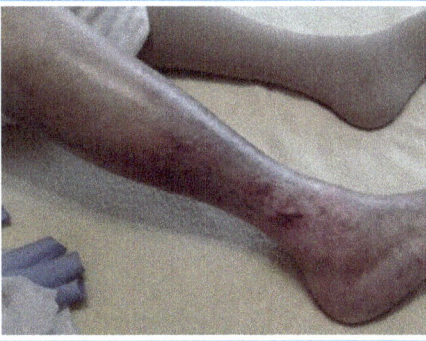

Lipodermatoesclerosis:

- Fase aguda: placa indurada eritematosa tipo celulitis.
- Fase crónica: formación de fibrosis de dermis y tejido celular subcutáneo con anillos fibroso blanquecino con piel indurada y forma de la pierna en "botella de champán invertida".

El diagnóstico de la úlcera venosa es fundamentalmente clínico. Únicamente se recurre a la ecografía/doppler para valorar obstrucción o reflujo de venas superficiales, profundas o perforantes y, cuando se plantea la cirugía de estas venas incompetentes. Para valorar un componente isquémico asociado se deben palpar los pulsos y ha de realizarse el ITB o alguna técnica doppler si tenemos dudas diagnósticas o si la herida no evoluciona bien. Valores del ITB <0.8-0.9 nos indican que debemos ser más cautelosos con la terapia compresiva. Está contraindicada si ITB <0.5-0.6.

Características clínicas de las úlceras venosas

- Se **localizan** entre la rodilla y el tobillo, típicamente justo por encima de los maleolos, y más frecuentemente supramaleolar interna. Pueden ser bilaterales.
- Tienen **forma** irregular y más o menos oval. Suelen ser únicas. Si son múltiples tienden a confluir.

- El **lecho** de la herida tiene aspecto rojo granulomatoso, frecuentemente con una fina capa de fibrina superficial amarilla, sin tejido necrótico.

- La **piel periulceral** puede presentar hiperpigmentación purpúrica y dermatitis ocre por el depósito de hemosiderina; algún grado de dermatitis por estasis venoso caracterizado por eritema, eccema con escamas y costras que contribuyen al prurito. Suele estar edematosa y a veces húmeda. (*piernas que lloran* (trasudado) por la aparición de vesículas yampollas).
Las piernas con estadios avanzados de insuficiencia venosa muy crónica pueden presentar signos de cicatrices previas y/o de inflamación crónica por hipertensión venosa como induración, hiperqueratosis y esclerosis de la piel: lipodermatoesclerosis (deformidad de pierna "en botella de champán invertida").

- El **prurito** es uno de los síntomas principales.

- Los **pulsos** distales siempre estan presentes a nivel pedio y tibial posterior salvo que coexista un componente isquémico.

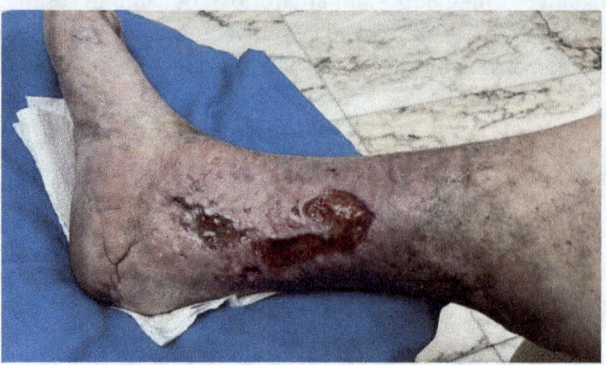

Úlcera de MMII de etiología venosa.

Clasificación CEAP de la enfermedad venosa crónica
(C: Clínica, E: Etiología, A: Anatomía, P: patofisiología)

Clínica	Etiología	Anatomía	Fisiología
C0: sin signos visibles o palpables	**Ec**: congénita	**As**: venas superficiales	**Pr**: por reflujo
C1: telangiectasisas o venas reticulares	**Ep**: primaria	**Ad**: venas profundas	**Po**: por obstrucción
C2: presencia de venas tronculares. **C2r**: recurrentes	**Es**: secundaria	**Ap**: sistema perforante	**Pro**: por reflujo y obstrucción
C3: edema: **Leve**: pie y tobillo. **Moderado**: pierna. **Grave**: rodilla +/- muslo.			**Pn**: sin causa identificable
C4: cambios cutáneos **4a**: pigmentación, eccema **4b**: atrofia blanca, lipodermatoesclerosis **4c**: corona flebectásica			
C5: cambios cutáneos tras úlcera cicatrizada			
C6: cambios cutáneos y úlcera activa. **C6r**: recurrente			
Para todos los estadios se añade: - **A: Asintomático**. - **S: sintomático**: pesadez de piernas, hormigueo, picor, quemaón, calambres o dolor, etc.			

Lesiones de Miembro Inferior de Etología Arterial

En la enfermedad arterial periférica (EAP) el flujo sanguíneo de la extremidad está dificultado por la disminución de la luz del vaso. Esto puede producir necrosis de los tejidos y úlceras. Afecta a arterias de grande y mediano calibre. Los pacientes con EAP deben recibir tratamiento antiagregante y un control estricto de todos los factores de riesgo porque tienen un riesgo aumentado de infarto, ictus y muerte cardiovascular.

La arterioesclerosis es la principal causa y sus factores de riesgo son el tabaco, la hipertensión arterial, la diabetes, la hipercolesterolemia. Frecuentemente, los pacientes con estas heridas ya han sufrido alguna de las consecuencias de presentar estos factores de riesgo cardiovascular: infarto de miocardio, angina, ictus o claudicación intermitente de los miembros inferiores al caminar. Otras causas menos frecuentes de heridas isquémicas son la obstrucción de pequeños vasos asociadas a procesos como las vasculitis, esclerodermia o tromboangeitis obliterante.

Clasificación de Fontaine de la Enfermedad Arterial Periférica	
Estadios	**Clínica**
I	Asintomático.
IIa	Claudicación intermitente > 200 m.
IIb	Claudicación intermitente < 200 m.
III	Dolor en reposo. Isquemia crítica.
IV	Úlcera, necrosis, gangrena.
El grado III y IV se acompañan de riesgo de pérdida de la extremidad (amputación).	

Los pacientes con EAP comienzan con claudicación intermitente (dolor de pierna ante la demanda de oxígeno al caminar) que progresa hasta dolor en reposo y al elevar el MMII. Sienten alivio al colgar la pierna o al ponerse de pie, pasando de la palidez cutánea a un rubor característico denominado hiperemia isquémica o rubor de pendencia.

Toda valoración de un paciente con úlcera crónica del miembro inferior ha de incluir un examen vascular para detectar déficit de flujo arterial. La palpación de los pulsos pedios y tibiales posteriores en las úlceras arteriales están débiles o ausentes, el relleno capilar distal es lento, hay atrofia de la piel, ausencia de pelo y uñas hipertróficas.
La técnica no invasiva diagnóstica que se recomienda realizar en todos los pacientes para evidenciar algún grado de isquemia es el índice tobillo-brazo.

Las características de las úlceras isquémicas son:

- Se **localizan** en zonas distales del tercio inferior de la pierna, sobre prominencias óseas, donde pueda haber tensión en la piel o donde puedan producirse traumas repetidos: p. ej.: sobre la espina tibial, maléolos, por roces del calzado en talón, puntas de dedos, entre los dedos, en las cabezas de las falanges.

- Suelen ser de pequeño **tamaño** con forma redondeada, uniformes, con márgenes finos muy delimitados, a diferencia de las de origen venoso.

- Inicialmente son únicas, pero frecuentemente terminan siendo múltiples.

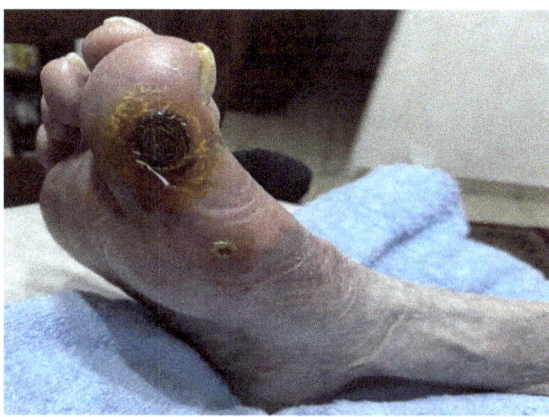

Heridas isquémicas sobre prominencias óseas y zonas de roce, con tejido necrótico.

- Los **pulsos** distales son débiles o están ausentes. Puede haber un relleno capilar distal prolongado (>3-4 segundos) y palidez al elevar la pierna > 45 grados (maniobra de Buerger) o palidez y dolor al pedir la dorsiflexión repetida del tobillo con la pierna a 30 grados (maniobra de Samuels).

- El **lecho** de la herida presenta un aspecto atrófico, sin tejido de granulación, gris o pálido, seco, sin exudado y cubierto de esfacelos o de una escara seca necrótica. Pueden quedar expuestos el hueso o tendones. En ocasiones, en casos muy evolucionados, nos encontramos con gangrena seca distal (momificación de dedos).

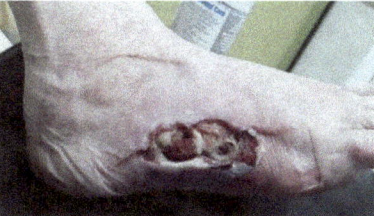

Herida isquémica sobre prominencia ósea de la base del 5º metatarsiano.

- La **piel periulceral** tiene un color pálido, brillante, está seca y es frágil, con ausencia de vello.
- La posición en declive de la pierna que adoptan los pacientes para disminuir el dolor puede producir edema del pie, incluso rubor o eritema por estasis circulatorio. Esto puede inducir a error y hacernos pensar que se trata de una herida venosa. El rubor puede incluso hacer pensar que la herida se ha complicado con una celulitis infecciosa. Se denomina **"rubor de pendencia"**

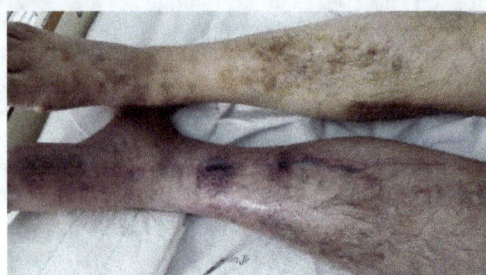

Hiperemia isquémica.

Una vez diagnosticada una úlcera isquémica la primera acción es valorar la viabilidad del miembro, si es revascularizable o, por el contrario, si precisa algún tipo de amputación. Sí asocia dolor de la extremidad en reposo de forma mantenida se habla de **"Isquemia crítica"** que es un estadio avanzado de la enfermedad arterial y que supone un riesgo muy alto de amputación. En estas circunstancias es necesaria la evaluación urgente por un cirujano de una posible revascularización arterial.

Se ha propuesto una clasificación **(WIFI) que puntúa el riesgo de amputación** y la necesidad de revascularización cuando ésta es posible. La población diana para aplicarla son pacientes con dolor isquémico en reposo, con ITB <0,4, presión sistólica en tobillo <50 mmgHg, úlceras neuroisquémicas en diabéticos, úlceras isquémicas que no mejoran tras 2 semanas y ante la presencia de gangrena.

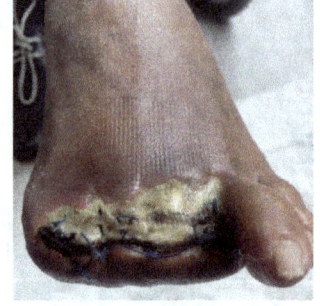

Amputación menor.

La clasificación WIFI evalúa 3 parámetros de la herida:
- W (wound): grado de profundidad y extensión.
- I (isquemia): grado de isquemia valorado por el ITB o la presión sistólica de tobillo.
- FI (foot infection): presencia de infección y nivel de extensión local y sistémica.

El riesgo de una amputación mayor (por encima del tobillo) es bajo para una puntuación WIFI ≤3, y alta para ≥5. También el riesgo es alto cuando el ítem infección es 3 (severo). La infección tiene un gran poder predictivo de la necesidad de amputación. Respecto a la probabilidad del éxito de la revascularización, está es mayor para 0 puntos de isquemia (TAS >100 mmHg) y, para 1 y 2 puntos de isquemia si la infección es local.

Clasificación pronóstica WIFI para úlceras arteriales y pie diabético

Acrónimo	Puntos	Descripción.		
W: Herida	0	Sin úlcera.		
	1	Úlcera superficial, pequeña, en zona distal sin gangrena.		
	2	Úlcera profunda con exposición de hueso, articulación o tendón ± gangrena limitada a los dedos.		
	3	Úlcera extensa y profunda de talón ± afectación calcáneo ± gangrena.		
		ITB	Presión sistólica tobillo	Presión dedo pie
I: Isquemia	0	≥0.80	>100 mmHg	≥60 mmHg
	1	0.60-0.79	70-100	40-59
	2	0.40-0.59	50-70	30-39
	3	≤0.40	<50	<30
FI: Infección del pie	0	Ausencia de signos o síntomas de infección		
	1	Infección que afecta a piel ± tejido celular subcutáneo.		
	2	Infección de tejidos profundos.		
	3	Síndrome infeccioso sistémico.		

Los valores absolutos de presión sistólica en el tobillo también tienen una excelente correlación con la isquemia arterial clínica, además del ITB.

Todos los pacientes, independientemente de la existencia de una úlcera, con dolor isquémico de reposo, con ITB<0.5 o con presiones sistólicas de tobillo <50 mmHg han de ser remitidos rápidamente a cirugía vascular para valorar la indicación de revascularización.

Úlceras por Arterioloesclerosis Cutánea:
Úlcera hipertensiva isquémica de Martorell

Se denominaban Úlceras hipertensivas isquémicas de las piernas o Úlceras de Martorell y más recientemente se prefiere una terminología que explica mejor su patogenia: úlceras por **arterioloesclerosis cutánea**.

Son heridas atípicas, menos frecuentes, que fácilmente se confunden con otras etiologías, responden mal al tratamiento convencional, y están muy infradiagnosticadas.

Se producen por isquemia tisular de una zona localizada de la piel por engrosamiento, calcificación y obliteración de las pequeñas arteriolas subcutáneas, característico de la **arterioesclerosis de pequeño vaso**. Aunque inicialmente se asociaban a hipertensión arterial mal controlada, actualmente se relacionan más con una hipertensión crónica de larga evolución frecuentemente asociada a otros factores de riesgo cardiovascular: diabetes mellitus tipo 2, obesidad, dislipemia o tabaquismo y la edad.

Es frecuente que no estén afectados los vasos de gran calibre y que por tanto los pulsos distales estén presentes, y que el ITB sea normal. Sin embargo, hasta el 50% de estos pacientes pueden padecer concomitantemente una enfermedad arterial periférica. Se presentan en mayores de 60-70 años y son algo más frecuentes en mujeres.

Su fisiopatología y encuadre clínico es similar al de la **Calcifilaxis** (arteriolopatía urémica calcificante) que ocurre en los estadios avanzados de la insuficiencia renal. En estos pacientes se produce un infarto y necrosis de la piel y del tejido subcutáneo secundario a la importante arterioesclerosis producida por la insuficiencia renal.

Las úlceras de Martorell se localizan característicamente en la región **supramaleolar dorsolateral externa y/o en el tendón de Aquiles** y afectan a ambas piernas en la mitad de los casos. La lesión comienza espontáneamente o tras una pequeña contusión, como un infarto cutáneo doloroso, con aspecto de mácula roja de bordes amoratados que se vuelve cianótica y lívida y que termina abriéndose y progresando rápidamente. Presenta un lecho de aspecto isquémico/necrótico con bordes violáceos y una piel perilesional con livedo reticularis. Es frecuente que tenga pequeñas lesiones satélites.

Son desproporcionadamente **dolorosas**, a veces no respetan el sueño, precisan analgesia y el dolor no tiene las características de las úlceras isquémicas: no aumenta al caminar o al elevar la extremidad.

El contexto de un paciente con úlcera tórpida y dolorosa de las características descritas y con presencia de factores de riesgo cardiovascular apoyará el diagnóstico.

Se requiere un alto índice de sospecha para su diagnóstico precoz, que permita una pronta intervención para mitigar su extensión y el sufrimiento del paciente.

El **diagnóstico diferencial** fundamental es en primer lugar con las úlceras más frecuentes de los miembros inferiores (venosas e isquémicas). En segundo lugar, con el pioderma gangrenoso (PG) y en menor frecuencia con una vasculitis necrotizante.

El pioderma gangrenoso tiene una presentación de inicio muy parecida, con dolor, centro necrótico y borde violáceo. El PG tiene un borde más húmedo y pustuloso, a diferencia del isquémico y seco de la úlcera de Martorell. El PG puede presentarse en cualquier localización. El PG se asocia a enfermedad inflamatoria intestinal, artritis reumatoide o leucemia mieloide crónica. Su diferenciación es importante porque mientras la úlcera de Martorell debe ser manejada con desbridamiento, a veces cortante, en el PG, que debe ser tratado con corticoides sistémicos, el desbridamiento puede producir fenómeno de patergia y empeorar la lesión.

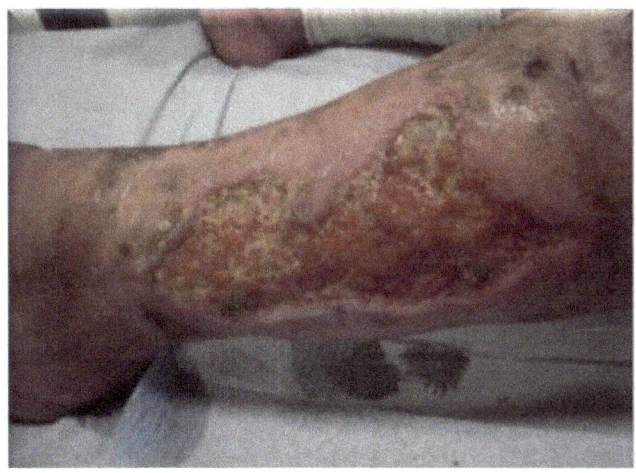

Úlcera isquémica hipertensiva de Martorell, por arterioloesclerosis, en cara lateral externa de MMII.

Diagnóstico diferencial de la Úlcera arterioloesclerótica de Martorell con otras heridas atípicas

	Localización	Características	Dolor	Enf. Asociadas
Úlcera de Martorell	Latero-dorsal externa de la pantorrilla.	Superficial, irregular, rápido crecimiento, necrosis, poco exudativa, pulsos presentes (+/-).	++++	Hipertensión arterial. Diabetes. Arterioesclerosis.
Pioderma gangrenoso	Cualquier localización.	Rápido crecimiento, borde elevado, violáceo y húmedo, redondeada. Dolorosa	+++	Enf. Inflamatoria intestinal. Artritis reumatoide, lupus. S. mieloproliferativos Idiopático (50%).
Vasculitis	Distales, bilaterales.	Asocia púrpura palpable, vesículas o habones.	++	Múltiples asociaciones.

El PG y las vasculitis mejoran con corticoides y/o inmunosupresores.
En el PG el desbridamiento agresivo está contraindicado por el fenómeno de patergia.

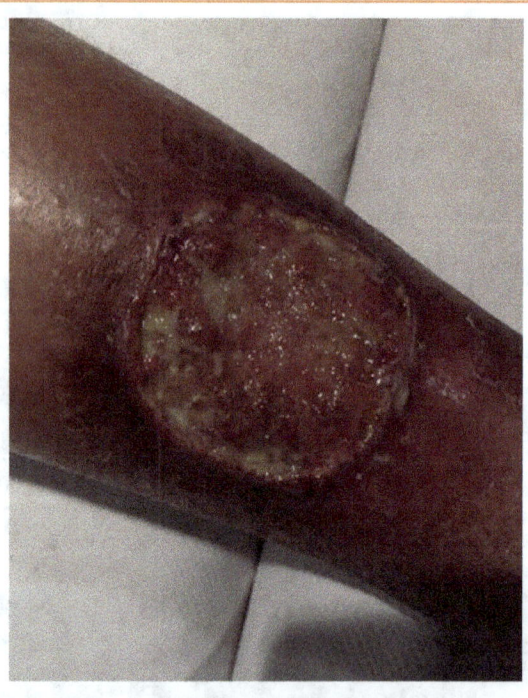

Pioderma gangrenoso:
Úlcera dolorosa localizada en región pretibial, de bordes delimitados, violáceos y algo sobreelevados, en paciente con lupus sistémico.

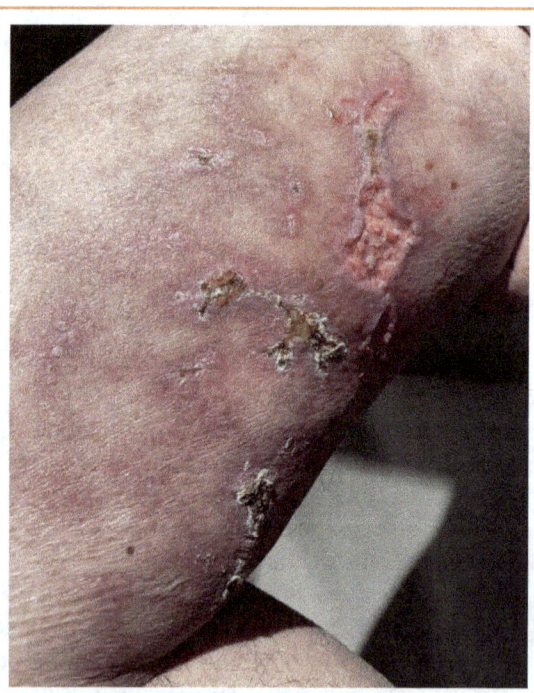

Vasculitis:
Úlcera sinuosa e irregular con lesiones papulares adyacentes, algunas con costras secundarias a vesículas rotas.

Lesiones Neuropáticas. Pie Diabético

La diabetes de años de evolución es la etiología más frecuente entre las úlceras neuropáticas. Las que tienen otro origen se comportan clínicamente de forma muy similar y son las causadas por: lesiones del cordón medular espinal (**traumáticas** o por **espina bífida**), tabes dorsalis, abuso de alcohol, deficiencias nutricionales, autoinmunes.

Las **diabéticas** tienen una fisiopatología multifactorial: por los diferentes grados de neuropatía sensitivomotora, de disfunción autónoma y de isquemia arterial presentes. La úlcera del pie diabético no isquémico se produce como consecuencia del daño de los nervios motores, sensitivos y autonómicos de los miembros inferiores. Esto provoca deformidades anatómicas del pie y anestesia de la zona que imposibilita la sensibilidad protectora frente a los roces o a los traumatismos repetidos sobre el pie. (ver capítulo específico)

- Se **localizan** en los puntos de mayor apoyo o presión del pie (talón, cabeza plantar de metatarsos, dorso de articulaciones interfalángicas de dedos medios, pulpejos de dedos) o en deformidades (hallux valgus: cabeza de primer metatarsiano) y típicamente **asientan dentro de un grueso callo**.

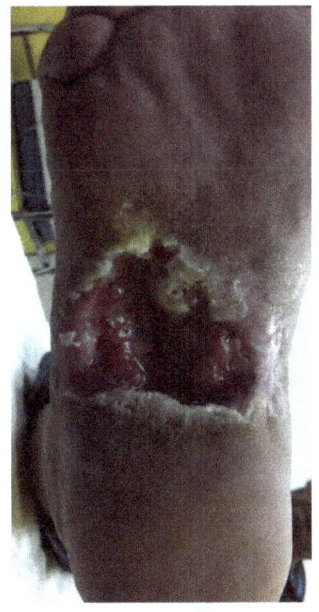

Úlcera neuropática.

- Son de **tamaño** variable, profundas más que extensas, frecuentemente tunelizadas y pueden afectar al hueso produciendo osteomielitis, que habrá que descartar en toda úlcera de duración prolongada que no responde al tratamiento y a las descargas

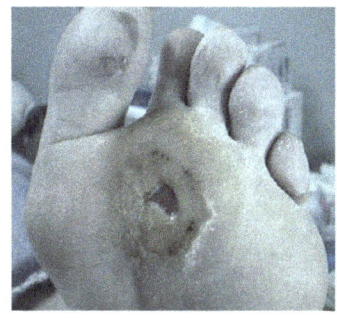

- Los **bordes** suelen presentar hiperqueratosis, callos, fisuras y grietas.
- **No duelen** y hay una disminución de la sensibilidad profunda, vibratoria y superficial. La neuropatía produce la **artropatía de Charcot**: dedos en garra, pie plano y deformidades articulares que alteran las superficies de apoyo del pie (*pie en balancín*).

Úlcera neuropática.

- El **lecho** de la herida tiende a la granulación siempre que no haya isquemia.
- La **piel periulceral** está edematosa, con grietas y gruesas callosidades. La disautonomía produce disminución del sudor y del trofismo con sequedad y presencia de escamas.

En toda úlcera de pie diabético debe burcarse una posible infección y una isquemia por compromiso arterial (Wifi: wound (herida), isquemia, foot infection (infección del pie)).

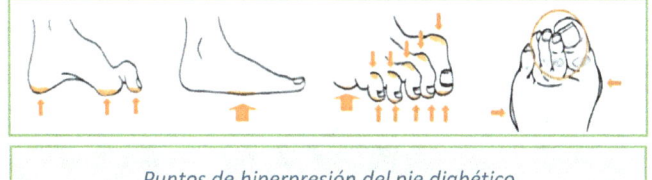

Puntos de hiperpresión del pie diabético

Úlcera neuroisquémica

En la práctica, pueden ser más frecuentes (50%) que las puramente neuropáticas, a diferencia de lo descrito en la literatura (ver tabla). Estas úlceras presentan características de ambas:

- Pueden mantener levemente la sensibilidad.
- El pulso es muy débil o ausente, con frialdad de la extremidad, con piel brillante, pálida o con parches cianóticos y sin vello. Las uñas engrosadas y frágiles (onicogrifosis).

- Pueden presentar exacerbación nocturna del dolor, en la cama, que mejora o disminuye al ponerse de pie y dar unos pasos.
- El callo es menor que el que se forma en la neuropática y el lecho presenta menos tejido de granulación.
- Al contrario que las lesiones puramente neuropáticas, éstas no tienen por qué localizarse en zonas de máxima presión. Se producen por simples roces con el zapato, el calcetín o una media mal

ajustada. Se localizan en los márgenes del pie y de los dedos, sobre todo del 1º y 5º dedo y en el perímetro del talón donde pueden comenzar como una pequeña fisura o grieta y ser puerta de entrada para una infección más profunda de poca sintomatología.

- Tienen un riesgo más elevado de infección.

Pie diabético: características según la etiología predominante			
	Neuropática	**Neuroisquémica**	**Isquémica**
Frecuencia	45-60%.	25-45%.	10-15%.
Insensibilidad	Presente.	Presente.	Ausente.
Dolor	No.	No.	Sí.
Pulsos	Conservados.	Ausentes.	Ausentes.
Temperatura	Normal.	Normal o disminuida.	Disminuida.
Coloración pie	Normal o hiperemia.	Palidez o cianosis.	Palidez.
Localización	Áreas de presión repetida: cabezas MTT, dorso de dedos.	Periférica: talón, laterales del pie, interdigital.	Más periférica: antepie y pulpejos de los dedos.
Lecho	Tejido de granulación y esfacelos.	Pálido con esfacelos.	Pálido con necrosis.
Raspado	Sangra.	No sangra o levemente.	No sangra.
Piel perilesional	Hiperqueratosis.	Variable.	Frágil con cianosis.
Revascularización	No precisa.	Necesaria.	Necesaria.

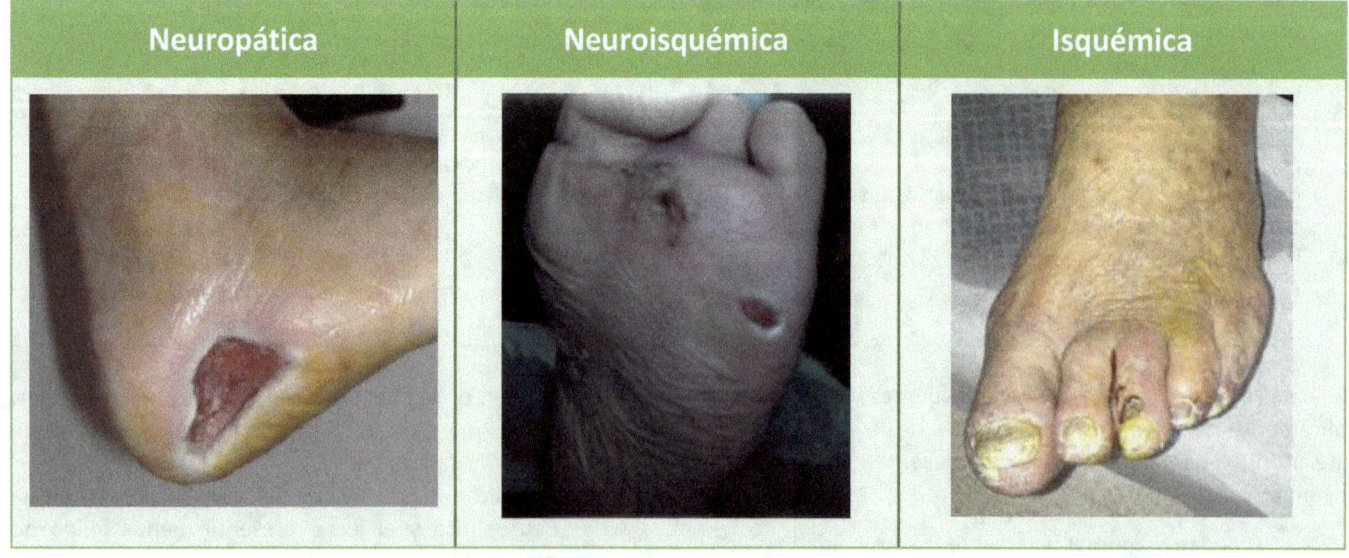

Neuropática | Neuroisquémica | Isquémica

Valoración del lecho de la herida

Una vez que ya conocemos la etiología de la herida y los factores agravantes, el siguiente paso es la valoración del lecho. En este sentido, la utilización de **acrónimos como guía** para la preparación del lecho de la herida (PLH) es una herramienta esencial para para conseguir que el clínico se ordene y planifique mejor sus cuidados.

El primer esquema para la PLH que se utilizó y el más extendido en la actualidad es el TIME. Sobre la base de éste han surgido posteriormente nuevas propuestas para complementarlo, como el TIMERS o DOMINATE.

El DOMINATE está pensando para reconsiderar holísticamente al paciente y nuestras intervenciones cuando no se están obteniendo los resultados esperados. El TIMERS pretende complementar el TIME con el planteamiento de la necesidad de utilizar terapias avanzadas (R), y de añadir una visión más holística del paciente y de su contexto psicosocial (S). El objetivo es obtener del paciente su máximo entendimiento y colaboración con los objetivos acordados y con el plan de tratamiento.

Esquema TIME

En 2004 la EWMA (European Wound Management Association) estableció un modelo de tratamiento de las úlceras, que se basaba en la preparación de un buen lecho que favoreciera el paso de la herida por las diferentes fases de cicatrización en las mejores condiciones. Para ello surgió el acrónimo TIME que sirve de guía para ponerlo en práctica y que busca identificar y eliminar las barreras que retrasan la cicatrización natural. La preparación del lecho de la herida (PLH) se debe acompañar siempre de una evaluación global del paciente incluyendo su estado psicológico y el nivel de compromiso con nuestras recomendaciones, un análisis de la etiología principal y de otras causas asociadas.

El esquema TIME es algo dinámico, cambiante, es un proceso que hay que realizar en cada cura. Además, podemos encontrar distintos escenarios en diferentes zonas de la herida, que requieran distintos tratamientos. Es lo que se denomina hacer una "cura geográfica".

Los cuatro **componentes básicos** a abordar son: **tejido no viable (T), Infección/biofilm (I), humedad/exudado (M) y bordes epiteliales (E)**. El concepto TIME es el más sencillo y utilizado.

T: Tissue (tejido)

Hace referencia al tejido desvitalizado que no recibe suministro de sangre y que es irrecuperable. Su presencia retrasa la cicatrización ya que impide la formación del tejido de granulación y puede ser un sustrato para el crecimiento bacteriano y la infección. La aparición de tejido no viable se debe a isquemia, hipoxia,

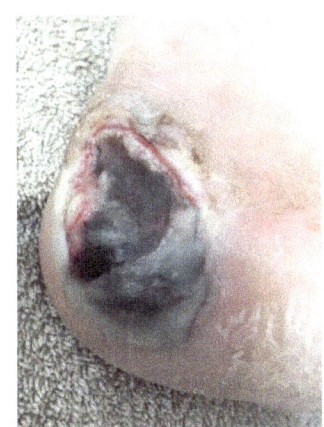

Tejido necrótico. .desvitalizado

infección o deshidratación del lecho. Este tejido se debe eliminar mediante diferentes técnicas de limpieza y desbridamiento.

I: Infección

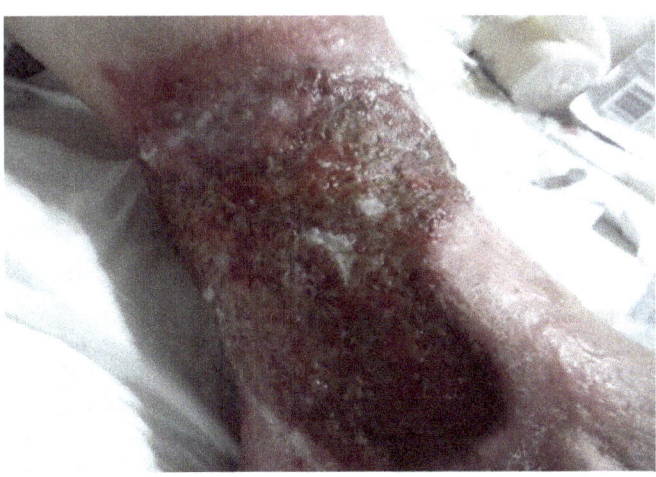

Infección local del lecho con presencia de biofilm.

Las heridas crónicas presentan de forma natural una carga variable de microorganismos. Cuando se llega a una cierta concentración de gérmenes se rompe el equilibrio con el huésped y aparece un proceso inflamatorio descontrolado que dificulta la cicatrización.

Este fenómeno se conoce como **continuum de la infección** y presenta diferentes estadios:

1. **Contaminación** de la herida.
2. **Colonización**: los gérmenes comienzan a proliferar, pero sin retrasar la cicatrización.
3. Infección **local**:

1. Infección temprana o **infección subclínica** y formación de biofilm: los gérmenes han proliferado a unos niveles que, sin provocar los claros signos de inflamación, sí son capaces de retrasar la cicatrización, producir dolor y complicar la buena evolución de la herida. Refiriéndonos al continuum de la infección, este punto de inflexión donde la herida se estanca se denomina también "colonización crítica"
2. **Infección local evidente** con presencia de los cuatro signos de inflamación: calor, rubor, tumor (hinchazón) y dolor.
4. **Extensión de la infección,** que sobrepasa los bordes de la herida con celulitis, osteomielitis o afectación sistémica

> *La infección subclínica con formación de biofilm es la causa más frecuente de cronificación de las heridas y una de las situaciones más frustrantes para el personal que cura a estos pacientes.*

El problema del biofilm reside en que se precisa tener cierta pericia para pensar en él e identificarlo y en que su erradicación requiere una estrategia específica antibiofilm.

El continuum de la infección y el enfoque de los **cuidados de la herida basados en el biofilm,** como concepto novedoso para mejorar la práctica clínica, se tratan en un apartado específico más adelante.

M: Moisture (humedad/exudado)

Las heridas de forma natural crean un ambiente húmedo que favorece la epitelización. El exudado ayuda en el proceso de cicatrización porque evita que se seque el lecho, vehiculiza la migración celular y de las enzimas proteolíticas (metaloproteasas), aporta nutrientes para el metabolismo celular, permite la difusión de los mediadores inflamatorios y de crecimiento, y ayuda a separar el tejido desvitalizado (desbridamiento autolítico). Por ello, la cura en ambiente húmedo obtenida con productos o apósitos adecuados acelera la cicatrización. Tanto la sequedad como el exceso de humedad o secreción afectan negativamente a la cicatrización.

En las heridas que no evolucionan adecuadamente y se estancan en la fase inflamatoria se produce un desequilibrio de sus componentes. Existe un exceso o desequilibrio de las diferentes metaloproteasas de la matriz y un atrapamiento de los factores de crecimiento y citoquinas que dificultan la formación de una matriz sana, la neoangiogénesis y la migración de los fibroblastos y queratinocitos.

Cambios patológicos en las características del exudado

- El aumento de **viscosidad** indica alto contenido proteico por infección o material necrótico.

- El cambio en el **color** de seroso a amarillento o marronáceo indica presencia de infección. Si éste es verdoso la infección puede ser por pseudomona. El uso de apósitos de plata puede teñir el exudado de color gris o azulado (Argiria).

- Un **olor** desagradable también indica infección. La pseudomona produce un olor característico.

- **Cantidad**
  - El exceso de exudado puede deberse a infección de la herida, a insuficiencia venosa y a otras causas como edema de miembros inferiores como insuficiencia cardiaca, renal, hepática o al uso de fármacos como los antagonistas del calcio, antiinflamatorios o esteroides. También puede

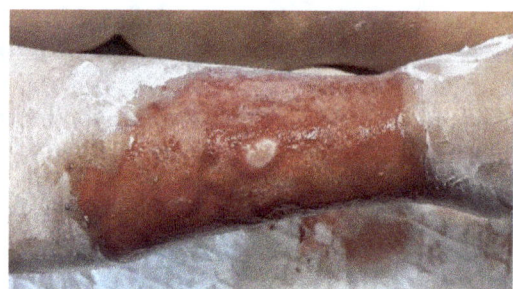

Herida con exceso de exudado y crema barrera perilesional.

indicarnos que no estamos tratando adecuadamente con vendajes compresivos la insuficiencia venosa o con diuréticos la cardíaca o que el paciente no es buen cumplidor de nuestras recomendaciones.

  - Una producción baja es propia de las úlceras isquémicas por flujo insuficiente, pero también de la deshidratación y sobre todo del uso de apósitos con excesivo poder absorbente para ese momento evolutivo de la herida.

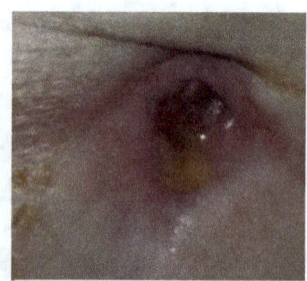

Herida con escaso exudado.

La selección del tipo de apósito (más o menos absorbente) se decide en función del nivel de producción de exudado que encontremos al levantar cada cura.

Un inadecuado equilibrio entra la cantidad de exudado y la capacidad de absorción y frecuencia de los cambios de los apósitos produce fugas entorno a la herida. Éstas pueden afectar a la piel perilesional con maceración y pérdida de la integridad cutánea apareciendo así nuevos focos ulcerosos.

Para prevenir estas complicaciones debemos tener en cuenta:

- La elección de apósitos de absorción adecuada al exudado.
- Una frecuencia de cambios adecuada en función de la velocidad de saturación de éstos y,
- La aplicación de producto barrera en la piel circundante.

E: Edge (Bordes epiteliales)

El sentido de valorar los bordes, a veces, no es bien entendido ni bien aplicado en la práctica. Aporta información muy importante sobre el avance del tejido epitelial y es un buen **indicador predictivo de la eficacia de nuestro tratamiento**. El cierre de una herida precisa de un proceso de reepitelización que comienza desde los bordes y anejos cutáneos (folículos pilosos y glándulas sebáceas). Este puede verse impedido por hipoxia o por una matriz no preparada para la migración de los queratinocitos, por infección, por persistencia de focos de biofilm sobre los bordes, por deshidratación, por maceración o exceso de exudado, con hiperqueratosis, por lecho socavado y los consecuentes espacios muertos o túneles, o también por microtraumatismo producido por el propio apósito sobre los tiernos focos de epitelización. En estas condiciones se produce una **senescencia celular** y un déficit de factores reguladores que dificultan la proliferación, adhesión y migración epitelial, del borde al centro (retracción de la herida).

La **identificación de los focos de crecimiento epitelial** puede ser difícil porque son traslúcidos y en ocasiones quedan ocultos bajo esfacelos o exudado. El examen cuidadoso de los márgenes de la herida o la búsqueda de focos de epitelio derivadas de los folículos pilosos es esencial para cuidar estas zonas y **no dañarlas durante la limpieza**.

El examen cuidadoso de los márgenes de la herida y la búsqueda de focos de epitelización derivadas de los folículos pilosos es esencial para cuidarlos y no dañarlos durante las curas.

Para mejorar el esquema de tratamiento TIME, se propone añadir una **S** (TIMES) que significa **"surrounding skin" (piel perilesional)**. Es una parte muy importante del manejo de las heridas.

Al tratar la piel perilesional estamos tratando la propia etiología de la úlcera, y estamos previniendo que la herida se extienda hacia piel circundante dañada o que surjan pequeñas lesiones satélites que puedan complicar todavía más la evolución del paciente.

Hay que abordar la maceración por exceso de exudado, las posibles ampollas y escamas, las escoriaciones, la inflamación. Porque todo ello produce picor, dolor y afectación de la calidad de vida del paciente.

Frecuentemente la piel perilesional se daña por una incorrecta gestión del exudado, de la protección de la piel o por los propios apósitos y vendajes.

En el apartado de preparación del lecho de la herida se profundiza en el tratamiento siguiendo este mismo esquema TIME.

Hiperqueratosis en borde que dificulta la epitelización del talón.

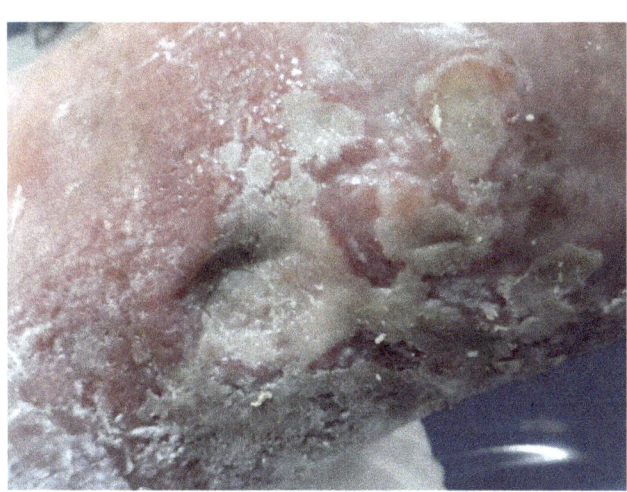

Lesiones satélites por donde puede extenderse la úlcera. Lesión asociada a la humedad (LESCAH).

Esquema TIMERS

En ocasiones, las heridas no mejoran pese al buen manejo siguiendo las clásicas directrices del TIME. En estas circunstancias hay que identificar otros factores que influyan en estos resultados. Para ello, en 2019, un panel de consenso establece una mejora del esquema TIME que pasa a denominarse TIMERS y que incluye el abordaje de la reparación/regeneración (R) del lecho mediante terapias avanzadas y de los factores psicosociales (S): psicológicos, del entorno social y de los autocuidados del propio paciente.

R: reparación/regeneración

Con la reparación o regeneración se pretende recordar las diferentes alternativas que existen para acelerar la cicatrización en un momento de estancamiento de la herida. Se trata de aplicar metodologías y tecnologías que van más allá de lo estándar: terapias de presión negativa, microinjertos, injertos, apósitos novedosos con tecnologías mejoradas que gestionan mejor el exudado, controlan la infección o favorecen la migración celular. (ver apartado de terapias avanzadas).

> *El uso de terapias avanzadas exige que todos los factores que contribuyen a cronificar la herida estén identificados y tratados de la mejor manera posible (incluida la infección o el biofilm), y que el paciente entienda y esté comprometido con el plan terapéutico.*

S: factores psicosociales

La S se centra en el paciente y su entorno (situación social), en lo que pueden mejorar para su autocuidado. Un abordaje holístico del paciente puede identificar situaciones y factores de riesgo que dificultan el proceso normal de cicatrización. Cuando esta no sigue el ritmo esperable se recomienda identificar estos factores. Algunos no son modificables per se. Otros pueden relacionarse con una insuficiente educación, participación y colaboración del paciente.

Para obtener lo mejor del paciente debemos explicar de forma sencilla cuál es la etiología de su herida, qué mecanismos contribuyen a que se cronifique y cómo el paciente puede y debe participar para revertir estas situaciones. Frecuentemente los profesionales no explicamos bien lo que ocurre en la herida. No le dedicamos el tiempo necesario y/o usamos una jerga médica que puede crear confusión. No comprobamos las creencias de los pacientes y su entorno, sus experiencias previas con el tratamiento y sobre todo no nos cercioramos que han comprendido los objetivos y en qué se basa el plan terapéutico. El profesional debe presentarlo de forma entendible, basado en las creencias del paciente, sus conocimientos y sus experiencias previas. Cuanto mejor comprenda el objetivo y mejor consensuemos con él y con los cuidadores el plan de tratamiento, mayor será su compromiso para colaborar y obtendremos mejores resultados.

> *Es importante adaptar los cuidados a la situación psicosocial del paciente, explicarle lo que le pasa y el por qué (educar), evaluar sus experiencias, motivaciones y preferencias, consensuar e implicarle en el plan de cuidado y monitorizar su cumplimiento*

La falta de esperanza, la depresión o la demencia que frecuentemente padecen estos pacientes ancianos también afectan a la voluntad e interés en participar en los autocuidados.

Se debe considerar como afecta nuestro tratamiento (vendajes, inmovilización, etc.) al día a día del paciente y cuáles son sus opiniones y preferencias en este sentido. El deterioro en su calidad de vida se plasma en la afectación de sus funciones sociales, de sus actividades domésticas, en su apariencia estética y en su repercusión emocional. Los objetivos iniciales deben buscar mejorar estos aspectos mediante el control del dolor, del picor, del insomnio, de la movilidad y de la estética. Explicar al paciente que nuestros objetivos son éstos, puede tener un gran impacto en nuestra relación de confianza y en la adherencia y colaboración con el plan terapéutico. Debe haber un diálogo constante para que cada uno contribuya con lo mejor de sí mismo.

> *En ciertas ocasiones abordar aspectos psicológicos que intenten vencer la desesperanza, la falta de iniciativa o el desánimo puede ser muy útil.*

Es muy importante comprobar la adherencia en todas nuestras curas repasando los siguientes elementos:

- **Comprensión** de los factores causales, los objetivos de la cura y de las recomendaciones.
- **Explicar objetivos** cercanos, inmediatos, **atractivos y motivadores** para el paciente, como que intentamos mejorarle aspectos como su dolor, el picor, el insomnio que provoca, el olor, el exceso de exudado, el edema o su infección. Incluso decirle que se podrá mejorar su movilidad o cuestiones estéticas.
- **Consensuar** un plan de tratamiento en el que el paciente pueda y desee colaborar.
- Realizar una **escucha activa** que incluya creencias y expectativas, y una entrevista motivacional para **maximizar el cumplimiento**.

Comorbilidades y factores sociales:

La movilidad, la fragilidad del anciano, la artrosis, el deterioro de los órganos de los sentidos, el confinamiento a sillas de ruedas o el encamamiento favorecen las heridas crónicas. El aislamiento social, vivir solo sin soporte familiar, la situación económica y la carencia de dispositivos materiales de ayuda también son factores que contribuyen a la cronicidad.

DOMINATE

Con el acrónimo DOMINATE se pretende también guiar hacia un abordaje integral y ordenado que detecte problemas o factores causales que pueden no haberse tenido suficientemente en cuenta en las primeras intervenciones con el paciente. Ejemplo de ello son la nutrición, el estado psicológico del paciente y sus cuidadores, tratamientos concomitantes perjudiciales, el adecuado manejo del edema o de las descargas o plantearse la necesidad de terapias avanzadas.

Este esquema se utiliza sobre todo en Estados Unidos y países nórdicos, y se concibe como una herramienta más útil para profesionales menos experimentados porque plantea una pauta y orden lógico de múltiples factores causales a tratar. Incluye 12 elementos:

D: desbridamiento

La eliminación del tejido no viable, de las células senescentes, de bacterias y detritus favorece el paso de la fase inflamatoria a la fase proliferativa. Existen diferentes técnicas para desbridar que, utilizadas solas o en combinación deben ser aplicadas en cada cura mientras persista la fase inflamatoria.

Las heridas isquémicas requieren restaurar un adecuado flujo sanguíneo antes de realizar cualquier desbridamiento agresivo.

O: offloading (descargas)

La descarga de la presión sobre los tejidos permite un adecuado flujo sanguíneo tisular. La presión destruye la matriz e impide el remodelado celular y la migración de las células epiteliales. El roce o fricción también pueden romper el nuevo tejido formado en el lecho y el nuevo tejido epitelial dispuesto a migrar.

Los dos ejemplos más frecuentes de heridas con necesidad de descargas son:

- Las lesiones por presión (LPP) relacionadas con la inmovilización y la dependencia.
- El pie diabético con presencia de neuropatía. La insensibilidad al dolor de la presión y de los microtraumatismos o roces repetidos y la deformidad por la pérdida de tono muscular condicionan lesiones o heridas que asientan sobre las prominencias óseas.

M: Moisture (exudado) + Medicación + salud Mental + Malignidad

La gestión del **exudado** (aportar o reducir humedad) en cada cura. El exceso de exudado se acompaña de la presencia de altos niveles de metaloproteasas y de células inflamatorias que inhiben la normal estructuración y andamiaje del colágeno de la matriz y la neoformación de capilares que permiten el paso a la fase proliferativa. Si la herida está demasiado seca o la desecamos con apósitos excesivamente absorbentes, se impide la migración celular y se favorece que éstas mueran. Por ello, en cada cura, debemos reconsiderar el apósito con el grado de absorción o humectación más adecuado y programar el intervalo de tiempo hasta el siguiente cambio.

El acrónimo M también sirve para revisar el uso de **medicación** que puede interferir con la cicatrización como los corticoides, inmunosupresores como el metotrexato, la **hidroxiurea** y agentes quimioterápicos. En heridas crónicas que no progresan y que disminuyen la calidad de vida del paciente se debería valorar la relación riesgo/beneficio de un ajuste de dosis de estos fármacos o su retirada temporal.

El **abordaje mental o psicológico** del paciente y su capacidad para afrontar el proceso y colaborar y comprometerse con el cumplimiento de nuestras recomendaciones puede resultar en un cambio de actitud sobre los autocuidados que permita el avance de su herida. (p. ej., comprender la necesidad de ponerse las medias de compresión todo el día en ulceras de etiología venosa).

Y por último, considerar que una úlcera pueda ser **maligna**. Hay que sospecharlas en situaciones de larga duración con granulaciones anómalas, si aparecen sobre sinus, cicatrices de quemaduras, de radiaciones o si se conoce que el paciente tenga algún tipo de neoplasia en otra localización.

I: infección

La infección de las heridas es uno de los mayores desafíos a los que se tienen que enfrentar los profesionales que tratan esta patología. Perpetúa la fase inflamatoria, y también puede afectar a la fase proliferativa. Es una de las principales causas de estancamiento de la cicatrización. El manejo de los diferentes niveles de carga bacteriana es esencial para permitir que la herida mejore. La gestión de la infección temprana o subclínica y del biofilm bacteriano (comunidad de gérmenes fuertemente adherida al lecho y protegida por una sustancia polimérica extracelular) resulta fundamental para que la herida avance. El aumento del exudado, la presencia de tejido friable rojo, la decoloración del lecho, el olor o el dolor indica que se ha llegado a un punto de colonización crítica dentro del continuum de la infección que precisa el inicio de algún tipo de tratamiento antimicrobiano.

N: nutrición

El adecuado estado nutricional ha de evaluarse en pacientes con úlceras cronificadas de más de 2 meses de duración, en LPPs y en pies diabéticos. Es esencial la buena alimentación e hidratación y el adecuado aporte de proteínas que promuevan la síntesis de colágeno y de micronutrientes como las vitaminas A, C, E, K, zinc y cobre.

El paciente obeso también puede estar desnutrido y además presentar problemas de movilidad, edema e infección de miembros inferiores que afectan a la cicatrización.

En ocasiones se hace necesario un abordaje nutricional multidisciplinar para mejor el estado nutricional y la obesidad. El "Canadian Nutritional Screening Tool" propone **dos simples preguntas para el despistaje de pacientes con posible deterioro nutricional** susceptibles de abordaje nutricional más profundo:
1. ¿Ha perdido usted peso en los últimos 6 meses inintencionadamente?
2. ¿Ha estado comiendo últimamente menos de lo habitual durante más de 1 semana?

A: arteriopatía

El flujo sanguíneo de los tejidos es necesario para la cicatrización. El aporte de oxígeno y nutrientes se ve comprometido en las ulceras arteriales, en las arteriolares, en los pies diabéticos y en las LPPs.

En el diagnóstico etiológico de las úlceras de miembros inferiores es preciso **descartar enfermedad arterial periférica**. La palpación de pulsos es obligada y siempre que se pueda o ante la menor duda se aconseja la realización de alguna técnica doppler como el índice tobillo/brazo (ITB). En ocasiones se hace necesario realizar una arteriografía para planificar una posible revascularización.

T: technical advances (técnicas avanzadas)

Cuando de ninguna manera se consigue que la herida mejore, debemos plantearnos recurrir a estrategias de tratamiento más especializadas. **Si una herida no se ha reducido aproximadamente un 40 % después de un mes con un tratamiento adecuado**, se ha de pensar en la necesidad de derivar al paciente a una unidad especializada y dispensar tratamientos alternativos como:

- Terapia de presión negativa.
- Microinjertos.
- Otros menos accesibles como injertos convencionales, terapia con oxígeno en cámara hiperbárica, etc.

E: edema y educación

El **edema** es el principal signo de la insuficiencia venosa y linfática y afecta a todas las fases de la cicatrización. El flebolinfedema compromete la circulación capilar y, por ende, el aporte de oxígeno y nutrientes necesario. Esto aumenta el riesgo de infección. La terapia compresiva es el principal tratamiento. Un ITB mayor de 0.7-0.8 permite utilizar compresión de 20-40 mmHg de forma segura.

Los pacientes con linfedema presentan las puntas y dorso de los pies hinchados, con fóvea y edema cuadrado adaptado a la forma del calzado. En ellos la terapia de drenaje linfático manual y la compresión neumática intermitente puede ser de utilidad.

Para finalizar otro concepto que recuerda la E es la **educación**. Frecuentemente, las causas de las úlceras y su cronicidad residen en unos malos hábitos a los que no se les presta suficiente atención. Por ello es primordial una buena educación que el paciente comprenda y que le motive para realizar los cambios personales que favorezcan su autocuidado:

- Para vencer el edema en la ulcera venosa el paciente tiene que comprometerse a llevar los vendajes o las medias de compresión adecuadamente.
- Las descargas en las úlceras neuropáticas del pie pueden ser incómodas, pero son esenciales para tratar la causa.
- En diabéticos no alcanzar niveles glucémicos < 200 mg/dL impide la cicatrización.

Explicar a los pacientes qué les pasa, por qué les pasa, cuáles son los mecanismos fisiológicos que contribuyen a la aparición de la úlcera y a su no resolución y explicar cómo puede contribuir con su actitud a su curación, son una de las claves del éxito de nuestro tratamiento.

El escenario de cada una de las curas es el mejor momento para repasar, repetir y comprobar con el paciente y cuidadores todos estos aspectos.

Continuum de la Infección. Infección subclínica o temprana. Biofilm

La infección de las heridas es la principal causa de su cronificación. Toda herida que no avanza después de un mes de curas probablemente esté infectada o mal diagnosticada.

El nivel de carga bacteriana y su actividad condicionará el tipo de daño tisular:

- **Contaminación**: presencia de gérmenes en superficie que no proliferan.
- **Colonización**: proliferación de gérmenes, pero sin provocar daño tisular.
- **Infección temprana.** La Colonización crítica es el punto de inflexión en el que el nivel de carga bacteriana de la herida no produce signos inflamatorios evidentes, pero sí provoca daño tisular, que se manifiesta con retraso o estancamiento en la cicatrización: Es la **infección local subclínica** en la que frecuentemente se ha formado un **biofilm bacteriano**.
- **Infección**: existen los clásicos signos y síntomas inflamatorios: exudado, enrojecimiento, hinchazón y dolor. Se interrumpe la cicatrización y la herida empeora.

Identificación de la infección temprana o subclínica.

El concepto de colonización crítica en las heridas describe un punto dentro del continuum de la carga bacteriana a partir del cual se producen cambios que afectan a la cicatrización y que requieren de nuestra pericia y buen hacer para identificarlo y solventarlo. Cuando el nivel de carga bacteriana de la herida llega a estos niveles, los gérmenes tienden a formar una biopelícula protectora llamada biofilm.

El **biofilm o biopelícula es una comunidad microbiana** de bacterias y/o hongos que asientan sobre una matriz polimérica producida por ellas mismas, capaz de adherirse firmemente a cualquier superficie, tanto biótica como abiótica. Esta matriz es una barrera densa y viscosa de azúcares y proteínas que les protege de las amenazas externas. En estas comunidades microbianas los microorganismos poseen unas características individuales típicas que permiten la interacción, cooperación, persistencia y supervivencia del grupo.

Es una infección temprana localizada, con signos sutiles, oculta y circunscrita dentro de los bordes de la herida, que pudiera denominarse pre-infección y que de no identificarse deriva en la interrupción de la secuencia ordenada de la cicatrización y en su cronificación en una fase inflamatoria. La carga bacteriana o el biofilm no tienen suficiente virulencia para provocan una respuesta inflamatoria evidente en el huésped. De esta manera, están ausentes los signos y síntomas clásicos de la inflamación (dolor, calor, tumefacción, rubor e impotencia funcional).

Debemos **pensar en una infección subclínica o biofilm ante** la presencia de alguno de estos datos clínicos:

- Retraso o detención de la cicatrización.
- Aparición, aumento o cambio de las características del dolor.
- Decoloración del lecho, cambio de color: color ladrillo o "herida con mal aspecto".
- Tejido de granulación friable o de sangrado fácil, con color del lecho rojo/granate fuerte.
- Profundización de la herida.
- Edema o eritema alrededor de la herida.
- Induración.
- Aumento o cambio de las características del exudado, o exudado purulento.
- Mal olor característico o cambio de olor.
- Aumento del tamaño de la herida o aparición de lesiones satélites.
- Puentes epiteliales sobre el tejido de granulación con presencia de cavidades o bolsillos por debajo.

Se estima que la prevalencia de biofilm es de 3 de cada 4 heridas crónicas, fundamentalmente entre aquellas de difícil cicatrización.

La rápida identificación del biofilm y la instauración de un tratamiento inmediato e intensivo son fundamentales para evitar el estancamiento de la herida.

Valoración del lecho de la herida

Continuum de la infección. Características clínicas					
Vigilar		**Intervenir**		
Contaminación	Colonización	Infección local		Extensión de la infección
		Infección subclínica Colonización crítica. Biofilm.	**Infección visible**	Progresión de la infección local. Traspasa los bordes. Posible afectación sistémica.
		Subclínica, oculta, circunscrita dentro de los bordes.	La respuesta del huésped se hace evidente con los clásicos signos de infección.	
La presencia de gérmenes es transitoria y no proliferan ni afectan a los tiempos de cicatrización.	Los gérmenes permanecen en la herida y se multiplican, pero no interfieren en la cicatrización.	Enlentecimiento o parón en la cicatrización. Crecimiento de la herida. Mayor dolor. Olor. Hipergranulación. Tejido friable o sangrante. Presencia de puentes epiteliales y bolsillos en el tejido de granulación.	Eritema borde. Calor. Hinchazón. Exudado purulento. Mayor olor, dolor. Paralización de la cicatrización o crecimiento de la herida.	Mayor eritema perilesional. Profundización. Celulitis. Linfangitis. Osteomielitis. Induración. Deshiscencias. Lesiones satélites. Afectación general: anorexia, malestar, letargia, fiebre, sepsis.
GÉRMENES EN SUPERFICIE. NO PROLIFERAN	MULTIPLICACIÓN DE GÉRMENES. AUMENTO DE LA CARGA BACTERIANA SIN DAÑO TISULAR	INFECCIÓN SUBCLÍNICA (SIGNOS SUTILES). RETRASO DE LA CICATRIZACIÓN. BIOFILM		SIGNOS CLÍNICOS EVIDENTES DE INFECCION. INTERRUPCIÓN DE LA CICATRIZACIÓN
Limpiar y vigilar.	Limpiar, desbridar y vigilar.	Limpiar, desbridar y tratamiento antimicrobiano local.		Limpiar, desbridar y Tto. antimicrobiano sistémico.

Continuum de la Infección. Infección subclínica o temprana. Biofilm

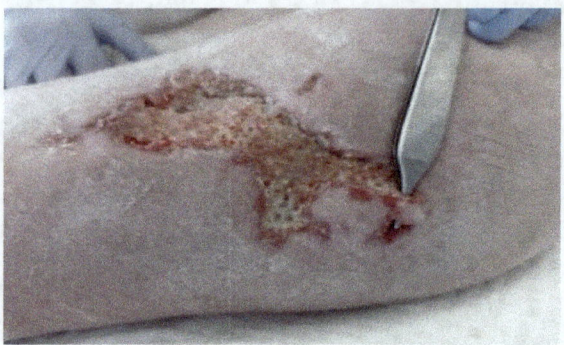

Puentes y bolsillos en los bordes de una herida con biofilm.

Los dos predictores más importantes de la presencia de un biofilm en una herida son el aumento del dolor y el aumento del tamaño.

¿Cómo diferenciar las biopelículas de los esfacelos?

Saber si el paciente presenta esfacelos o un biofilm maduro es esencial porque la actitud terapéutica principal del primero será el desbridamiento y del segundo el tratamiento antimicrobiano (ver imágenes):

- **Esfacelo**: Es un detritus, producto de la fase inflamatoria en forma de lámina densa, opaca, habitualmente amarilla que se elimina mediante los diferentes tipos de desbridamiento. El tratamiento antimicrobiano **no** produce cambios significativos. No necesariamente tiene que acompañarse de un tejido subyacente infectado, aunque en ocasiones sí lo está. Con su eliminación se previene la infección.
- **Biofilm**: Es una película asentada sobre el lecho de la herida. Su aspecto es más brillante y nacarado, similar a un gel, que no se despega con facilidad del tejido subyacente. **Sí** responde al tratamiento antimicrobiano con cambios significativos.

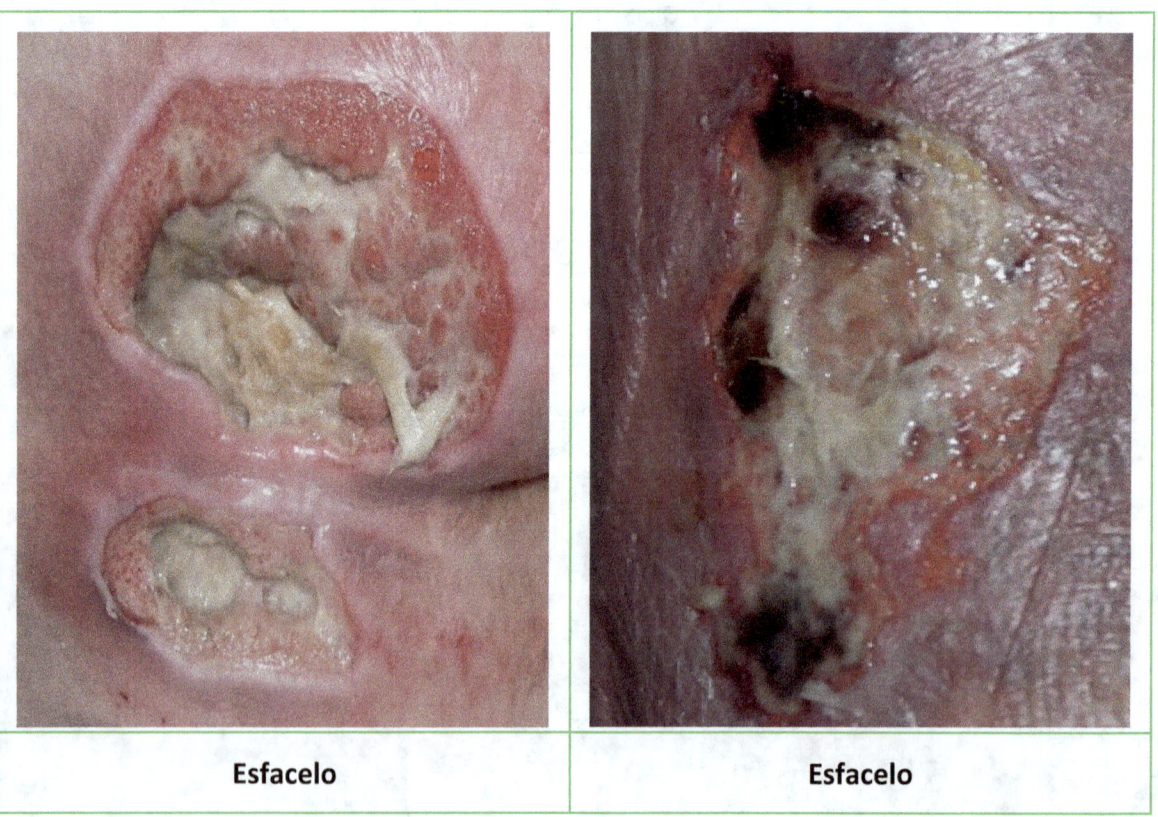

| Esfacelo | Esfacelo |

Heridas con infección subclínica. Presencia de biofilm.
Son heridas estancadas, de difícil cicatrización, que se resolvieron tras iniciar tratamiento antimicrobiano tópico.

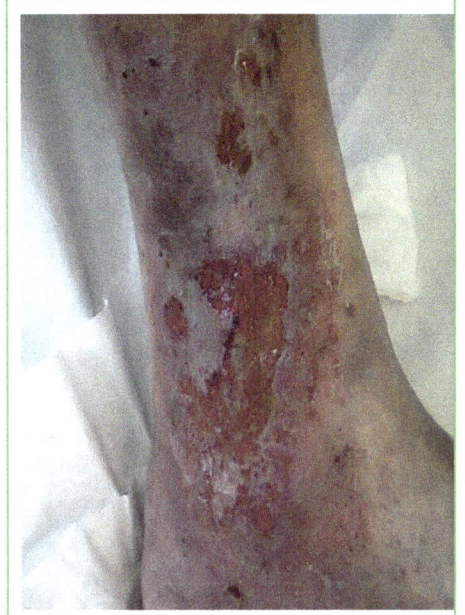

Herida supramaleolar con lecho friable y leve edema y eritema perilesional.

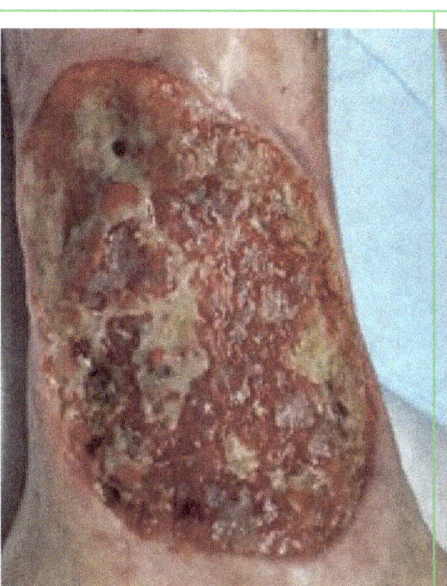

Tejido de granulación friable en úlcera de extremidad inferior.

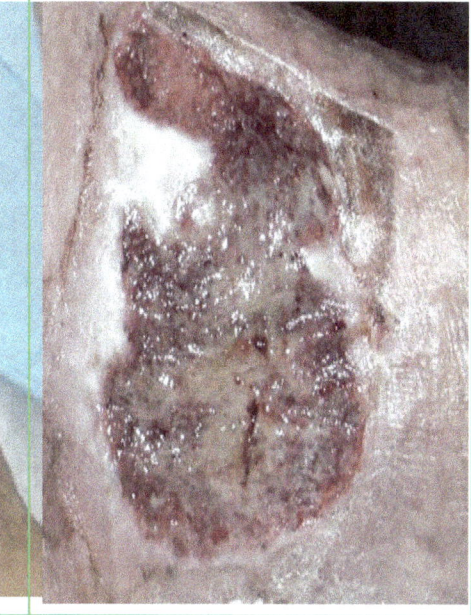

Lecho brillante en herida de MMII.

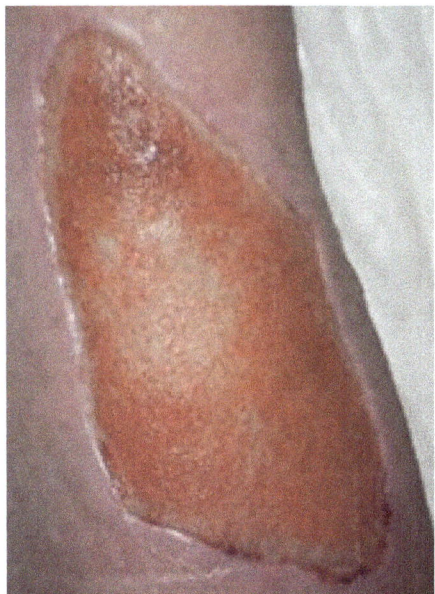

Decoloración del lecho de úlcera de MMII. Color ladrillo.

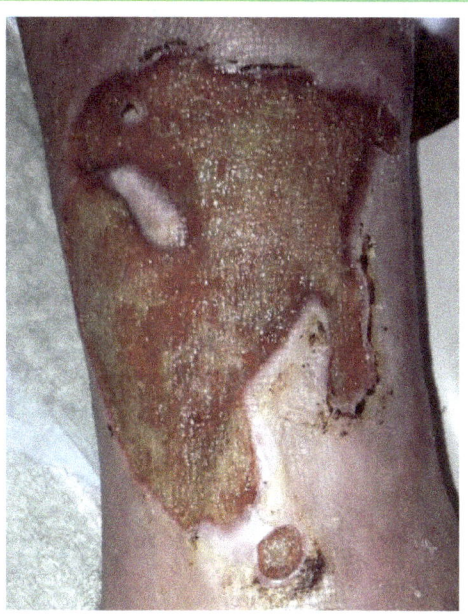

Herida de MMII con lecho brillante y nacarado.

Monitorización y registro de la evolución de la herida

Documentar los cambios durante la evolución de la herida es fundamental para saber si está cicatrizando a un ritmo satisfactorio. También es útil para permitir y coordinar la participación multidisciplinar y para facilitar las curas cuando las realizan diferentes profesionales cada vez.

Es muy importante también describir la evolución de la herida por las diferentes fases de cicatrización, documentando el porcentaje y características del tejido en cada fase. La herida evoluciona bien cuando en cada cura vemos menos tejido inflamatorio y más en fase proliferativa (tejido de granulación y de epitelización).

Además del registro, la fotografía con la referencia de una escala métrica fechada es una herramienta muy útil en el seguimiento de estos pacientes.

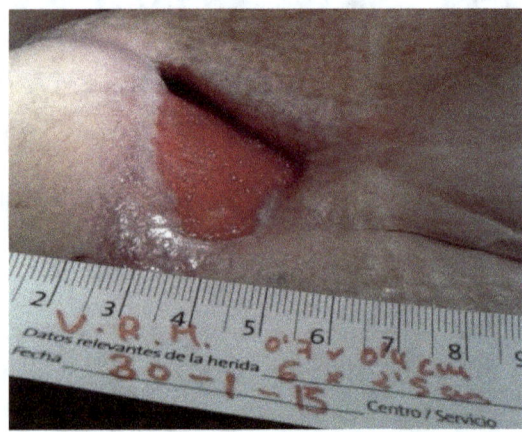

Fotografía de cinta métrica junto a la herida para poder documentar la evolución del tamaño.

Se considera que una herida evoluciona aceptablemente cuando en la semana 4 ha disminuido al menos un 20-40% de su superficie. Si no es así, es muy poco probable que a los 3 meses haya cicatrizado totalmente. En tal caso se hace necesario una reevaluación y un cambio en la estrategia de tratamiento.

Porcentaje de mejoría:

$$= \frac{superficie\ inicial - superficie\ final}{superficie\ inicial} \times 100$$

Variables a monitorizar en una herida	

Determinar la fase de cicatrización: *(Pueden coexistir diferentes fases en la misma herida).*
 • Inflamatoria.
 • Proliferativa.
    o de granulación.
    o de epitelización.
 • Maduración.	

Localización	Describir la localización según terminología médica.
Forma	Circular, oval, triangular, cuadrada, etc.
Medidas	Longitud del eje mayor x eje menor, o eje cefalocaudal x transverso.
Color del lecho y tipo de tejido	Porcentajes de tejido rojo, rosa, amarillo, negro, rojo friable, con necrosis o esfacelos. Porcentaje de tejido inflamatorio, de granulación o de epitelización.
Biofilm/infección	Indicar si sospechamos o detectamos biofilm en el lecho y localización.
Profundidad	Medir profundidad de los bordes excavados o de cavitaciones.
Tunelización	Describir la longitud y dirección tomando la referencia de un reloj (la cabeza del paciente son las 12).
Probing to bone	Test de contacto óseo que indica su compromiso: en úlceras neuropáticas, diabéticas y LPP.
Exudado	Ausente, escaso, moderado, abundante.
Bordes	Normal, indurado, irregular, con hiperqueratosis, con focos de epitelización, etc.
Piel perilesional	Normal, eritematosa, indurada, eccematosa, con lesiones satélites, etc.

Ejemplo de diagnóstico descriptivo de una herida de MMII

- **Herida en** fase inflamatoria,
- localizada **en la cara externa de miembro inferior derecho,**
- **de** forma **irregular,**
- con **diámetros cefalocaudales** de 10 x 8 cm,
- lecho cubierto al 80% de **tejido desvitalizado** (esfacelos y tejido necrótico) y 20 % de **tejido de granulación,**
- **con presencia de** biofilm **subyacente,**
- superficial **no escavada sin tunelizaciones,**
- **con** exudado **moderado,**
- **con** bordes **eritematosos** y
- piel perilesional **sana** con **leve edema.**

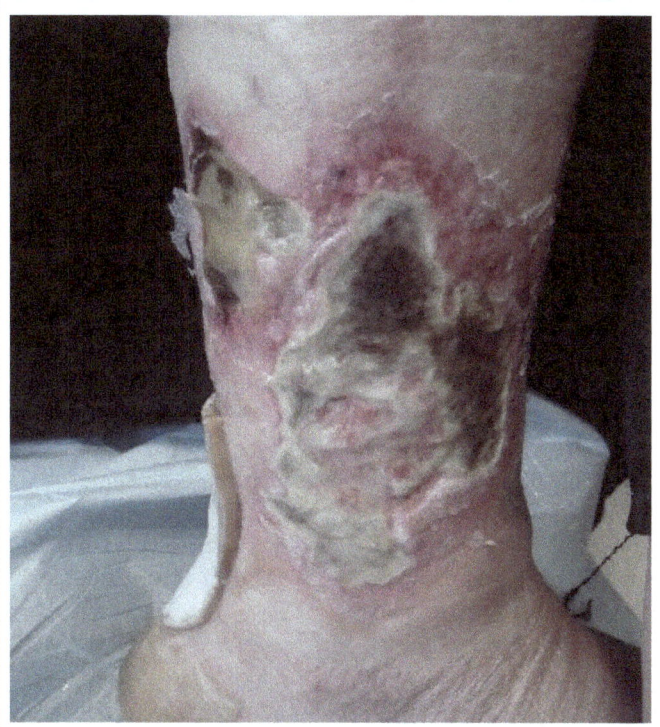

Criterios de derivación a especialistas

Cuando vemos por primera vez a un paciente con una herida es necesario valorar si en nuestro entorno y con nuestras habilidades y responsabilidades podremos tratarle sin precisar una derivación a un especialista.

La mayoría de las lesiones relacionadas con la dependencia y las úlceras de etiología venosa podrán ser manejadas en el primer nivel asistencial. En ocasiones, tras la primera valoración puede estar ya indicada la derivación, porque la herida es de alto riesgo, su diagnóstico es incierto o es susceptible de algún tratamiento especializado sin demoras. Las heridas isquémicas y el pie diabético frecuentemente requieren en algún momento la participación de unidades especializadas (unidades de heridas, de pie diabético, cirujanos vasculares, podólogos, etc.).

Existe consenso de que todo paciente con una herida que no reduce su tamaño un 40 % en 4 semanas con una terapia adecuada, se beneficiaría de la derivación a un especialista o a una unidad de heridas complejas.

El profesional del primer nivel asistencial debe conocer los recursos especializados de su zona sanitaria para poder derivar cierto tipo de pacientes con la prioridad apropiada.

Coordinación en heridas de etiología venosa

La insuficiencia venosa es un proceso crónico, progresivo y benigno. Suele manejarse en el ámbito de la atención primaria. En su valoración basta con una anamnesis completa y una exploración, también en bipedestación, de los miembros inferiores. El examen venoso con eco-doppler no suele ser necesario salvo en el estudio pre-quirúrgico de las varices, para un correcto mapeo de los tramos a intervenir.

El tratamiento fundamental de la insuficiencia venosa es la prevención de las complicaciones mediante la terapia compresiva. Cuando aparece una úlcera han de aplicarse presiones altas de 30-40 mm Hg mediante medias o vendajes multicapa. En esta circunstancia, si tras examinar la presencia de pulsos existen dudas sobre la tolerabilidad de estas presiones altas, necesitaremos realizar el índice tobillo-brazo (ITB). Valores > 0.8 permiten una compresión total, valores de 0.6-0.8 presiones más reducidas de 18-21 mm HG y valores <0.6 la contraindicarán. Cualquier duda en este proceso sería motivo para una derivación a un nivel especializado.

También es motivo de derivación la necesidad de valorar una posible indicación quirúrgica del sistema venoso:

- Cuando existen varices de gran calibre.
- Cuando la herida es dependiente de un segmento venoso con una variz adyacente de un diámetro superior a 5 mm, y sobre todo cuando concurren que son pacientes con profesiones que requieren la bipedestación y/o que no se adaptan a la terapia compresiva.

Coordinación en heridas de origen isquémico

Uno de las consecuencias más graves de la enfermedad arterial periférica (EAP), por el riesgo de amputación y pérdida de la extremidad, es la aparición de úlceras, lesiones necróticas o gangrena (estadio 4 de la clasificación de Fontaine).

Clasificación de gravedad clínica de Leriche-Fontaine	
Estadios	Clínica
Isquemia leve	
I	Asintomático
IIa	Claudicación intermitente > 200 m
IIb	Claudicación intermitente < 200 m
Isquemia crítica	
III	Dolor en reposo
IV	Úlcera, necrosis, gangrena
El grado III y IV se acompañan de riesgo de pérdida de la extremidad (amputación).	

A nivel general, ya desde los estadios asintomáticos de la EAP, en ausencia de cardiopatía isquémica o ictus previos, estos pacientes presentan un riesgo aumentado de evento cardiovascular y muerte. Por tanto, tienen indicación de todas las medidas de prevención secundaria cardiovascular recomendadas en las guías (higienodietéticas, anti-tabaco, control de tensión arterial, hipercolesterolemia, antiagregación, etc). Estos consejos deben ser implementados con la misma intensidad con la que se aplicarían a pacientes que han sufrido ictus o cardiopatía isquémica.

En los pacientes con **isquemia crítica**, además de prevenir la morbimortalidad cardiovascular, debemos prevenir la pérdida de la extremidad. Por ello, todos los pacientes en estadios IIb, III y IV deben ser examinados por un cirujano vascular para valorar la indicación de la revascularización percutánea o quirúrgica o en el peor de los casos de una amputación.

Se aconseja que la prioridad en la derivación al cirujano vascular de un paciente con úlcera isquémica sea:

Situación clínica	Prioridad
Claudicación IIa, ITB >1.3	Normal
Claudicación IIa, ITB <0.7	Normal
Claudicación IIb	Normal
Claudicación IIb invalidante o progresiva	Preferente
Estadio III. Dolor en reposo	Urgente <24h
Estadio IV, ITB>0.4 sin riesgo	Urgente <24h
Estadio IV, ITB<0.4 o riesgo de pérdida de extremidad*	Inmediata
Isquemia aguda	Inmediata

* Riesgo de infección, afectación extensa o planos profundos.

Toda úlcera isquémica que no mejora tras 2-4 semanas es susceptible de derivación preferente.

Coordinación en pie diabético

En este tipo de pacientes el trabajo coordinado multidisciplinar es esencial.

Los objetivos del profesional de atención primaria (enfermera, médico) y del podólogo con un paciente diabético no ulcerado son la identificación del pie de riesgo, para trabajar en la prevención de la aparición de una úlcera.

Cuando el paciente presenta su primera herida de pie diabético es fundamental tener claro cómo se ha de cuidar esa lesión y en qué situaciones clínicas derivar, con qué premura y a qué especialista. Las unidades de pie diabético, presentes en muchos centros especializados, responden adecuadamente y de forma coordinada a estas necesidades.

Todo lo anterior con unos objetivos finalistas de prevenir la invalidez provocada por el pie diabético y las heridas recurrentes, reducir el riesgo de amputación y reducir la mortalidad asociada a la presencia de úlceras.

Pie Diabético: Responsabilidades de cada nivel asistencial y criterios de derivación

	Lesión	Nivel asistencial	Prioridad
Pie sin úlcera	Pie sano en riesgo	Atención Primaria y/o Podología	No derivar
	Pie con deformidades o neuropatías	Valoración en especializada o unidad de pie diabético	Puntual y con carácter normal
	Pie con vasculopatía (ITB <0.9 o >1.3)*	Cirugía vascular	Normal
Úlcera leve superficial (Wagner <2) sin vasculopatía		Primaria	No derivar salvo empeoramiento
Úlcera leve superficial sin pulsos o con ITB <0.9 o >1.3		Cirugía vascular	Preferente en < 2 semanas
Úlcera profunda con: • Afectación de tendones o cápsula articular • Absceso, artritis o sospecha de osteomielitis • Gangrena seca o húmeda		Urgencias hospitalarias para valoración y tratamiento por especialistas	Urgente
Isquemia crítica con dolor en reposo		Cirugía vascular	Urgente

Cada profesional debe comprender la importancia de su participación en la resolución de los diferentes factores causales de la úlcera diabética:
- una diabetes descontrolada y las comorbilidades.
- la presencia de deformidades, de rigideces y de puntos de presión del pie.
- el compromiso vascular.
- la infección de la herida.

Las **unidades de pie diabético** con profesionales coordinados y con objetivos comunes han demostrado conseguir mejores resultados clínicos y reducir el número de amputaciones:

- Enfermería especializada: realiza las curas periódicas. Es la profesional principal.
- Médicos: controlan los niveles de glucemia, tratan la infección a nivel sistémico y cualquier comorbilidad asociada.
- Podólogos: corrigen las deformidades y los malos apoyos mediante las descargas adaptadas a cada paciente.
- Cirujanos vasculares: valoran la indicación de revascularización arterial o amputación.
- Cirujanos ortopédicos: valoran posibles cirugías de deformidades óseas

Las unidades de pie diabético pueden ser muy útiles en heridas iniciales recidivantes, en heridas superficiales que no mejoran, o en pie de riesgo que pensemos que puede beneficiarse de su valoración.

> *La premura en la derivación de cualquier pequeña herida de pie diabético es esencial para tener buenos resultados.*

Frecuentemente estas unidades tienen un profesional gestor de cada paciente que coordina su atención multidisciplinar (habitualmente de enfermería o podología). En ausencia de estas unidades, la derivación se basará en la patología dominante (tabla).
Saber cuándo derivar, con qué premura y a quién en cada momento es fundamental.

A quién, cuándo y dónde derivar cualquier tipo de herida

Lo deseable es la derivación de todo tipo de úlceras a una <u>Unidad de Heridas multidisciplinar</u> o, a una unidad de pie diabético para este tipo de pacientes. En estas unidades se mejora la precisión diagnóstica, se pueden ofertar tratamientos más específicos y han demostrado obtener mejores resultados clínicos.

Derivación y coordinación con los diferentes especialistas

En ausencia de unidades de heridas, proponemos los siguientes criterios de derivación a los diferentes especialistas:

Angiología y Cirugía Vascular	- Heridas de etiología incierta, con características o localizaciones atípicas o que no evolucionan satisfactoriamente.
	- Herida de origen arterial
	  - Con urgencia: afectación extensa o profunda, con signos de infección o con dolor en reposo.
	  - Preferente: resto de heridas arteriales o cuando el ITB < 0.8 o > 1.3.
	- Herida de origen venoso: con ITB < 0.8 o > 1.3, resistentes al tratamiento, dolorosas, susceptibles de cirugía venosa, tras varicorragia o varicoflebitis.
	- Heridas de pie diabético para valorar y tratar la posible isquemia e infección.

Dermatología	- Heridas atípicas.
	  - Úlcera isquémica hipertensiva de Martorell.
	  - Sospecha de vasculitis o pioderma gangrenoso.
	- Sospecha de malignidad: crecimiento exofítico, evolución > 6 meses, presencia de adenopatías, recidiva cutánea de una neoplasia previa.

Reumatología	- En el contexto de enfermedad sistémicas reumatológicas como artritis reumatoide, vasculitis, etc.
Podólogo	- Para aplicar descargas en el pie diabético, drenajes, microcirugía.

Parte 3: Tratamiento Etiológico De Las Heridas De La Extremidad Inferior

Tratamiento etiológico de las heridas crónicas

El tratamiento de las heridas crónicas se fundamente en revertir sus causas y acondicionar su lecho. Así se ha estructurado y se presenta en el libro:

1. En la "Parte 3" se explica el tratamiento de la ETIOLOGÍA de la herida y de los factores agravantes.
2. En la "Parte 4" se trata la preparación del LECHO de la herida (PLH) para estimular la cicatrización natural, que se está favoreciendo con el tratamiento etiológico. Se seguirá el esquema TIME y su complemento, el TIMERS.

Consideraciones generales

Una vez realizada la valoración global del paciente y su herida debemos establecer los objetivos y planificar el tratamiento en base a la viabilidad de la herida:

1. si es curable: lo más habitual.
2. si requiere un tratamiento de mantenimiento o una actitud expectante a la espera de valorar opciones de terapias avanzadas.
3. si no es curable y el enfoque es únicamente paliativo.

La participación del paciente y/o sus cuidadores van a ser fundamentales para alcanzar la curación. Por eso debemos:

1. Conocer su visión y comprensión de por qué tiene la herida.
2. Identificar sus miedos y preocupaciones.
3. Establecer qué es importante y prioritario para el paciente, para resolvérselo cuanto antes: la queja más frecuente es el dolor, picor, escozor y el miedo.
4. Valorar qué disposición tienen el paciente y los cuidadores para implicarse en los cuidados y, acordar objetivos alcanzables y la adhesión al plan terapéutico.
5. Cada cura ha de ser una nueva ocasión para continuar con la educación del paciente y cuidador y para mejorar las condiciones que faciliten la cicatrización. Durante la cura hay tiempo suficiente para la Educación Sanitaria, para explicar los motivos de la aparición de la herida, cuál es el plan terapéutico y cómo se podrán prevenir futuras recidivas.

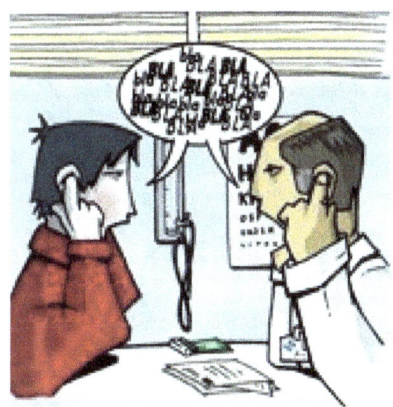

Cuando alcanzar la curación de la herida no es realista (pacientes muy enfermos, terminales, etc.), el tratamiento de mantenimiento buscará mejorar la calidad de vida y dignidad del paciente controlando los síntomas de la herida: dolor, escozor, olor, molestias por el exudado, infección, movilidad, estética, etc. En heridas isquémicas crónicas se debe sopesar la indicación de la amputación, que puede preferirse a sufrir las complicaciones y molestias de tener una herida permanentemente abierta.

Conseguir aliviar el dolor, el picor o el insomnia del paciente permitirá ganarnos su confianza, combatir su desesperanza y facilitar su colaboración en sus autocuidados.

El tratamiento estará basado en dos pilares fundamentales:

- **Tratamiento etiológico** y de los factores agravantes: tan importante o más que el tratamiento local.
- **Preparación del lecho de la herida (PLH)**: Tratamiento local con cura en ambiente húmedo siguiendo básicamente el esquema TIME (en ocasiones TIMERS o DOMINATE).

La cura en ambiente húmedo ha demostrado ser más fisiológica porque favorece el desbridamiento autolítico, acorta la fase inflamatoria con mejor proliferación y migración de los fibroblastos, favorece la síntesis de colágeno y la formación de la matriz extracelular (MEC), promueve la angiogénesis y la diferenciación y migración de los queratinocitos para restaurar la barrera cutánea.

Tratamiento etiológico de las úlceras venosas

Las úlceras venosas son las que con más frecuencia nos vamos a encontrar (aproximadamente 80-90%). La incompetencia valvular de las venas superficiales, profundas o perforantes aumenta la presión venosa, que se transmite a los capilares. Aumenta su permeabilidad produciendo extravasación de líquidos, proteínas y células que impiden la normal oxigenación y nutrición de los tejidos. El daño cutáneo termina en el desarrollo de la úlcera venosa.

El tratamiento etiológico consiste en medidas antigravedad para revertir la hipertensión venosa. **La terapia compresiva es la piedra angular del tratamiento** y de la prevención. Además de las medidas higienodietéticas como el ejercicio y la elevación de piernas. Habrá que iniciarla ya **desde el primer día** que veamos al paciente. En una úlcera venosa nunca dudaremos de aplicar compresión. La disyuntiva estará en qué tipo de compresión seleccionamos.

La compresión es también el tratamiento preventivo en **estados pre-ulcerosos**: en piernas con edema de origen venoso, doloroso, con piel frágil o con ampollas, o en piel a punto de abrirse e iniciar una herida, y en la dermatitis eccematosa de estasis por insuficiencia venosa.

La terapia compresiva:

- Favorece el retorno venoso y linfático al corazón.
- Disminuye el edema y de esta forma, mejora el flujo arterial local.
- Mejora el eccema, el dolor, el picor y la pesadez de las piernas.
- Tiene efecto desbridante y antiinflamatorio sobre las heridas.
- Los pacientes mejoran la capacidad para realizar las actividades cotidianas y su calidad de vida.

La terapia compresiva mejora el eccema, el picor y el dolor de las piernas y tiene un efecto desbridante y antiinflamatorio sobre el lecho de la herida.

Puede ser conveniente la valoración del paciente, al menos una vez, por un cirujano vascular con el objetivo de detectar varices o venas perforantes o colaterales relacionadas con la úlcera susceptibles de tratamiento quirúrgico o de escleroterapia.

Actitud terapéutica en las úlceras venosas en función del compromiso arterial

Antes de aplicar la compresión hay que tener claro que el paciente no presenta un grado de isquemia arterial incompatible con la compresión (ver tabla). En ese caso y dependiendo del grado, o estaría contraindicada por el riesgo de empeorar el flujo arterial, o debería aplicarse una compresión más ligera. La valoración del flujo arterial se realiza mediante la toma de pulsos en la extremidad inferior, hasta el nivel pedio y fundamentalmente mediante la realización del índice tobillo brazo (ITB). El ITB mide, mediante técnica doppler, la relación entre las presiones sistólicas de miembros superiores y cada una de las extremidades inferiores.

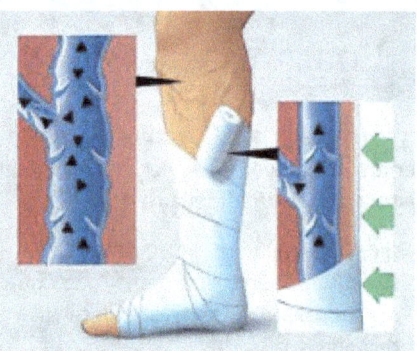

El vendaje compresivo mejora la insuficiencia valvular venosa y favorece la circulación, estimulada por la bomba muscular.

Aunque el ITB se considera la piedra angular de la valoración de la perfusión, no siempre está disponible, es técnicamente realizable o es fácilmente interpretable/fiable (como puede ocurrir en ancianos, diabéticos o pacientes renales). En estas circunstancias, en un paciente con una úlcera de características venosas, **si existe pulso palpable pedio o tibial posterior no debemos demorar el inicio de la terapia compresiva**. Esta práctica ha demostrado ser segura y previene la progresión de la herida y sus complicaciones.

En el paciente con una úlcera venosa y un pulso palpable pedio o tibial posterior debemos iniciar la terapia compresiva en la primera cura, aunque no sea a presiones plenas.

Manejo de la compresión en las úlceras venosas en función del compromiso arterial según el ITB	
ITB ≤ 0.5 Isquemia arterial crítica	• No comprimir. • Heridas difíciles de cicatrizar. • Mantener la herida seca. • Desbridar solo si la escara es inestable con inflamación/infecci subyacente. • Precisa valoración urgente por cirugía vascular.
ITB: 0.51-0.79 Úlcera mixta arterial y venosa	• Compresión ligera-moderada (≈20 mmHg) con vigilancia estrecha y con la condición de que la presión sistólica del tobillo sea > 60 mmHg. • Los sistemas o vendajes inelásticos de corta extensibilidad son más seguros: baja compresión en reposo, alta al caminar o con el movimiento. • En pacientes inmovilizados en decúbito, con la pierna elevada, existe más riesgo de isquemia con la compresión. • La cicatrización es más lenta. • Desbridar con precaución. • Derivar a cirugía vascular para valoración.
ITB: 0.8-1.3 Normal	• Se puede aplicar compresión fuerte con seguridad. Para valores próximos a 0.8 vigilancia y cautela o aplicar menor compresión. • Buen pronóstico de cicatrización. • Se puede desbridar con seguridad.
ITB >1.4	• ITB falsamente elevado, habitualmente por calcificación arterial. • Más frecuente en pacientes diabéticos. • Puede haber enfermedad arterial subyacente. Conviene comprobarlo con la realización del índice dedo/brazo. • Remitir a cirugía vascular.

Otra técnica más fácil de realizar e interpretar con algo de práctica es la **audición con el doppler portátil de la onda de pulso** pedio o tibial posterior. La escucha de una onda bifásica o trifásica indica que no existe una enfermedad vascular significativa y que la terapia compresiva es segura. Una onda monofásica o su ausencia nos indicaría que se precisa una valoración vascular más exhaustiva.

Conceptos importantes para entender la terapia compresiva

- El tratamiento principal de la úlcera venosa crónica incluye terapia compresiva, ejercicio y elevación de la pierna.
- La **"comprensión de la compresión" garantiza su aceptación** y su éxito. Por eso debemos pasar tiempo explicando al paciente por qué ponemos tanto empeño en ello.
- La compresión hay que empezarla **desde el primer día** y no importa si la úlcera es pequeña, aceleraremos su cicatrización y evitaremos que crezca y se complique.
- Comenzar con presiones menores tolerables e ir subiendo la compresión progresivamente en las siguientes curas hasta llegar a la óptima. En este sentido, **los vendajes inelásticos de corta extensibilidad son más tolerables**. Es primordial conseguir la adaptación y aceptación por parte del paciente de la terapia compresiva.

La presencia de pulsos pedios palpables es suficiente garantía de que la terapia compresiva es segura, y se debe iniciar ya. Posponer la compresión a la espera de obtener el ITB puede hacer que la herida crezca y se complique.

- Existen múltiples sistemas y técnicas para comprimir. Podremos cambiar de modalidad hasta encontrar la que mejor se adapte al paciente.
- La dosis/grado de compresión que sirve de referencia es la que se aplica sobre el tobillo. Se considera compresión ligera: <20 mmHg (clase I), moderada 20-40 mmHg (clase II), fuerte 40-60 mmHg (clase III), y muy fuerte ≥60 mmHg (clase IV).

Cuando no es posible aplicar una compresión óptima o el paciente no la soporta es mejor aplicar una más suave y tolerable que no utilizar la terapia compresiva.

- Si el riego arterial es adecuado y permite la compresión, ésta ha de ser fuerte, ≥40 mmHg. Se ha demostrado que una compresión desde el tobillo progresiva fuerte (35-45 mmHg) obtiene mejores resultados clínicos que compresiones ligeras (15-25 mmHg).
- Graduación de la compresión: La compresión más intensa se aplica en la zona más declive que es el tobillo. Conviene que la presión vaya disminuyendo un 20-30% según asciende el vendaje por la pierna hasta la rodilla. La forma natural de la pierna, de más perímetro en la parte superior, permite que manteniendo la misma tensión del

vendaje y según el principio físico de la Ley de Laplace, la presión en la parte superior de la pantorrilla sea menor. La presión del vendaje es inversamente proporcional al diámetro de la extremidad.

Ley de Laplace: Presión del vendaje:

$$= \frac{\text{Número de capas x Tensión aplicada}}{\text{Diámetro de la extremidad x Anchura de la venda}}$$

Orientación sobre el grado de Compresión*		
CEAP 0, 1	Síndrome ortostático leve, varículas.	Ligera: 15-20 mmHg.
CEAP 2, 3	Síndrome ortostático moderado: dolor y edema. Varices sin trastornos tróficos.	Normal: 21-30 mmHg.
CEAP 4, 5	Síndrome postrombótico. Varices con trastornos tróficos. Ulceras venosas cicatrizadas.	Fuerte: 31-40 mmHg.
CEAP 6	Ulceras venosas activas. Linfedema.	Fuerte: 40 mmHg. Muy fuerte: > 41 mmHg.

Adaptable a las características del paciente, las experiencias previas y al grado de tolerancia y repercusión en su vida cotidiana.

Características de las vendas

- **Tensión**: es la fuerza dada al tejido durante su aplicación. Viene determinada por sus propiedades elastoméricas. Para que estos vendajes apliquen una presión estándar muchos fabricantes dibujan óvalos o rectángulos sobre ellos, que al darles tensión y estirarse se transforman en círculos o cuadrados que indican la tensión objetivo.

- **Elasticidad**: capacidad de recobrar la longitud original tras dejar de estirarlo. No hay que confundirla con extensibilidad, que es, cuánto aumentan de longitud

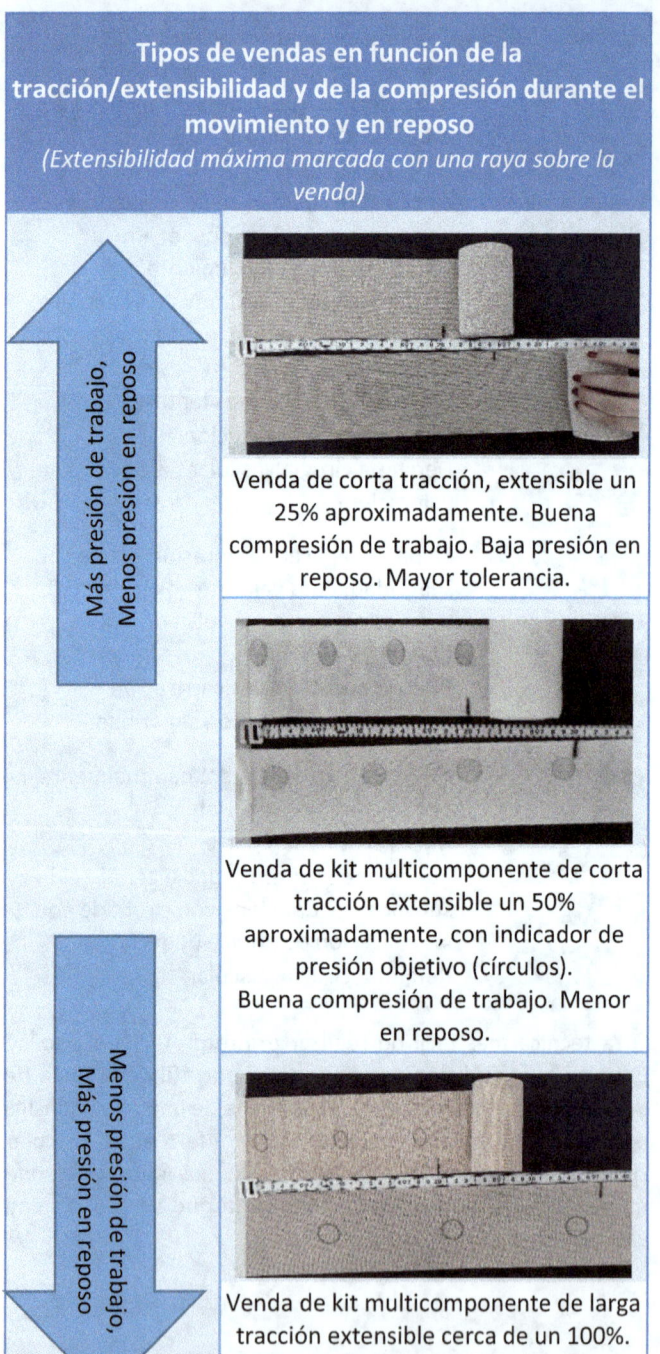

Tipos de vendas en función de la tracción/extensibilidad y de la compresión durante el movimiento y en reposo
(Extensibilidad máxima marcada con una raya sobre la venda)

Venda de corta tracción, extensible un 25% aproximadamente. Buena compresión de trabajo. Baja presión en reposo. Mayor tolerancia.

Venda de kit multicomponente de corta tracción extensible un 50% aproximadamente, con indicador de presión objetivo (círculos). Buena compresión de trabajo. Menor en reposo.

Venda de kit multicomponente de larga tracción extensible cerca de un 100%. Baja presión de trabajo. Buena compresión en reposo.

antes de bloquearse, independientemente de su capacidad para volver al tamaño original. Para simplificar, las vendas se clasifican en **elásticas**, con capacidad para estirarse por encima del 100% de su longitud original (se suelen aplicar con un estiramiento del 50%) y vendas **inelásticas** que se pueden estirar mucho menos del 100% y que se aplican con menor tensión (conviene consultar las instrucciones del fabricante).

- **Comportamiento adhesivo**:
    - Las no adhesivas no se adhieren ni a piel ni entre ellos.
    - Las cohesivas no se adhieren a la piel, pero sí entre ellas, lo que permite mantener los vendajes durante más tiempo sin perder su eficacia. Las vendas cohesivas, además, aumentan la rigidez del vendaje.
    - Las adhesivas se fijan a todo (piel y vendaje).

Características del vendaje

- **El término vendaje** hace referencia al comportamiento de las diferentes vendas una vez aplicadas al paciente. Una de las características fundamentales de los vendajes es **la rigidez**, que es la capacidad de contener el aumento del volumen muscular de la pantorrilla con la deambulación. A mayor rigidez mayor efectividad de la **bomba muscular de la pantorrilla** para vencer la hipertensión venosa. Al caminar se producen picos de presión que reproducen el funcionamiento fisiológico valvular del sistema venoso. En reposo la presión del vendaje baja considerablemente y los hace más tolerables.

La rigidez de los diferentes vendajes (que no de una venda) se valora y compara con el Índice de Rigidez Estática que es la diferencia de presión bajo el vendaje entre la posición del paciente en decúbito y bipedestación. Diferencias menores de 10 mmHg indican baja rigidez. El Índice de Rigidez Dinámica representa la diferencia de presión pico/basal durante la deambulación.

Vendas y rigidez del vendaje: Las vendas inelásticas y los dispositivos autoajustables con velcro se caracterizan por su mayor rigidez. Se puede conferir también mayor rigidez a un vendaje si se aumenta la fricción entre los tejidos: poniendo mayor número de capas, vendando en espiga, usando materiales cohesivos o utilizando la combinación de 2 medias. Esto explica que se prefieran los sistemas multicomponentes elásticos o inelásticos sobre los monocapa.

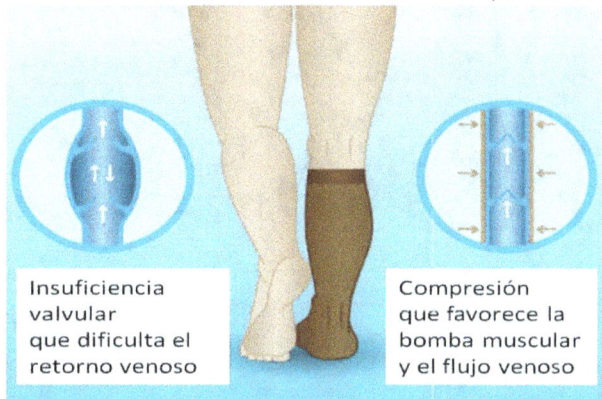

Insuficiencia valvular que dificulta el retorno venoso

Compresión que favorece la bomba muscular y el flujo venoso

Los vendajes elásticos son suficientes y adecuados para edemas ligeros. Para edemas importantes o que precisen tratamientos prolongados se prefieren vendajes rígidos o inelásticos por sus bajas presiones de reposo y mejor tolerancia.

- **Presión de reposo**: Es la que ejerce el vendaje en reposo, sin deambular en función de su elasticidad/rigidez. **Presión de trabajo**: son los picos de presión durante la marcha. Es mayor cuanta menos elasticidad y más rigidez tiene el vendaje.

    - **Vendajes elásticos/menos rígidos**: producen unas presiones constantes en reposo y varían muy poco al caminar porque se estiran y absorben el aumento de volumen del músculo. Su principal efecto es sobre el sistema venoso superficial.
        - Están indicados en paciente inmovilizados que apenas utilizan la bomba de la pantorrilla porque mantienen la presión durante largos periodos de tiempo
        - Cuando van consiguiendo disminuir el edema y por tanto el perímetro de la pierna siguen manteniendo su efecto presor al mantener la tensión casi intacta.
        - Al aplicar varias capas adquieren mayor rigidez.

    - **Vendajes inelásticos/mayor rigidez**: ejercen una presión baja en reposo y elevada en picos cuando se camina. Mejoran la hemodinámica del sistema venoso profundo.
        - Se aplican sin ejercer apenas tensión. Esto les hace ser más cómodos de llevar y mejora el cumplimiento. No suelen ser adecuados para pacientes inmóviles porque mantienen una presión de reposo baja.
        - Esta presión de reposo baja los hace más seguros en pacientes con algún grado de alteración del flujo arterial.
        - Suelen ser más eficaces en pacientes activos con gran reflujo del sistema venoso profundo.
        - A diferencia de los elásticos, cuando hay edema requieren una sustitución más frecuente porque no se adaptan a la disminución de perímetro de la pierna.
            - El tejido tiende a ser más rígido. En pacientes con alteración de la forma de la pierna o con gran componente adiposo permite salvar o puentear los pliegues y lóbulos grasos y ejercer mejor su función. Además, pueden evitar las laceraciones o torniquetes que podrían provocar los vendajes

elásticos al introducirse más fácilmente por los huecos de los pliegues con el movimiento.

Tipos de vendajes

o **Venda inelástica de corta tracción/extensibilidad**: apenas ejercen presión en reposo, transmite rigidez, es fácil de aplicar y de reajustar, son lavables y reutilizables *(Imagen 1)*.

o Según la accesibilidad o disponibilidad de materiales los profesionales podemos conformar también un vendaje con la **superposición de varias capas y tipos de vendas**. En el ejemplo de la imagen central, se crea un vendaje compresivo rígido con una primera capa que es una venda tubular protectora, la segunda capa es una cinta pretape de espuma y la tercera una venda elástica cohesiva. La superposición de capas aporta rigidez y presión de trabajo al vendaje y se mejora así la comodidad y tolerancia *(Imagen 2)*.

o **Venda de gasa inelástica impregnada en óxido de zinc**: Es una venda húmeda que se va secando y endureciendo sobre la piel transmitiendo rigidez. El óxido de zinc le confiere propiedades astringentes, antiinflamatorias y antipruriginosas y resulta muy útil en pacientes con úlcera venosa e importante eccema perilesional. La presión ejercida variará en función del solapamiento de las capas del vendaje y del tipo de venda que apliquemos por encima *(Imagen 3)*.

o **Vendajes multicomponente**: se ha demostrado que son superiores en eficacia a los vendajes de un solo componente. En ocasiones estos vendajes combinan vendas de diferentes propiedades, por ejemplo, elásticas e inelásticas, para aprovechar las ventajas de ambas. La venda elástica aporta presión constante no muy elevada y la inelástica picos de presión altos al caminar. La unión de ambas aporta rigidez. Se debe elegir la inelástica como primera capa porque al aplicarla con menos tensión se facilita su aplicación y ajuste y hace menos daño por fricción sobre las pieles frágiles de estos pacientes. También permiten aplicar al principio sólo uno de los componentes evitando presiones altas de inicio. Esto facilita un periodo de adaptación que redundará en una mayor tolerancia y aceptación *(Imagen 4)*.

Evitar el clásico vendaje de crepé sobre almohadillado de algodón: no comprime eficazmente, pierde sus propiedades en pocas horas y puede formar torniquetes.

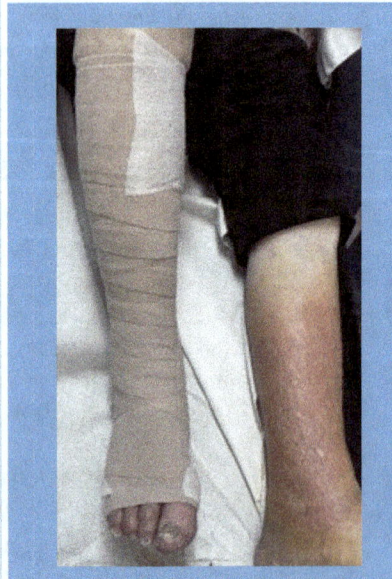

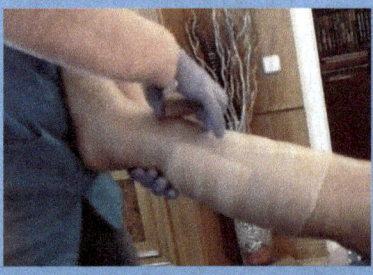

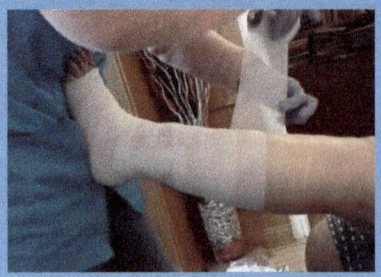

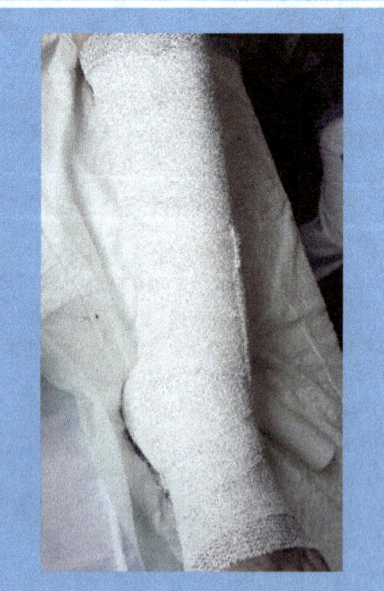

Imagen 1: Venda inelástica de corta tracción.

Imagen 2: Vendaje rígido formado por: Venda tubular interior + cinta pretape de espuma + venda elástica cohesiva externa.

Imagen 3: Venda de gasa inelástica impregnada en óxido de Zinc.

Imagen 4: Kit de vendaje compresivo multicomponente bicapa

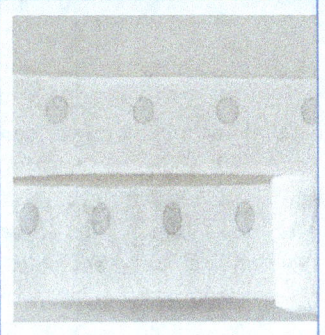
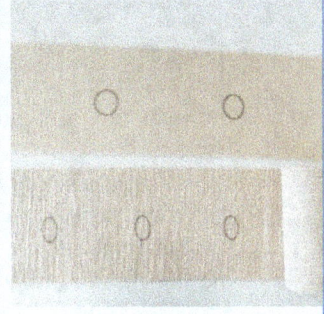

Primera capa:	Segunda capa:
Venda de corta tracción (50%) que proporciona 20 mmHg de compresión en el tobillo, además de protección de la piel y absorción de la humedad.	Venda elástica de largo estiramiento (100%) que proporciona 20 mmHg de presión adicional para lograr la compresión terapéutica. Es cohesiva para mantener el vendaje sujeto en su posición correcta.

La presión de trabajo (bomba muscular) es alta gracias a la corta tracción de la primera venda y a la rigidez creada por todo el sistema del vendaje. La segunda venda transmite una presión de reposo moderada.

La presión objetivo de 20 mmHg de cada venda se consigue fácilmente estirándola al aplicarla hasta conseguir que los óvalos dibujados se transformen en círculos perfectos.

La suma de la presión de ambas vendas alcanza el objetivo de 40 mmHg del vendaje.

Técnica de aplicación del vendaje

1º. Tomar pulsos y/o realizar ITB. Es deseable aplicar el vendaje cuando el edema sea menor, es decir, por la mañana, en la cama, o al menos después de un tiempo de elevación de las piernas. Conviene que el sistema venoso esté vacío y sin presión para no dejar columnas de sangre venosa atrapada. Para ello es mejor que el paciente esté tumbado, no sentado ni con la pierna en declive.

2º. Inicialmente, se debe hidratar la piel de toda la zona a vendar con cremas, preferentemente con ácidos grasos hiperoxigenados.

3º. Conviene almohadillar para evitar lesionar las prominencias óseas (zona retromaleolar, tendón de Aquiles, área pretibial, etc.). Existen sistemas de protección de la piel y de prominencias óseas (maléolos y cresta tibial) que previenen las laceraciones o lesiones por presión/fricción:
   a. Protectores de huecos maleolares.
   b. Prevendajes (pretape) de espuma o poliuretano.
   c. Vendaje tubular elástico de soporte.

4º. A más capas aplicadas o más superposición en las vueltas de las vendas más presión y rigidez. Por eso los fabricantes suelen describir en su prospecto cuánta superposición de la venda hay que aplicar (p. ej.: superponer 50% o 2/3 de la venda).

5º. Una vez terminado el vendaje es conveniente hacer caminar al paciente y observar la coloración de los dedos. Si estos se tornaran pálidos o cianóticos o el paciente notara hormigueo o dolor, hay que aflojar el vendaje inmediatamente. Hay que explicar al paciente los riesgos de isquemia y cuándo solicitar asistencia sanitaria.

En presencia de **edema blando importante o exudativo**, algunos autores desaconsejan el vendaje compresivo elástico, ya que puede originar flictenas o ampollas. Las opciones son vendajes más rígidos, o en ocasiones aconsejar reposo absoluto en cama con piernas elevadas y comenzar el vendaje cuando el edema disminuya.

Algunos pacientes no aceptan fácilmente la compresión. Por ello, dedicaremos el tiempo necesario a escuchar sus objeciones, experiencias pasadas, temores, problemas con la movilidad, con la estética, etc., y a intentar resolver sus recelos ofreciendo terapias más tolerables con compresiones inicialmente bajas y subiéndolas en progresivas curas según la aceptación del paciente.

Es mejor aplicar una compresión ligera que no aplicar ninguna. Comenzar con bajas presiones e intentar subir progresivamente favorece la tolerancia del paciente, el cumplimiento y la confianza en el profesional

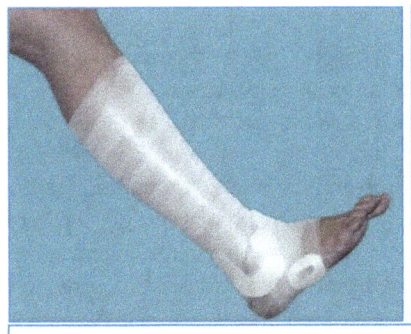
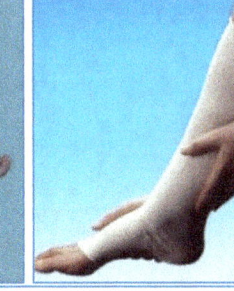
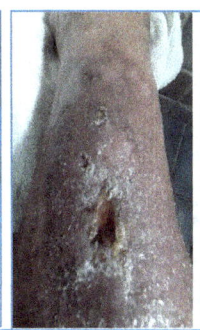
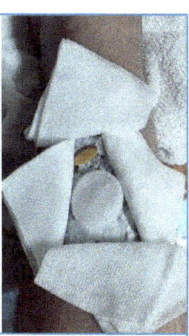

Protectores de prominencias óseas.   *Prevendaje tubular.*   *Almohadillado pretibial.*

| Heridas de etiología venosa que precisan terapia compresiva. | Vendaje tras la cura *incorrecto*. | Vendaje compresivo desde los dedos del pie *correcto*. |

Contraindicaciones de la terapia compresiva

- Enfermedad arterial periférica (ver indicaciones según ITB).
- Celulitis y flebitis importantes u otra infección de la piel aguda no tratada.
- Insuficiencia cardiaca descompensada, infarto agudo de miocardio, fracaso renal agudo.
- Trombosis venosa profunda aguda no tratada.
- Neuropatía periférica avanzada con insensibilidad al dolor.

La terapia compresiva debe favorecer la integración psicosocial del paciente y ha de priorizar su propia autonomía y sus autocuidados.

Sistemas de compresión comercializados

Además de los clásicos vendajes existen en el mercado otros métodos de compresión como los kits de vendas multicomponenete, kits de medias y los sistemas autoajustables con velcro que aportan ventajas en determinados tipos de pacientes.

- **Kits de vendas multicomponente**
  El éxito de los vendajes compresivos es muy dependiente de la experiencia del profesional sanitario y de las opciones de vendas disponibles. Para facilitar que cualquier profesional, independientemente de su experiencia, pueda aplicar un buen vendaje compresivo, se han comercializado diversos **kits de vendas multicomponente**. Es necesario consultar las especificaciones de cada fabricante porque cada venda posee unas propiedades, características y una técnica de aplicación concreta que buscan mejorar la comodidad y la eficacia de la compresión y de la bomba muscular.

- **Kits de medias**
  o Las medias ejercen una presión controlada y decreciente, son de tallas estándar o pueden confeccionarse a medida. Las hay de tipo calcetín, hasta muslo o ingle y tipo panty hasta la cintura. Las de **compresión fuerte de una sola capa (monocomponente)** resultan menos manejables, más difíciles de poner y más incómodas de llevar. La alternativa son las que se comercializan en forma de kit, compuestas por dos medias de menor grado de compresión cada una. También, existen diferentes dispositivos calzadores o delizadores de medias que ayudan a ponerlas.

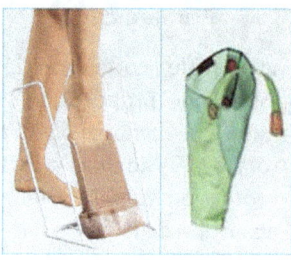

Calzador, deslizador de media

  o Los **kits compuestos por dos medias** facilitan su colocación porque la compresión está repartida en una primera media que ejerce una compresión leve, aproximadamente de 20 mmHg. Tiene un tejido suave, que es manejable y fácil de poner, y que se puede mantener durante las 24 horas del día. La segunda media se desliza fácilmente sobre la primera alcanzando una compresión total de 40 mmHg. Ésta se puede retirar por la noche para mayor comodidad del paciente. En ocasiones, para favorecer la tolerancia y la aceptación de la compresión

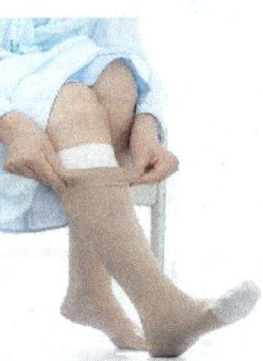

Kit de medias.

conviene comenzar con solo una media y pasar a poner las dos más adelante. Estos kits de alta calidad han demostrado ser coste-eficientes versus la terapia clásica basada en vendajes. Proporcionan comodidad y autonomía al paciente que puede utilizar cualquier ropa y calzado. Hay múltiples tallas que se seleccionan en función del diámetro de la pierna a nivel del tobillo y de la pantorrilla. Son lavables, reutilizables y mantienen sus propiedades durante 6 meses aproximadamente. Algunos fabricantes tienen modelos con cremallera que facilita su colocación.

  o Otra ventaja es que el paciente, mientras se trata su úlcera, se acostumbra a llevarlas y ponérselas todos los días. Esto favorecerá que continúe con ellas después, reduciendo así la tasa de recurrencias (algo

frecuente en estos pacientes) y mejorando su calidad de vida.
- El momento de iniciar o cambiar a este tipo de compresión se valora en función del nivel de exudado de la herida y el tipo y volumen de apósito que se precisa. Es complicado utilizarlas en heridas muy extensas o con abundante exudado.
- Son muy útiles en los estados preulcerosos, como prevención: cuando hay hinchazón, edema, dermatitis, dolor, cambios tróficos en la piel de las piernas, etc.
- Por su comodidad, tanto para el paciente como para los sanitarios, por ser coste-eficiente y por haber demostrado unas tasas de curación similares a los vendajes de compresión, las medias de compresión son una excelente opción que hay que proponer al paciente. Habitualmente es un producto no disponible ni reembolsable por los sistemas sanitarios públicos.

Para mejorar tolerancia y cumplimento considerar qué sistema de compresión y qué grado de tensión puede ser más adecuado al momento evolutivo de cada paciente

- **Sistemas autoajustables con velcro**
  - Se pueden aplicar compresiones de 20 a 40 mmHg gracias a los velcros. Garantizan un nivel de presión estable, con presiones bajas en reposo y altas con la actividad.
  - Están fabricados con materiales de baja elasticidad y alta rigidez que proporcionan buena contención y descongestión del edema. Se aplican sobre un prevendaje y las de tipo pantorrilla se complementan con un calcetín de compresión para el pie.
  - Es un sistema rápido y fácil de poner y quitar por el propio paciente. La capacidad de poder reajustar la

Tipo de compresión	Ventajas	Inconvenientes
Vendaje multi-componente	Adaptable. Se ajusta bien a las diferentes formas anatómicas de la pierna. Útil para cualquier tamaño y forma de la pierna.	Las aplica un profesional. No facilita el autocuidado. Puede ser voluminoso y dificultar el calzado y la estética de la pierna.
Medias elásticas	Niveles de compresión conocidos y constantes. Comprime el pie. Colocación por el paciente. Permite el calzado y mejora la estética. Lavables y reutilizables.	No útil en piernas que no correspondan a unas formas y tallas concretas. No útil en piernas muy edematosas que van a disminuir de volumen y perímetro. No útiles con gran exudado que sobrepase el apósito primario.
Sistemas ajustables con velcro	Permite un buen ajuste en piernas con formas anatómicas atípicas. Las bandas de velcro permiten ajustar la compresión según se reduce el edema. Buena tolerancia.	El ajuste requiere cierta pericia para obtener la compresión adecuada. Suelen ser sistemas de pantorrilla por lo que no comprimen el pie y pueden no ser adecuados para úlceras próximas a maléolos. Pueden limitar el calzado y la estética.

tensión por el sistema de velcros y bandas yuxtapuestas, por un lado, ayuda a adaptarse a la reducción del perímetro de la pierna tras reducirse el edema y, por otro lado, a que el paciente pueda modificar la tensión en función de su tolerancia. Esto mejora el cumplimiento y su calidad de vida.

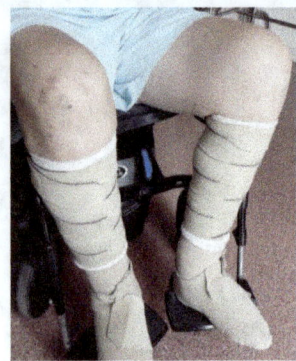

Uso terapéutico y preventivo. Paciente con Esclerosis M.

o Son una terapia alternativa para aquellos pacientes que no pueden usar medias de compresión o no las toleran, que presentan falta de destreza o flexibilidad para ponérselas y quitárselas, o que presentan dificultades para la movilidad como en la obesidad abdominal, en pacientes en silla de ruedas por enfermedades neurológicas como la esclerosis múltiple, en el linfedema o en el lipoedema.

o En pacientes con ulceras de etiología venosa, pero con componente arterial (ITB 0,5-0,8) el sistema autoajustable permite aplicar una compresión más suave y que ésta sea baja en reposo y alta con la deambulación por su rigidez. El paciente puede aflojárselo con el velcro si siente dolor, entumecimiento u hormigueo.

o También sirven para prevenir las recidivas tras la curación de la úlcera, una vez que el paciente ya se ha acostumbrado a este sistema.

Elección de la compresión en función de las características del paciente

La elección más acertada de las diferentes opciones de compresión depende de la valoración de las características de la pierna, de la piel y del tipo de tejido subcutáneo del paciente:

A. **Tipo de edema de la pierna:**

o **Húmedo**: fóvea blanda que se rellena rápido tras la presión (<30 sg.) y que se reduce con la elevación del miembro.

✓ Es preferible compresión con vendaje multicapa o con sistemas ajustables y puede ser suficiente con tratamiento diurno. Si el edema es muy grueso pueden requerir compresión más rígida para evitar que se formen anillos de vendaje en los pliegues articulares.

o **Blando** o tipo masilla: La mayor consistencia hace que el relleno de la fóvea sea más lento (>30 sg.).

✓ Es aconsejable vendajes más rígidos que contengan mejor, para reblandecer el tejido fibrótico y favorecer el drenaje linfático. Precisa compresión día y noche.

o **Leñoso** o fibroso: no es posible generar fóvea a la presión.

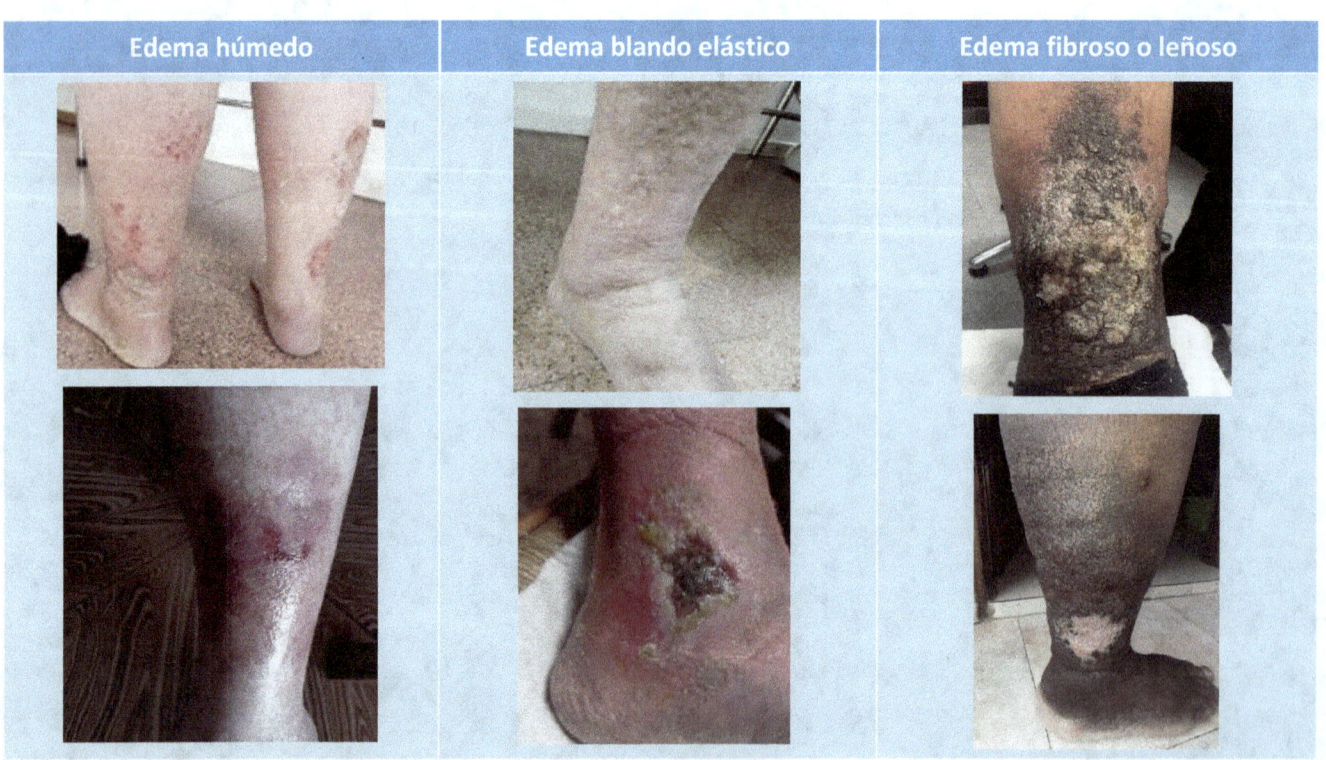

| Edema húmedo | Edema blando elástico | Edema fibroso o leñoso |

✓ Requiere ejercer compresiones mayores con vendajes más rígidos. En ocasiones precisan sistemas ajustables hechos a medida porque suele haber alteraciones en la forma y anatomía de la pierna.

B. **Pierna con gran contenido de tejido adiposo:**

- **Sano y elástico**: Admite vendajes elásticos.
- **Lipedema** con arquitectura alterada del tejido conectivo: Los vendajes elásticos puede enrollarse y hundirse en los pliegues cutáneos, y producir rasgados epidérmicos. Se aconseja remodelar con relleno de espumas u otros productos y aplicar los sistemas de compresión más rígidos, que tienen capacidad para puentear los pliegues grasos y dar un soporte y compresión más uniforme.

Para evitar el rechazo del paciente a la compresión debemos dedicar tiempo a explicar su importancia, consensuar la elección del tipo de compresión, aplicarla con una buena técnica y modificarla en función de las circunstancias.

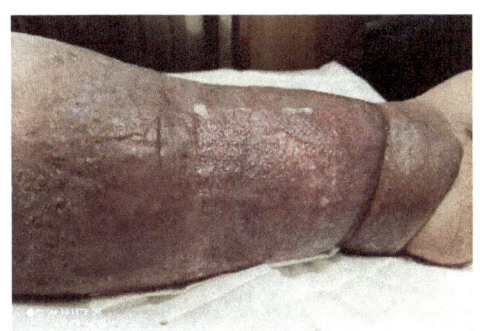

Lipolinfoedema.

C. **Alteración de la forma de la extremidad**: Lipodermatoesclerosis o atrofia y pérdida de musculatura de la pantorrilla. En estos pacientes la distribución uniforme de las presiones y su gradiente es más complejo y además tienen más riesgo de deslizamiento del vendaje y de producción de torniquetes. Estos riesgos se pueden mitigar usando rellenos y vendajes más rígidos y cohesivos para evitar el deslizamiento.

D. **Piel frágil, dermatoporosis**: típica de ancianos en los que se ha perdido la elasticidad y los vendajes pueden rasgar la epidermis o formar hematomas. Se debe evitar la formación de edema localizado, de ampollas y de laceraciones que pueden derivar en una extensión rápida de la herida. Para evitar estos efectos secundarios las opciones son: hidratar bien la piel, usar apósitos con silicona, usar bajovendas tubulares que reduzcan la fricción del vendaje, usar vendas con tejidos de calidad o sistemas ajustables con velcro.

E. **Movilidad reducida**: En estos pacientes los vendajes elásticos que mantienen presión en reposo son los más indicados.

Es esencial el diálogo constante y una buena accesibilidad al professional, para poder responder a las molestias o preocupaciones del paciente que van surgiendo en cada momento.

F. **Localizaciones atípicas**:

- Sobre **prominencias óseas**: pueden recibir una presión excesiva y precisar algún tipo de almohadillado que redistribuya la presión.
- Sobre **zonas cóncavas**, p. ej.: tras maléolos: precisan almohadillados con rellenos de venda o espumas que transmitan a estas zonas la compresión.

Heridas que precisan algún tipo de relleno o protección para aplicar un vendaje eficaz

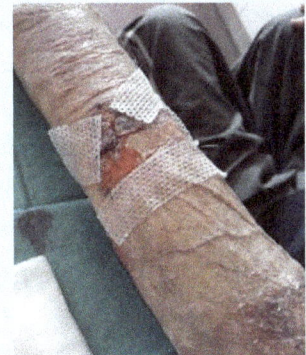

Laceración por piel frágil. Dermatoporosis.

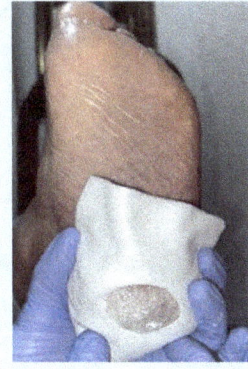

Rodete de gasa sobre prominencia del calcáneo.

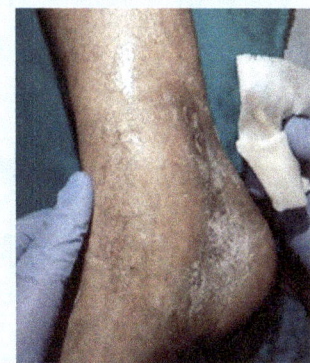

Herida infraretromaleolar. Precisa almohadillado.

G. **Dolor**: Evitar el dolor es uno de los puntos clave para la aceptación de la compresión por parte de los pacientes. A medio o corto plazo la compresión tiende a aliviar el dolor. Sin embargo, al principio pueden aumentarlo y causar rechazo de la terapia. Para ello, se recomienda iniciar compresiones bajas que sean toleradas e ir aumentándola progresivamente en función de las sensaciones del propio paciente. Caminar y elevar la extremidad, incluso con reposo en cama, contribuye positivamente a mitigar el dolor.

Las zonas más sensibles que requieren más cuidado al aplicar la compresión son el tobillo, el dorso del pie y la zona pretibial.

Se pueden utilizar analgésicos en los primeros momentos.

El dolor también puede estar en relación a:

- una posible infección o a su presentación subclínica como biofilm,
- una dermatitis,
- no hacer un almohadillado correcto de las prominencias óseas
- la coexistencia de algún grado de isquemia arterial.

H. **El exudado excesivo** y sus efectos desagradables puede ser motivo de rechazo de la terapia compresiva. Un manejo adecuado de los apósitos absorbentes y su frecuencia de cambio resulta esencial en estas circunstancias (ver capítulo del exudado).

I. **Rechazo a llevar compresión** por problemas con el baño, por estética social, por dificultades para elegir ropa y calzado adecuados: explorar estas circunstancias, miedos y ansiedades, las preferencias del paciente e intentar llegar a un acuerdo en el que pueda beneficiarse de los efectos positivos de la compresión. Los kits de medias de calidad son una buena alternativa para vencer estas dificultades.

J. **Riesgo de recidiva de la úlcera**: Siempre se debe mantener la terapia compresiva unas semanas después de la cicatrización total. Además, es esencial convencer al paciente que debe mantener la compresión de por vida. En este sentido las medias son la alternativa más cómoda, tolerada y aceptada.

K. **Dermatitis por estasis**: son útiles los vendajes de oxido de zinc, asociados a corticoide de baja o mediana potencia. Se puede aplicar también sobre el lecho de la herida.

Opciones de compresión en función de las características de cada paciente			
	Vendajes	Medias	Sistemas ajustables con velcro
Silueta de tobillo y pantorrilla proporcionada	√	√	√
Silueta de la pierna alterada	√	-	√
Presencia de edema importante	√	-	√
Exudado importante	√	-	-
Pliegues cutáneos profundos	√	-	-
Fomenta autocuidados	-	√	√
Comodidad con vestimenta, calzado y estética	-	√	√

Recomendaciones higienodietéticas en pacientes con úlceras venosas

Debemos explicar y animar al paciente y a su familia a poner en práctica estas medidas:

- Para disminuir la HT venosa:
  - caminar o hacer ejercicio diariamente, mañana y tarde. Elevar las piernas después de bipedestación o caminar para favorecer el drenaje venoso y linfático de los músculos.
  - mejorar la movilidad articular y la activación muscular (bomba muscular).
  - evitar la sedestación o bipedestación.
  - reposo con los pies elevados por encima del corazón varias veces al día. En ocasiones, cuando fracasan otro tipo de medidas antigravedad, se debe pedir a los pacientes reposo en cama con las piernas elevadas. En este sentido, es frecuente que pacientes con heridas venosas que ingresan en el hospital por otro motivo y permanecen en decúbito mejoren de sus lesiones.
- Para mejoría de la integridad de la piel:
  - Aseo con jabones de pH neutro, hidratar la piel, aplicar leche de ácidos grasos hiperoxigenados, evitar fuentes de calor, evitar prendas ajustadas.
- Medidas de salud general: reducir la sal, disminuir el peso y evitar el estreñimiento.

Evolución y monitorización del tratamiento

Cada cura es una ocasión para ver cómo van las cosas. Cuando instauramos un tratamiento específico es prudente esperar 15 días aproximadamente para ver la respuesta antes de realizar otro cambio. Se considera que a las 3-4 semanas debemos reevaluar si la herida está evolucionando adecuadamente.

- **Si la evolución es buena se observará**:
  - Reducción del **tamaño** de al menos un **30-40%.**
  - Reducción o desaparición del **dolor, del exudado** y de la posible infección.
  - Mejoría de la **piel perilesional** y del edema.
  - Mejoría de la movilidad y de la calidad de vida del paciente.

- **Si no se producen estas mejoras** deberíamos cambiar la estrategia de tratamiento, repasar todos los factores que pueden estar dificultando la cicatrización (ver capítulo de valoración según el esquema TIMERS o DOMINATE) y en última instancia derivar al paciente a un centro especializado.

Recordar que las causas más frecuentes del estancamiento de la cicatrización son

- la **infección subclínica (presencia de biofilm)**,
- el fracaso del tratamiento de la hipertensión venosa, bien sea por una **terapia compresiva insuficiente** o inadecuada o por falta de compromiso del paciente con las medidas recomendadas,
- a veces, la mala evolución puede deberse a un **diagnóstico incorrecto**: presencia de componente isquémico (algo muy frecuente por el envejecimiento de la población y la coexistencia de varios factores de riesgo cardiovascular) o por tratarse de una úlcera arterioloesclerótica de Martorell.

Prevención de recidivas

El vendaje se ha de mantener unas semanas tras la cicatrización para evitar que nuevas acumulaciones de edema sobre una piel frágil abran de nuevo la herida o aparezca otra en diferente localización. Hay que instruir al paciente que debe utilizar algún sistema de compresión de por vida. En ocasiones puede realizarse cirugía venosa correctora.

Hay que instruir al paciente que debe utilizar algún sistema de compresión de por vida, normalmente medias de compresión.

Tratamiento etiológico de las úlceras de origen arterial

El estadio IV de Fontaine de la enfermedad arterial periférica corresponde a la aparición de una úlcera. Indica mal pronóstico y la presencia de un riesgo muy alto para sufrir eventos cardiovasculares: infarto de miocardio, ictus, etc.

Estas heridas son muy dolorosas y con alta tendencia a infectarse, lo que aumenta el riesgo de amputación. Son lesiones que requieren la atención de un especialista en cirugía vascular que valore la posibilidad de realizar una revascularización.

Los ejes del tratamiento son:

- Tratar los factores de riesgo cardiovascular (**FRCV**) que puedan estar descontrolados en ese momento: fundamentalmente dejar de fumar y controlar la diabetes, además de tratar adecuadamente la hipertensión arterial, hiperlipidemia y alcoholismo.
- Realizar las curas con manipulación **cuidadosa** que no haga más daño del que hay, y **prevenir o tratar la infección** si ya existe, que es la causa más frecuente de complicaciones y de amputaciones.
- **Revascularizar** cuando sea posible, mediante técnicas quirúrgicas de by-pass o angioplastia.

Recomendaciones para el manejo de las heridas de etiología arterial

Cuándo derivar a Angiología para valorar la revascularización (by-pass o angioplastia)

- **Urgente:**
    - Pacientes con dolor de la extremidad en reposo.
    - Pacientes con un ITB ≤ 0.4.
    - Alto riesgo de amputación: afectación extensa, planos profundos, infección.
- **Preferente:** Cuando el ITB es > 0.4.

Tratamiento etiológico

- **Revascularización arterial:** es el tratamiento de referencia de las úlceras isquémicas. Depende de la situación clínica del paciente, del territorio vascular que precisa reparacción y del riesgo de pérdida de la extremidad.
- **Amputación:** Si las condiciones del paciente no permiten la revascularización o el pronóstico no es bueno y existe un dolor no controlado asociado a infección, se puede recurrir a la alternativa paliativa de la amputación (criterios WIFI).

Tratamiento sistémico

- **Controlar FRCV:**
    - Abandonar el tabaco.
    - Conseguir un control glucémico óptimo en diabéticos.
    - Valorar estatinas incluso con niveles normales de colesterol.
    - Control de la presión arterial.
    - Aumentar el ejercicio físico, sobre todo caminar.
    - Los antiagregantes (ácido acetil salicílico) reducen el riesgo de evento cardiovascular y muerte en presencia de claudicación intermitente.
- **Mejorar el estado general** del paciente: patologías concomitantes, estado nutricional, revisión de fármacos iatrogénicos.
- Tratar el **dolor**. Frecuentemente se precisan opiáceos.
- **Proteger la pierna**: evitar microtraumatismos, vendajes compresivos y adhesivos que puedan lesionar la piel.
- **Evitar el edema** en la pierna: en la medida de lo posible no colgar el pie en la cama, elevar el cabecero de la cama 15º.

Tratamiento local

- Valorar administrar analgesia previa a la cura (sistémica o local).
- Retirar con cuidado los vendajes y apósitos para no dañar los tejidos.
- La preparación del lecho de la herida se hará siguiendo el esquema TIME.
- Limpiar suavemente con suero, o mejor con soluciones limpiadoras para prevenir la infección.
- Retirar tejidos necróticos que se desprendan espontáneamente. No ser agresivos al desbridar porque por la falta de flujo sanguíneo, la reparación de la lesión que produzcamos será anómala y se podrá generar una necrosis húmeda e infección.
- Tratar precozmente la infección local y la celulitis.
- Proteger la piel perilesional con productos barrera.
- Para no empeorar el flujo sanguíneo a la herida, se evitarán los vendajes compresivos elásticos. Si fuera necesario por edema y en función del ITB, se podría intentar aplicar una compresión ligera.

Tratamiento local

No existe un tratamiento específico de este tipo de herida, aunque sí algunas consideraciones a tener en cuenta en la

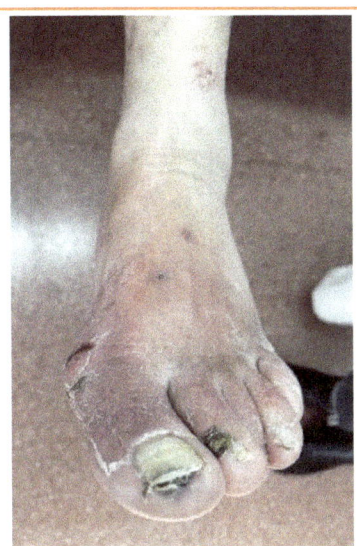 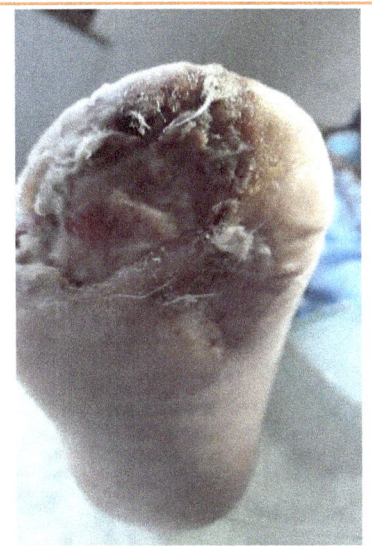 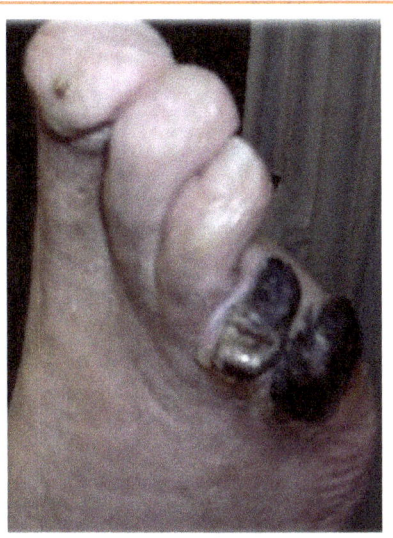

Lesiones isquémicas distales. | **Amputación e infección.** | **Momificación distal.**

aplicación del esquema TIME, por la mayor vulnerabilidad de los tejidos isquémicos:

- La retirada de los apósitos ha de realizarse tras humedecer bien la zona con agua o suero salino para que se desprendan y así disminuir el dolor, el sangrado y el posible daño del lecho y de la zona perilesional.

- **T**: Para la limpieza se puede aplicar una presión de lavado (1-4 kg/cm^2) que garantice el arrastre de los detritus. Usar para ello una jeringa de 20 cc y una aguja de 0,9 mm de diámetro y eliminar los desechos generados con especial cuidado.

  En lesiones isquémicas **con necrosis seca** se ha de evitar el desbridamiento cortante ya que cualquier lesión iatrogénica en este tejido mal perfundido puede infectarse y transformarse en una necrosis húmeda, que aumenta el riesgo de amputación. Es mejor mantener un ambiente seco aplicando un antiséptico (Yodo).

  El desbridamiento de tejido no viable solo debe realizarse después de un procedimiento de revascularización, situación en la que habrá un flujo suficiente de sangre que garantice la cicatrización.

  Cuando la revascularización no es posible se reducen las posibilidades de curación. Las alternativas son la momificación con cura seca o la amputación.

- **I**: Infección: aumenta el riesgo de amputación por eso se debe detectar cuanto antes y actuar de inmediato. Es aconsejable realizar cultivo, antibiograma y antibioterapia sistémica cuando sospechamos que la infección sobrepasa los márgenes de la herida (celulitis, linfangitis, osteomielitis, sepsis).

- **M**: El exudado es escaso o ausente por la isquemia. Se tratará con productos que promuevan la cura en ambiente húmedo, siempre que el miembro sea viable y el objetivo no sea la momificación.

- **E**: Piel perilesional: Hay que mantenerla bien limpia e hidratada. Valorar la utilización de un producto barrera no irritante para su protección. La utilización de apósitos de tul no adherentes de silicona evita la adherencia al lecho respetando las zonas colindantes en proceso de epitelización.

No subestimar el dolor isquémico de estos pacientes. Tratarlo con intensidad. Frecuentemente precisan la utilización de opiáceos.

Prevención de las heridas de origen arterial

Ante la dificultad que supone cicatrizar una úlcera arterial, la mejor estrategia es evitar que ésta se produzca, mediante:

- Modificar/mejorar todos los factores de riesgo cardiovascular con especial énfasis en el abandono del tabaco y en el control de la diabetes. Ambos favorecen la aparición de isquemia crítica. Además, la diabetes no bien controlada favorece la rápida sobreinfección de cualquier lesión que pueda aparecer.

- Caminar y hacer ejercicio, para favorecer la apertura de flujos colaterales a las arterias estenosadas.

- Cuidados y vigilancia de los pies para prevenir lesiones y para detectar precozmente heridas que se puedan curar antes de hacerse incontrolables.

- En diabéticos, sobre todo, con neuropatía, utilizar calzado adecuado con descargas si es necesario, para prevenir lesiones por roce o sobrecarga.

Otras formas de presentación de la isquemia arterial

Es interesante conocer estas entidades dentro de las patologías relacionadas con la enfermedad arterial periférica:

- **Isquemia aguda**:

    Normalmente por embolia arterial de origen cardiogénico. Clínicamente se manifiesta con **las 5 "Pes"**: Pain (dolor), palidez, pulso ausente, parestesias y parálisis muscular. Es una emergencia médica que precisa embolectomía o fibrinólisis para evitar lesiones irreversibles y la amputación.

- **Tromboangeítis obliterante (enfermedad de Buerger)**:

    Es una arteritis oclusiva típicamente de fumadores jóvenes varones que afecta a arterias de mediano calibre y produce dolor e isquemia distal con necrosis y ulceración. Existe gran componente inflamatorio y el buen pronóstico depende básicamente del abandono tabáquico.

Tratamiento de la úlcera isquémica hipertensiva de Martorell

Algunos pacientes con una larga historia de factores de riesgo cardiovascular (hipertensión arterial, tabaquismo, hiperlipemias, diabetes) desarrollan una arteriolopatía que produce una isquemia cutánea local, la cual termina generando una úlcera. Por la isquemia son úlceras muy dolorosas. Se localizan en la cara lateral posteroexterna de las piernas y pueden ser bilaterales. Son superficiales, planas, con bordes hiperémicos, con lecho con gran cantidad de fibrina y de tejido desvitalizado.

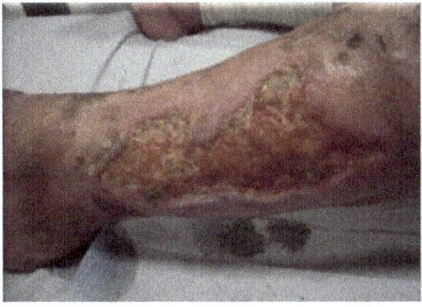

Úlcera arterioloesclerótica de Martorell

Como se describió en el capítulo de valoración, estas heridas están infradiagnosticadas por confundirse con las de origen venoso, en ocasiones por su desconocimiento por parte de los profesionales. Ante su sospecha, y tras **descartar el pioderma gangrenoso**, con el que comparte algunas características clínicas pero cuyos tratamientos son diametralmente opuestos, deberemos actuar con premura para mitigar el dolor y el sufrimiento que provocan estas heridas.

Frecuentemente estos pacientes deberán ser derivados a unidades especializadas para confirmar el diagnóstico diferencial y porque habitualmente requieren tratamientos más específicos: microinjertos, terapia de presión negativa, desbridamiento quirúrgico del tejido necrótico, injertos, etc.

- **Tratamiento conservador**: podrá realizarse al inicio de la herida, cuando no supere los 3-6 cm. de diámetro o cuando la accesibilidad a otros recursos es complicada. Consiste en:
  o Control intensivo de los factores de riesgo cardiovascular: hipertensión, diabetes, tabaco, obesidad, sedentarismo. Útil también para prevenir recidivas futuras.
  o Control del dolor según la escala del dolor nociceptivo de la OMS, a veces asociando tratamiento para el dolor neuropático.
  o No descartar la terapia compresiva. Tratar el edema con algún grado tolerable de vendaje compresivo.
  o **T**: desbridamiento del tejido no viable con delicadeza, no traumático.
  o **I**: especial control y prevención de la infección y de la formación de biofilm mediante el uso de soluciones limpiadoras antisépticas y apósitos antimicrobianos. Si existe infección en profundidad se precisan antibióticos sistémicos.
  o **M**: adecuada y precisa gestión del exudado con apósitos no adherentes. En ocasiones puede ser necesaria la terapia de presión negativa.
  o **E**: saneamiento de los bordes.
- **Tratamientos avanzados**: para heridas de diámetros mayores de 3-6 cm. Dependiendo de la experiencia de cada centro sanitario las alternativas son:
  o **Microinjertos** en sello: técnicamente más sencilla que el injerto convencional. Se puede realizar de forma ambulatoria con anestesia tópica y obtiene muy buenos resultados. Útil en heridas poco profundas. Tienen la ventaja de que alivian precozmente el dolor.
  o Terapia de presión negativa **(TPN)**. Frecuentemente se aplica después de realizar los microinjertos.
  o A nivel hospitalario se puede utilizar sevoflurano tópico por su efecto antiinflamatorio y analgésico.
  o Desbridamiento quirúrgico seguido de la aplicación de injertos cutáneos autólogos: es lo más rápido para retirar completamente el tejido necrótico y se recomienda realizarlo tan pronto como se pueda. Se puede combinar con la terapia de presión negativa y antibioterapia sistémica. Los injertos suelen tener la capacidad de aliviar rápido el dolor del paciente.

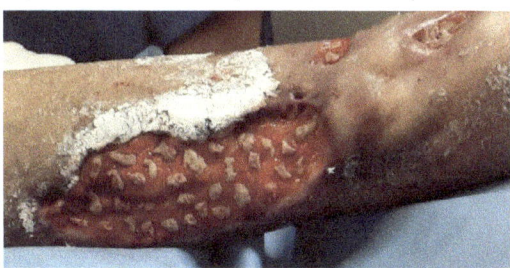

Microinjertos sobre úlcera de Martorell.

  o Se han ensayado también otras alternativas con resultados variables como: electroestimulación transcutánea, uso de factores de crecimiento de las plaquetas, oxígeno hiperbárico, etc.

La Calcifilaxis (arteriolopatía urémica calcificante) ocurre en los estadios avanzados de la insuficiencia renal. En estos pacientes se produce un infarto y necrosis de la piel y del tejido subcutáneo secundario a la importante arterioesclerosis y depósito de calcio en los vasos producida por la insuficiencia renal. Guarda cierta similitud clínica con la úlcera hipertensiva de Martorell. En estos pacientes se aplica sobre el lecho una fórmula magistral en emulsión o pomada a base de **Tiosulfato de sodio**. Actúa como un quelante que tiende a disolver el calcio de la lesión. Tiene también efecto antioxidante, vasodilatador y analgésico.

Tratamiento de las úlceras neuropáticas. Pie diabético

La úlcera neuropática más frecuente es la relacionada con la diabetes de larga evolución. También pueden surgir como consecuencia de neuropatías causadas por lesiones de la médula espinal (esclerosis múltiple, espina bífida, poliomielitis), alcoholismo, tabes dorsalis por sífilis, déficit nutricional y enfermedades autoinmunes.

En este capítulo, dado su magnitud e impacto, describiremos las úlceras del pie diabético. Se define el pie diabético como una ulceración, infección o destrucción de tejidos profundos por daño neurológico y/o vascular de la extremidad inferior en pacientes diabéticos.

Son úlceras de alto impacto sanitario por su alto riesgo de infección, de amputación y de recidiva. El mal control de la diabetes y los malos hábitos de salud favorecen su aparición. Entre el 19 y 34% de las personas con diabetes desarrollarán una úlcera en el pie a lo largo de su vida.

Hasta un 40% recidivan en un año y un 60% lo hacen en 3 años. Su presencia supone un riesgo aumentado de fallecimiento a los 5 años 2.5 veces mayor, respecto a diabéticos sin úlcera. El pie diabético tiene una tasa de mortalidad que supera a la de los cánceres más frecuentes como el de mama o próstata.

Se considera que una úlcera diabética que ha cicatrizado, más que "curada", está "en remisión".

Estas úlceras se infectan más, hasta el 50% de ellas, y frecuentemente precisan tratamientos prolongados u hospitalarios. Como consecuencia, en torno a un 20% de las infecciones moderadas-severas acaban precisando algún nivel de amputación. La frecuente asociación de enfermedad arterial favorece su cronificación, la infección y en último extremo la amputación. Son pacientes con frecuentes visitas a urgencias e ingresos hospitalarios. Por todo ello, para intentar prevenir estas situaciones se aconseja que todo paciente con una úlcera recién diagnosticada sea derivado precozmente a una unidad especializada.

Todo paciente con una úlcera recién diagnósticada en pie diabético debe ser derivado a una unidad especializada, de forma precoz.

Padecer un pie diabético tiene un gran impacto en los pacientes, que reducen su calidad de vida, su independencia y aumentan su aislamiento social.

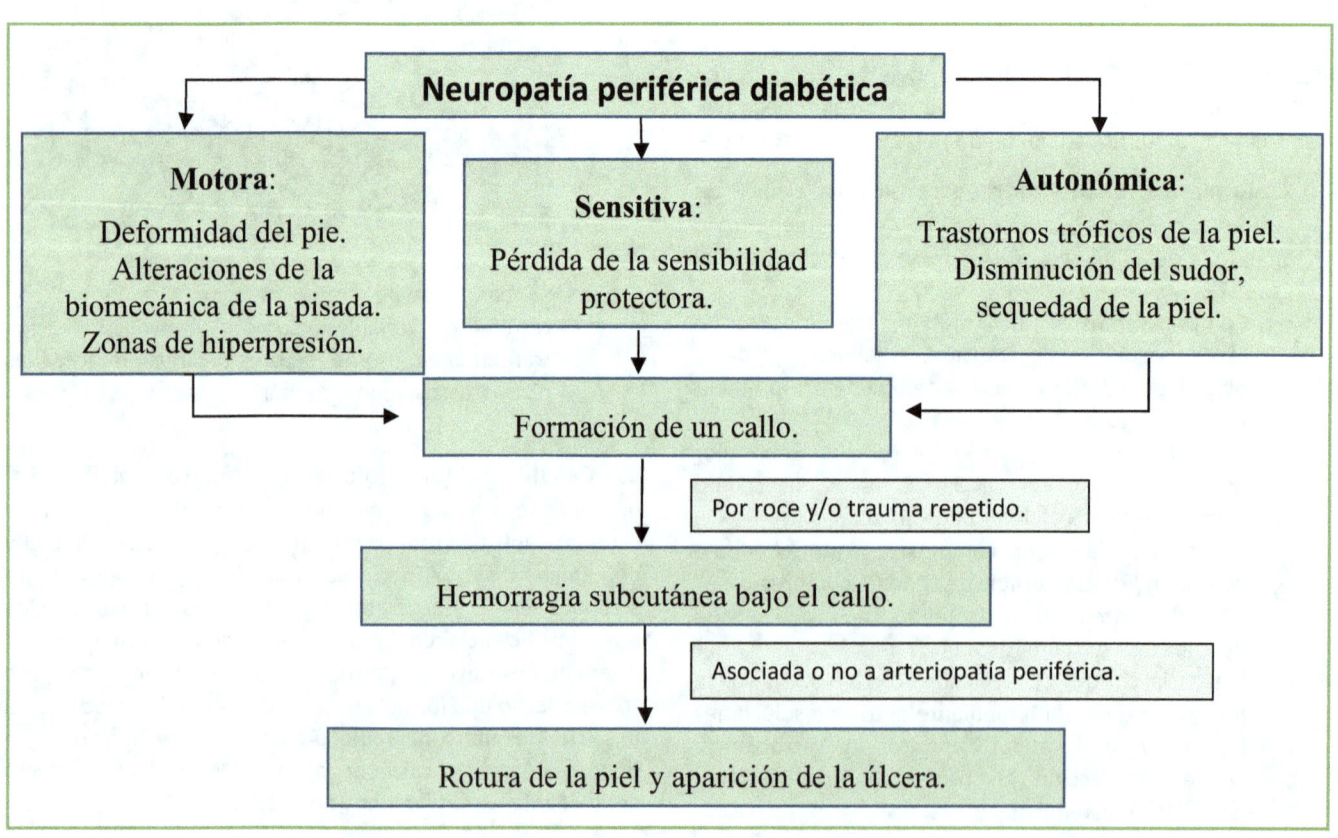

Fisiopatología

Las úlceras en el paciente diabético de larga evolución son multifactoriales. Se originan por la presión y fricción repetida, como consecuencia de fuerzas verticales o de cizalla que se producen al caminar en zonas de hiperpresión. En ese punto de roce se produce un callo y posteriormente un hematoma subcutáneo, que a veces podrá sobreinfectarse y terminar abriéndose para formar la úlcera.

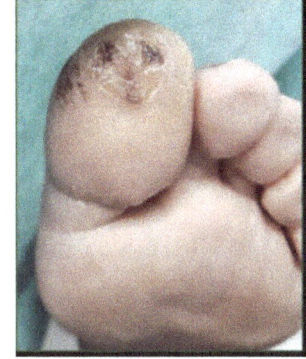

Hematoma subqueratósico

La **neuropatía motora** de los pacientes diabéticos produce atrofia de la musculatura intrínseca del pie y un disbalance de los músculos flexores y extensores de los dedos. Esto favorece la formación de dedos en martillo, en garra, pie cavo, y otras deformidades, como prominencias de las cabezas metatarsales por el adelantamiento de la almohadilla grasa.

La disminución de la percepción de dolor prolonga el daño por la presión. Se genera la hiperqueratosis, los hematomas subcutáneos y finalmente la herida.

La **neuropatía autónomica** produce trastornos tróficos de la piel con sequedad, descamación y menor elasticidad que favorecen la rotura de la barrera epitelial y el inicio de la úlcera. Se producen también fenómenos vasomotores como edema de origen neuropático, shunts arteriovenosos, disregulación de la actividad osteoclástica ósea y osteopenia, que favorecen las deformidades y las fracturas de estrés.

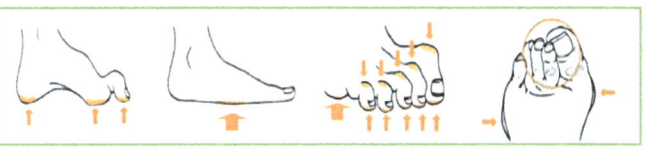

Puntos de hiperpresión por alteración de la biomecánica del pie diabético que generan callo y posteriormente úlcera

La consecuencia es la **neuroatropatía de Charcot** que es una alteración del metabolismo óseo que conduce a una desestructuración de su arquitectura y a una inestabilidad articular que culminan con el hundimiento del arco plantar.

La falta de sensibilidad protectora por la **neuropatía sensitiva** favorece que la hiperpresión o el roce del calzado se haga repetitivo por no producir dolor, y

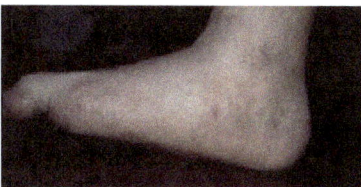

Pie de Charcot.

genere una úlcera, También exste indefensión ante otros desencadenantes como pequeños traumatismos, laceraciones, lesiones al cortase las uñas o con el uso de callicidas (que están contraindicados).

Si además el paciente presenta **arteriopatía**, la curación de esta herida estará entorpecida y tenderá al empeoramiento rápido y a la cronificación, con mayor riesgo de sobreinfección y peor respuesta al tratamiento antimicrobiano.

Hasta la mitad de los pacientes con diabetes terminan teniendo pérdida de sensibilidad en el pie, y un cuarto enfermedad arterial periférica..

La forma de presentación del pie diabético varía en función de qué factor etiológico predomine. Esto tendrá una importante implicación terapéutica (ver capítulo de valoración).

Úlcera en pie diabético	
Predisponentes	Neuropatía
Desencadenantes	Deformidades
	Traumatismos
Agravantes	Infección
	Isquemia

Prevención y manejo del pie de riesgo sin úlcera en personas con diabetes

El pie diabético constituye una de las complicaciones crónicas más relevantes de la diabetes mellitus por su impacto funcional, su cronicidad y el riesgo de amputación. Afortunadamente es una complicación potencialmente prevenible. La actuación coordinada de médicos, enfermeras y podólogos y, el seguimiento continuado es esencial para detectar los factores de riesgo de ulceración, educar en los autocuidados y así promover medidas de prevención eficaces.

En este sentido la IWGDF propone 5 pasos a realizar en pacientes diabéticos sin úlcera para prevenir su aparición:

5 pasos en la consulta del paciente diabético sin úlcera en el pie	
1	Identifica el riesgo de ulceración del pie.
2	Planifica el control y seguimiento según el riesgo.
3	Educa en cada visita: Autocuidados.
4	Prescribe calzado adecuado y descargas.
5	Actúa sobre los factores de riesgo de ulceración.
IWGDF: International Working Group on the Diabetic Foot	

La educación terapéutica, el uso de calzado adecuado, la evaluación vascular y neurológica periódica y el tratamiento precoz de los signos preulcerosos constituyen las principales estrategias preventivas.

1. Cribado e Identificación del Pie de Riesgo

Se fundamenta en la valoración de 3 parámetros:
- la pérdida de sensibilidad protectora (PSP),
- la presencia de puntos de hiperpresión por deformidades del pie,
- la enfermedad arterial periférica.

1.1. Exploración de la **neuropatía sensitiva o PSP**:

Se considera que hay pérdida de la sensibilidad protectora cuando hay al menos 3 puntos insensibles de 10 al monofilamento de Semmes-Weinstein. Éste debe aplicarse

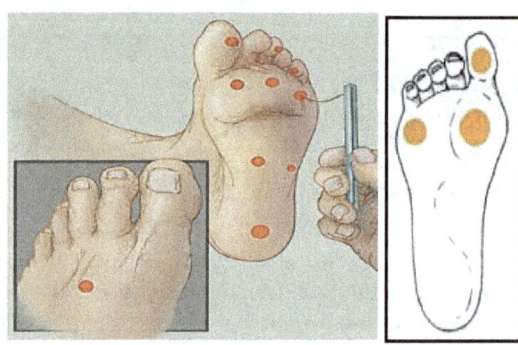

Puntos de presión con el monofilamento (10 y 3).

Deformidades del pie diabético que favorecen las áreas de hiperpresión y el roce
(en pacientes de alto riesgo son susceptibles de cirugía ortopédica correctora)

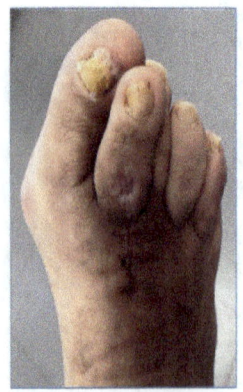 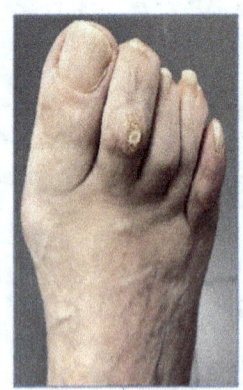 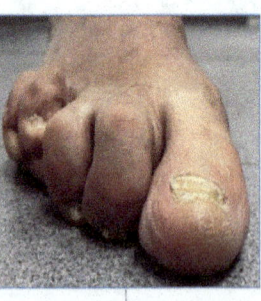 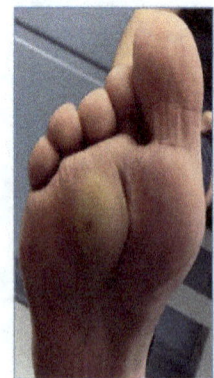 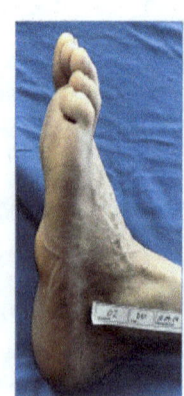

Hallux valgus y uñas hiperqueratósicas | Dedos en garra | Dedos en martillo | Prominencia de la cabeza del 3º metatarso | Colapso del arco plantar. Pie de Charcot

perpendicular a la piel y en zonas no hiperqueratósicas. También hay PSP si al menos 1 de las 3 zonas plantares señalados en la figura (pulpejo de 1º dedo y cabezas de 1º y 5º metatarso) son insensibles.

En ausencia de monofilamento también sirve detectar ≥ 2 zonas insensibles al tocar con nuestro dedo índice la punta de 1º, 3º y 5º dedo y el dorso del 1º dedo.

La alteración de la sensibilidad vibratoria al diapasón a 128 Hz, o de la propioceptiva y de los reflejos osteotendinosos son otras formas de valorar la PSP.

1.2. Presencia de **deformidades** del pie con **puntos de hiperpresión** por la **neuropatía motora**:

Inspección visual de alteraciones estructurales y funcionales: deformidades, dedos en garra o en martillo, juanetes, rigidez articular, atrofia muscular y malos apoyos del pie con hundimiento de los arcos plantares (pie de Charcot), formación de hiperqueratosis o callos en puntos de apoyo (ver imágenes). Estas alteraciones habrá que protegerlas mediante descargas, calzado adecuado y con curetaje de los callos cuando no sean susceptibles de tratamiento quirúrgico ortopédico. La valoración y abordaje de la biomecánica del pie por parte de podología es esencial.

1.3. **Indicios de arteriopatía**:

Claudicación, presencia de palidez y frialdad con asimetrías entre ambos pies, pulsos débiles o ausentes a nivel femoral, poplíteo, tibial posterior o pedios. Derivar a Cirugía Vascular todo paciente con ausencia de pulsos y, si estos están presentes, realizar ITB para diagnosticar insuficiencia arterial y su grado. En el caso de calcificación arterial (dificultad para comprimir la arteria con el manguito, muy frecuente en diabéticos) el ITB pierde validez y hay que recurrir al índice dedo/brazo, que se realiza en unidades especializadas.

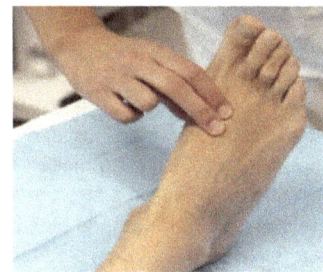

2. Estratificación del Riesgo y Seguimiento

Tras la exploración, se debe estratificar el riesgo de ulceración del paciente para determinar la frecuencia de las revisiones preventivas. Es vital que el personal de enfermería comprenda que un paciente con una úlcera ya cicatrizada no está "curado", sino en **remisión**. Por eso, estos pacientes, los que ya han sufrido una amputación y los que presentan enfermedad renal terminal precisan revisiones más frecuentes por ser de alto riesgo (tabla).

\multicolumn{4}{c}{Sistema de estratificación del riesgo del IWGDF y frecuencia de revisiones recomendada en el paciente diabético sin úlcera en el pie}
Categoría	Riesgo de úlcera	Factores de riesgo de ulceración	Frecuencia de las revisiones
0	Muy bajo	No PSP, no deformidades del pie, no EAP	1 vez al año
1	Bajo	Una de las 3: PSP, deformidades o EAP	Una vez cada 6-12 meses
2	Moderado	2 de las 3: PSP + EAP o deformidades y PSP o EAP	Una vez cada 3-6 meses
3	Alto	PSP o EAP y 1 de los siguientes: úlcera o amputación previa, o enfermedad renal terminal	Una vez cada 1-3 meses

IWGDF: International Working Group on the Diabetic Foot; PSP: pérdida de sensibilidad protectora, EAP: enfermedad arterial periférica

3. Educación estructurada para el Autocuidado

La educación para la prevención de las complicaciones del pie diabético debe ser organizada, repetida y adaptada culturalmente, involucrando a familiares o cuidadores.
Los profesionales también deben estar comprometidos con su autoformación para poder prestar la mejor atención.

El objetivo principal es modificar conductas y promover hábitos de autocuidado eficaces (ver tabla).

Evaluación funcional y cognitiva:

Es importante valorar las capacidades del paciente y sus cuidadores para el autocuidado. Pueden presentan dificultades para inspeccionarse los pies o realizar cuidados adecuados de manera autónoma: por limitaciones físicas, por movilidad reducida, por obesidad por disminución de la agudeza visual o, por deterioro cognitivo.

Actuaciones para prevenir lesiones en el pie diabético

Medidas generales

- Control glucémico riguroso.
- Evitar tabaco, controlar tensión arterial y colesterol, bajar peso.
- Caminar diariamente.

Paso 3: Fomentar el autocuidado de los pies

- Vigilar diariamente los pies (plantas y entre los dedos). Si el paciente no puede hacerlo, lo hará un familiar o cuidador. Consultar inmediatamente ante cualquier anomalía en 24h: ampollas, cortes, grietas o mancha oscura bajo una dureza. Acudir a las revisiones para que un podólogo u otro profesional sanitario inspeccione los pies.
- Lavar los pies diariamente con agua tibia secando bien entre los dedos. También después de hacer ejercicio, asegurándose que quedan bien secos. Utilizar toalla fina, celulosa o papel higiénico.
- Aplicar crema hidratante en zonas secas, nunca entre los dedos.
- No utilizar productos irritantes como callicidas o cuchillas para quitar durezas.
- No usar estufas, mantas eléctricas, calentadores sobre los pies por riesgo de quemadura.
- Cortar o limar las uñas engrosadas evitando posibles heridas (explicar la manera). Usar tijeras romas. Mejor, por un podólogo.

Paso 4: Calzadoterapia

- Evitar caminar descalzo o con zapato abierto (sandalias), tampoco en casa.
- Calzado ancho en la punta, con pala flexible para acoger las deformidades de los pies, con suela rígida o semirrígida, no flexible, para que se distribuyan bien las presiones durante la marcha, con tacón de aproximadamente 2 cm, cerrado, con cordones o velcro, liso por dentro, que no roce con el pie.
- Renovar calzado con más frecuencia, anualmente.
- Calcetines sin costura o con costura hacía afuera, de algodón o hilo.
- Comprobar la ausencia de pliegues de las prendas o la presencia de objetos dentro del zapato, al calzarse.

Paso 5: Controlar las lesiones preulcerosas

- Tratar hiperqueratosis, durezas y fisuras. Si hay callosidades deslaminación con hoja de bisturí.
- Derivar al podólogo para curetaje y/o descargas y para el acondicionamiento de las uñas gruesas o curvadas.
- Si hay deformidades anatómicas: valorar tratamiento ortopédico o quirúrgico por traumatología o podología.

El pronóstico del pie diabético depende del autocuidado de los pies.

El paciente debe comprender:

- Qué es el pie diabético.
- Por qué tiene riesgo de ulceración.
- Cómo prevenir lesiones.
- Cuándo consultar precozmente.

El paciente ha saber que no debe automedicarse ni esperar a la remisión espontánea de cualquier síntoma o lesión y que debe consultar inmediatamente.

4. Gestión del Calzado y Descargas

El calzado terapéutico y las descargas son herramientas preventivas esenciales para evitar la hiperpresión y el roce y la posterior formación de callos que finalmente terminan ulcerándose. El calzado inadecuado es la causa principal de traumatismos que derivan en úlceras.

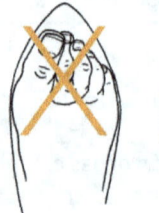 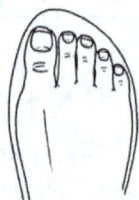

El zapato debe:

- Reducir puntos de presión y fricción. Tener una longitud interna entre 1 y 2 cm mayor que el pie. Permitir suficiente anchura en antepié. Disponer de espacio vertical para los dedos.
- Ser estable y cómodo con angulación de despegue de la puntera y con suela rígida o semirrígida
- La evaluación de la talla ha de hacerse a última hora del día, cuando el pie suele estar más hinchado y de pie.
- Debe evitarse reutilizar el calzado relacionado con lesiones anteriores.

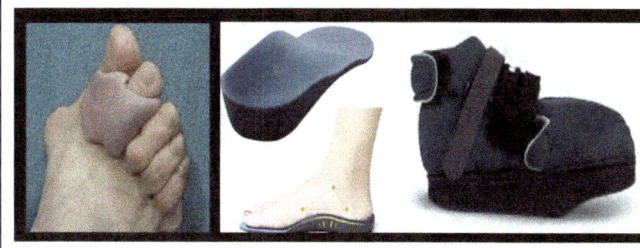

Sistemas de descarga de presión

Ortesis de silicona.   Plantilla personalizada.   Zapato postquirúrgico con descarga de antepie.

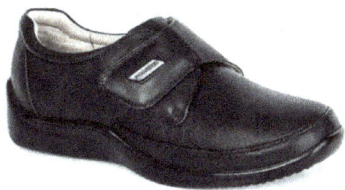

Zapato de velcro de pala alta con suela semirrígida y con balancín de despegue de 15-20°.

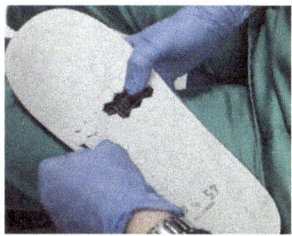

Plantilla que facilita la descarga

Cuando existen deformidades importantes o alteraciones biomecánicas, zonas de hiperemia o callosidades puede ser necesario indicar:

- Calzado terapéutico especializado: de profundidad extra, a medida.
- Plantillas personalizadas.
- Ortesis digitales.

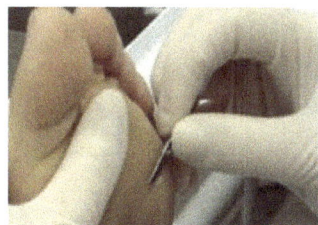

además, aplicar en esa área algún tipo de descarga o corrección del calzado que prevenga o retrase su reformación.

Serán necesarias revisiones periódicas para identificar la posible recidiva y poder corregirla a tiempo.

En la piel del pie diabético también se pueden formar otras lesiones precursoras que hay que tratar: hematomas subqueratósicos, ampollas, cortes, fisuras, sequedad, maceración interdigital e infecciones fúngicas.

5. Tratamiento de los factores de riesgo y de las lesiones preulcerosas

La enfermera o el podólogo debe actuar proactivamente sobre los signos tempranos para evitar la rotura de la barrera cutánea y la ulceración. Deben tratarse adecuadamente las callosidades, las lesiones ungueales y las deformidades óseas:

1. Callosidades

Las hiperqueratosis o callosides, o durezas producidas por el roce y la presión sobre el calzado, pueden aumentar también por sí mismas, la presión sobre la piel hasta un 30 %. Por tanto, deben ser eliminadas por deslaminación con bisturí. Y

2. Lesiones ungueales

En el pie diabético es habitual encontrar lesiones tróficas ungueales: uñas engrosadas, encarnadas, deformadas, con forma cóncava, frágiles o mal recortadas. Estas anomalías generan puntos de presión, rozaduras, ampollas y fisuras que pueden ulcerarse. Es muy importante la intervención del podólogo para corregir estas lesiones (ver imagen).

Derive al podólogo en presencia de uñas engrosadas, encarnadas, callosidades o durezas

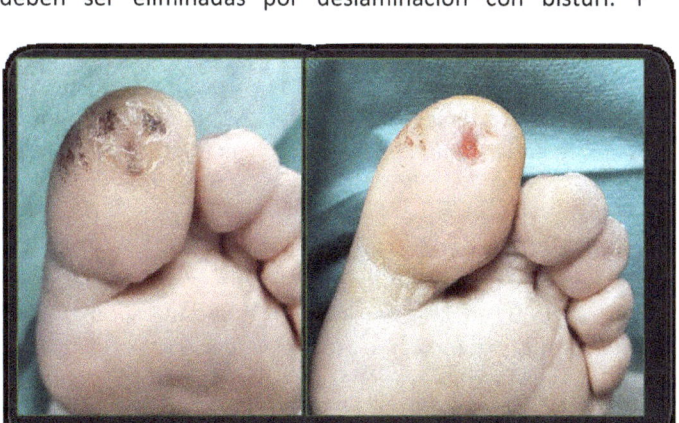

Hematoma subqueratósico por roce con el calzado (imagen izda.), que debe ser deslaminado para favorecer la curación y evitar que la lesión evolucione en profundidad hacia el hueso (imagen dcha.).

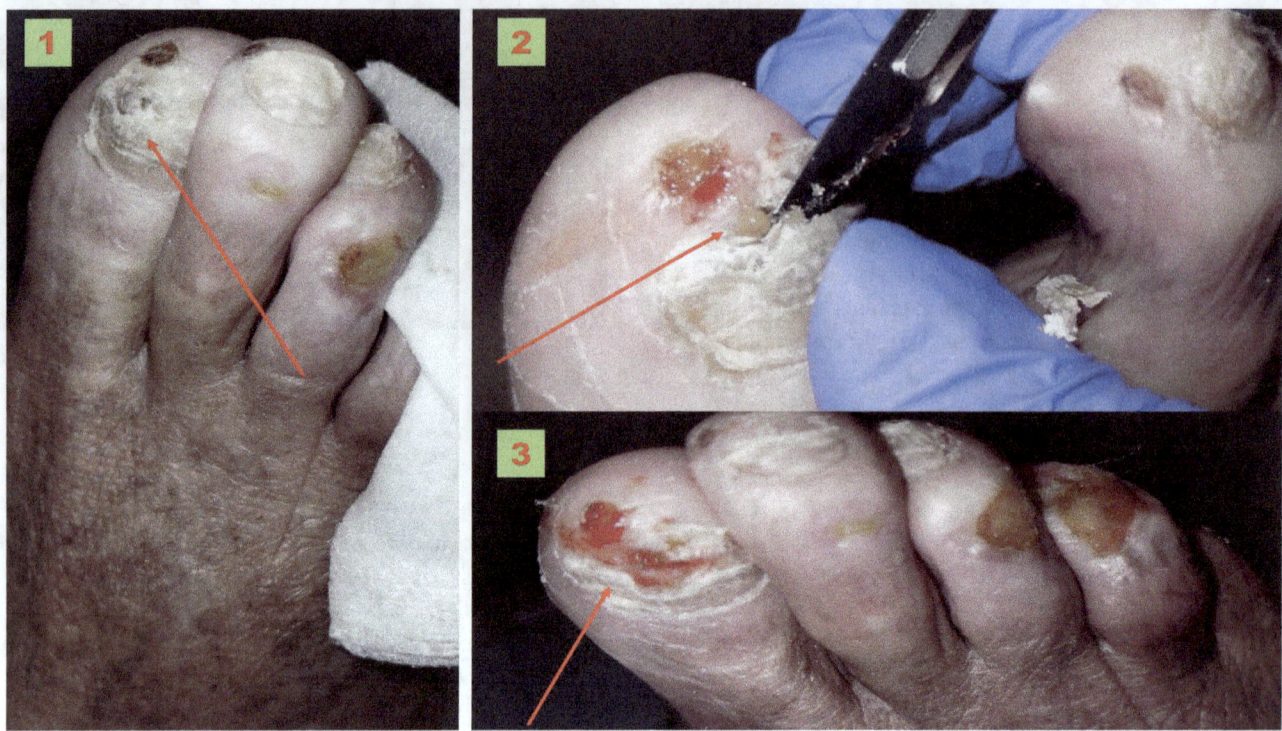

Imagen 1: Uña de hallux frágil y deformada sin aparente lesión en paciente con pie diabético. Imagen 2: tras desbridar la uña debilitada aparece foco de infección (pus señalado con flecha) que, de no haberse detectado hubiera evolucionado en profundidad y provocado una osteomielitis. Imagen 3: desbridamiento de uña para facilitar el drenaje y la curación

También son frecuentes la onicomicosis y la tiña pedis que rompen la barrera cutánea y facilitan las infecciones bacterianas (celulitis, osteomielitis).

> *Corregir la forma del pie y/o mejorar su biomecánica con descargas de presiones.*

3. Deformidades del pie

En el pie diabético con deformidad, alteración de su biomecánica y alto riesgo de úlcera puede ser necesario la derivación a traumatología para intentar corregir la anatomía funcional del pie. La cirugía ortopédica busca reducir presiones plantares, corregir alineaciones óseas y proteger las partes blandas de la presión excesiva.

Existe un amplio espectro de técnicas que dependen del estado vascular del paciente y de un abordaje multidisciplinar: tenotomía flexora o extensora digital percutánea para dedos en garra, en martillo y lesiones en punta o dorso del dedo, artroplastias, osteotomías, resecciones óseas, artrodesis, etc.

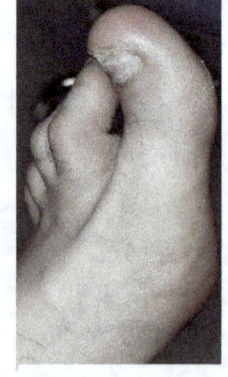

Paciente susceptible de tenotomía extensora digital.

Las alternativas al abordaje quirúrgico, y lo más utilizado, son los diferentes tratamientos de descarga que aplican los podólogos: Ortesis de silicona, plantillas personalizadas, dispositivos de descarga: fieltros, zapatos postquirúgicos, botas tipo Walker, etc.

Signos de alarma

El paciente debe conocer los síntomas o signos de alarma por los que deben consultar de forma inmediata, previa reducción de la deambulación, aunque las lesiones no molesten o duelan (frecuentemente no hay sensibilidad):

o Algún tipo de herida, rozadura, arañazo, corte, ampolla o costra.
o Aumento de la temperatura del pie. En pacientes de riesgo moderado o alto (riesgo 2-3) se puede enseñar a medir la temperatura diariamente. Un aumento de temperatura indica inflamación y riesgo de ulceración; ante este signo, el paciente debe reducir la carga sobre el pie y consultar.
o Aparición de dolor repentino sin traumatismo previo.
o Cambios en la coloración de alguna zona del pie: tanto enrojecimiento como áreas blanquecinas o azuladas.
o Aparición de secreciones tanto de piel como de uña.
o Inflamación de algún área del pie o de los dedos.

La identificación y tratamiento precoz de lesiones iniciales reduce el riesgo de ulceración.

Características de la úlcera diabética en función de la etiología predominante

	Neuropática	Neuroisquémica	Isquémica
Frecuencia	45-60%.	25-45%.	10-15%.
Insensibilidad	Presente.	Presente.	Ausente.
Dolor	No.	Variable.	Sí.
Pulsos	Conservados.	Ausentes.	Ausentes.
Temperatura	Normal.	Normal o disminuida.	Disminuida.
Coloración pie	Normal o hiperemia.	Palidez o cianosis.	Palidez.
Localización	Áreas de presión o roce, zona plantar.	Periférica: talón, laterales del pie, interdigital.	Más periférica: antepie y pulpejos de los dedos.
Lecho	Tejido de granulación sonrosado o esfacelos	Pálido con esfacelos.	Pálido con necrosis.
Piel perilesional	Hiperqueratosis, callo	Variable, sin callo.	Frágil con cianosis
Revascularización	No precisa.	Necesaria. Derivar a vascular.	Necesaria.. Derivar a vascular.

Valoración de la úlcera del pie diabético

En la primera visita es esencial hacer una valoración integral del paciente, no sólo de la herida. Se precisa comprender sus múltiples factores etiopatogénicos (tabla), los procedimientos diagnósticos y las intervenciones a realizar. Este proceso diagnóstico y terapéutico requiere una coordinación multidisciplinar con tiempos de derivación bien definidos. La derivación se debe iniciar sin demoras para así evitar empeoramientos incontrolados de la herida y posibles amputaciones (ver tabla).

Los **objetivos** del tratamiento son: mitigar la invalidez que producen en la marcha, reducir el riesgo de amputación y la complicación última, que es el riesgo de fallecimiento.

Todo el equipo debe conocer el impacto de una herida en la calidad de vida del paciente e involucrarse en mejorar los síntomas: dolor, picor, olor, fugas del exudado, dificultades para dormir, para caminar. También empatizar con la ansiedad, vergüenza, frustración, trastornos del humor, desesperanza y depresión que acompaña a todo lo anterior, y que les lleva al aislamiento familiar y social. En el abordaje terapéutico se deberá tener en cuenta las creencias, miedos y expectativas del paciente y dedicar tiempo a educar y reconducir sus sentimientos hacia comportamientos positivos para acelerar la curación y mejorar su calidad de vida. Conocer, por ejemplo, las expectativas en relación a su movilidad, su estética, el tipo de calzado o de descargas.

Con una buena comunicación bidireccional estableceremos mejores estrategias terapéuticas y educativas, y evitaremos catalogar al paciente como "no cumplidor".

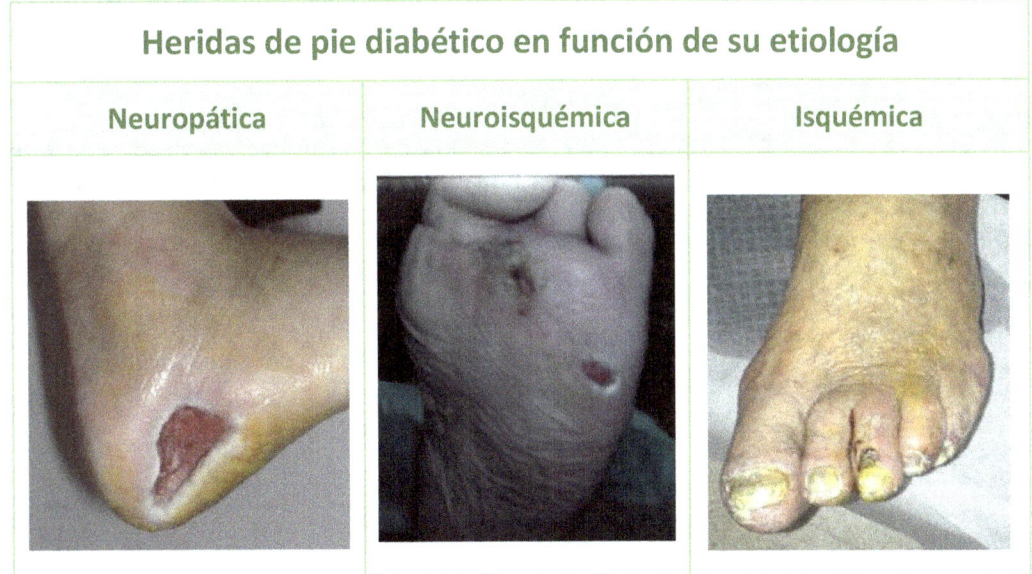

Heridas de pie diabético en función de su etiología

Neuropática | Neuroisquémica | Isquémica

La valoración inicial de una úlcera en un paciente diabético debe incluir:

- Datos generales: enfermedades, estado de la diabetes, si se alcanzan los objetivos glucémicos, si el paciente fuma, historial de úlceras previas o cirugías del pie, etc.
- Grado de neuropatía periférica.
- Situación vascular: presencia de insuficiencia venosa o arterial.
- Signos y síntomas de infección local y sistémica. Ante cualquier herida estancada o que evoluciona muy lentamente hay que pensar que esté infectada.
- Presencia de dolor. La mayoría duelen, pese a que pueda haber una neuropatía sensitiva.
- Capacidad para los autocuidados: destreza, capacidad visual, grado de conocimiento de su patología, situación socioeconómica, presencia de cuidador.

Los pacientes deben saber que una consulta precoz ante cualquier signo o síntoma de nueva aparición puede evitar consecuencias catastróficas para su pie.

Abordaje multiprofesional

Es esencial para el tratamiento un abordaje precoz y multiprofesional del paciente. Es fundamental comprender la importancia y la responsabilidad de cada profesional en la resolución de los diferentes componentes etiológicos: una diabetes descontrolada, la presencia de deformidades, de rigideces y puntos de hiperpresión del pie, el compromiso vascular, la infección de las heridas y las comorbilidades.

Las unidades de pie diabético han demostrado conseguir mejores resultados clínicos.

- **Enfermera especializada y/o podólogo**: realizan las curas periódicas. Son los profesionales principales. Los podólogos corrigen las deformidades y los malos apoyos mediante descargas y microcirugías.
- **Médicos**: controlan los niveles de glucemia, tratan la infección a nivel sistémico y cualquier comorbilidad asociada. Además, la presencia de úlcera de pie diabético indica un aumento del riesgo cardiovascular tanto para sufrir un evento, como de muerte. Por ello, estos pacientes precisan una intensificación del tratamiento de todos los factores de riesgo.
- **Cirujanos vasculares**: valoran la indicación de revascularización arterial o amputación.
- **Cirujanos ortopédicos**: valoran posibles cirugías de deformidades óseas.

Frecuentemente estas unidades tienen un profesional gestor de cada paciente que coordina su atención multidisciplinar (habitualmente de enfermería o podología).

Ante la ausencia de una unidad de pie diabético de referencia, saber cuándo derivar, con qué premura y a qué especialista en cada momento es fundamental (ver tabla)

En diabéticos la rigidez o calcificación arterial puede impedir que el manguito las colapse. Por ello, el ITB puede dar valores falsamente elevados (>1.3). Así, en la práctica, la ausencia de pulsos o su palpación dificultosa es indicación de derivación a C. Vascular.

Criterios de derivación en pie diabético

	Lesión	Nivel asistencial	Prioridad
Pie sin úlcera	Pie sano en riesgo.	Primaria y/o podología.	No derivar.
	Pie con deformidades, neuropatía.	Valoración en especializada o unidad de pie diabético.	Puntual y con carácter normal.
	Pie con vasculopatía. (ITB <0.9 o >1.3)	Cirugía vascular.	Normal.
Úlcera leve superficial sin vasculopatía.		Primaria.	No derivar salvo agravamiento.
Úlcera leve superficial sin pulsos o con ITB <0.9 o >1.3.		Cirugía vascular	Preferente en < 2 semanas
Úlcera profunda con: • Afectación de tendones o cápsula articular. • Absceso, artritis o sospecha de osteomielitis. • Gangrena seca o húmeda.		Urgencias hospitalarias	Urgente.
Isquemia crítica: dolor en reposo		Cirugía vascular.	Urgente.

Existen varias clasificaciones para el seguimiento de las heridas:

- Las que informan del nivel de profundidad y afectación de estructuras como tendón, articulación y hueso (escala Wagner-Merrit).
- Las que incluyen también el grado de isquemia e infección y que tienen mejor correlación con el pronóstico y el riesgo de amputación de la extremidad:
    - PEDIS: perfusion, extension, depth (profundidad), infection, sensation.
    - Clasificación de la Universidad de Texas.
    - WIFI: wound (herida), isquemia, foot (pie) infection (ver figura).

La **isquemia** está presente hasta en el 65% de las úlceras diabéticas y dificulta en buena manera su correcta resolución.

Por otro lado, la **infección** es el principal desencadenante de un proceso de deterioro de la úlcera que conduce en muchos casos a la amputación. Ambos elementos son claves en el tratamiento.

Respecto al **pronóstico**, éste es peor en pacientes que presentan enfermedades avanzadas: insuficiencia renal terminal, insuficiencia cardiaca, enfermedad arterial periférica y los que no son independientes para caminar

El seguimiento estrecho y el abordaje multidisciplinar permiten reducir la incidencia de úlceras, infecciones y amputacion

---

Clasificación pronóstica WIFI

Herida
- 0: no úlcera ni gangrega
- 1: úlcera pequeña sin gangrena
- 2: úlcera profunda o gangrena en dedos
- 3: úlcera o gangrena extensa

Isquemia
Presión sistólica del tobillo
- 0: >100 mmHg
- 1: 70-100 mmHg
- 2: 50-70 mmHg
- 3: <50 mmHg

Infección del pie
- 0: No infectado
- 1: Leve (celulitis 0.5-2cm)
- 2: Moderada (celulitis >2cm o presencia de pus)
- 3: Severa (afectación sistémica)

El riesgo de una amputación mayor de la extremidad es:

- bajo para una puntuación WIFI ≤3 y,
- alto para ≥5. También el riesgo es alto cuando el ítem infección es 3 (severo). La infección tiene un gran poder predictivo de la necesidad de amputación.

Respecto a la probabilidad del éxito de la revascularización, está es mayor para 0 puntos de isquemia (TAS >100 mmHg) y, para 1 y 2 puntos de isquemia, si la infección es local.

Los 4 pilares del tratamiento de la úlcera del pie diabético

1º. Tratamiento local.

2º. Valoración biomecánica del pie y descarga de presiones.

3º. Tratamiento de la posible infección.

4º. Tratamiento de la posible isquemia arterial.

> *La derivación y atención temprana por un profesional especializado o en una unidad de pie diabético en el primer contacto del paciente ha demostrado mejorar el pronóstico y los tiempos de cicatrización.*

Además de estos cuatro pilares, el abordaje integral del paciente no sólo debe estar centrado en la pierna, también debe incluir:

- Un buen **control glucémico** para mejorar la cicatrización. Mención especial merecen las posibles subidas bruscas de glucemias o fluctuaciones inesperadas, que pueden indicar la presencia de una sobreinfección o/y osteomielitis.
- **Abandonar el tabaco**, el alcohol y tratar el sobrepeso/obesidad: son factores que aumentan el riesgo y empeoran el pronóstico de un pie diabético.
- La estabilización **del estado cardiovascular y de la insuficiencia renal**: influyen en la cicatrización y empeoran el pronóstico y el riesgo de amputación. También, tratar posibles desequilibrios nutricionales, anemia, edemas, etc.
- El **abordaje del estado psicológico y social** del paciente. La depresión y la desesperanza dificultan la adherencia y cumplimiento de nuestras recomendaciones.

> *Asociado al tratamiento local: optimizar el control glucémico, tratar comorbilidades, posible insuficiencias venosa o arterial, y no olvidar educar al paciente y sus cuidadores.*

> *El tiempo es tejido: la demora produce pérdida de tejidos y amputaciones.*

1º Pilar: Tratamiento local

El **objetivo** es eliminar los tejidos no viables, la infección, promover la formación del tejido de granulación y finalmente ayudar a la reepitelización.

Las úlceras neuropáticas, tanto con componente isquémico como con infección, tienen un común denominador que es su **crecimiento en profundidad**, pudiendo llegar hasta tendones, huesos y articulaciones. Por ello, su resolución es secuencial. Comienza con una **"fase vertical"** desde el fondo, con relleno de tejido de granulación sano que cubre hueso, articulaciones, tendones y músculo. Sobre este tejido, ya nivelado con la piel perilesional, migra el tejido de epitelización desde los bordes exteriores. Es la **"fase horizontal"**. Frecuentemente estas fases se solapan y coexisten diversos estados evolutivos en diferentes zonas de la herida

Para homogeneizar las actuaciones integraremos también la sistemática TIME en las úlceras del pie diabético:

T: Abordaje del tejido desvitalizado

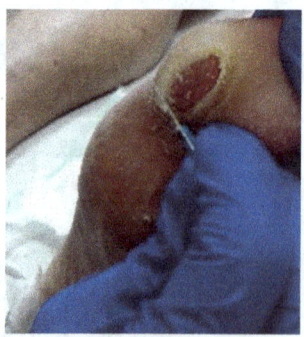

Desbridamiento cortante de hiperqueratosis.

Limpieza y desbridamiento: es esencial hacerlo cuanto antes para valorar la profundidad de la lesión y el grado de afectación de tendones o hueso e intervenir precozmente. El objetivo es llegar a visualizar tejido viable irrigado, eliminando la hiperqueratosis perilesional (callo) y los tejidos desvitalizados. En estas heridas profundas, el tejido no viable promueve el crecimiento bacteriano, impide el drenaje de secreciones o pus y aumenta la presión sobre los tejidos sanos. El callo perilesional, además de ejercer presión, impide la migración de los queratinocitos sobre el tejido de granulación. **Las úlceras neuropáticas puras no presentan tejido necrótico añadido al callo**. Si existe habrá que pensar en que existe un componente isquémico asociado.

Dado que la úlcera diabética más habitual está rodeada de un callo, el método de desbridamiento más adecuado es el **cortante**, aplicado de forma frecuente. Es muy útil cuando hay grandes zonas de necrosis o mucha infección. Si tras desbridar se palpa hueso realizando la exploración "probing to bone", o éste se visualiza, habrá que descartar osteomielitis.

El desbridamiento **autolítico** es más lento, pero más natural y seguro. Es de elección cuando hay exposición ósea y en aquellos pies con algún grado de isquemia arterial.

- El desbridamiento **enzimático** (colagenasa) no se debe aplicar sobre ligamentos, fascias, tendones o huesos expuestos. En costras necróticas eliminables (no en dedos momificados) puede inyectarse con una jeringa por debajo para facilitar el posterior desbridamiento cortante.
Sobre el uso de callicidas es importante instruir al paciente diabético con callos en los pies que están contraindicados, por el riesgo de provocar una úlcera.

- **Limpieza** de la herida: con irrigación de agua o solución salina con jeringa grande y aguja de 19 mm para arrastrar restos. Posterior secado con pequeños toques, nunca con fricción pues podría arrastrar tejido de granulación o epitelial neoformado. En heridas infectadas se recomienda utilizar soluciones limpiadoras antisépticas.
La povidona yodada está indicada en necrosis secas no vascularizadas (momificadas) y cuando se está a la espera de una amputación, para conservar la zona seca y aséptica.

El desbridamiento cortante está contraindicado cuando está disminuido el flujo arterial por el riesgo de empeorar la herida (ITB<0.5 o PAS<50 mmHg).

I: Abordaje de la Infección

Ver 3º pilar del tratamiento.

M: Gestión del exudado

- Para controlar el exudado hay que identificar su etiología (infección, edema, descomposición de tejido desvitalizado) y aplicar el tratamiento correspondiente.
- Las úlceras con componente isquémico suelen tener lechos necróticos y poco exudado.
- La frecuente localización de las úlceras del pie diabético en áreas cubiertas por el calzado supone una dificultad para el uso de apósitos que gestionen el exudado. Éstos no solo deben ejercer su función, sino que además deben soportar las fuerzas de presión durante la marcha y mantenerse en su sitio sin arrugas ni pliegues. Hay que evitar que la piel perilesional se macere y que no se generen iatrogénicamente nuevos puntos de presión y nuevas lesiones.
Los apósitos han de ser poco adherentes, finos, adaptables y conformables, eligiendo el modelo apropiado al nivel de exudado que genera la herida. Se pueden utilizar apósitos de silicona y cremas barrera para proteger la piel perilesional.

Las curas y cambios de apósitos conviene realizarlos con más frecuencia que en otro tipo de heridas para monitorizar así un posible deterioro o infección. Ésta puede sorprendernos por su característico desarrollo rápido y agresivo.

- Las **áreas necróticas** negras de origen isquémico se deben mantener secas para prevenir la infección y para proteger los tejidos adyacentes.
- En los **talones** utilizar un apósito no adherente que no hidrate.
- En los **dedos** evitar fijaciones circulares que pueden dificultar el riego. Se pueden utilizar apósitos no adherentes de silicona entre ellos o gasas/mallas tubulares que los separen.
- Las **heridas profundas** cavitadas o tunelizadas se deben utilizar opciones de apósitos que rellenen la cavidad, con capacidad de absorción apropiada al nivel de exudado, y asegurándose el contacto con el lecho profundo y laterales, evitando los espacios muertos. Hay que tener cuidado de no colmar la cavidad y que tampoco se obture la salida hacia los apósitos secundarios exteriores. Aplicar la regla de rellenar un 75-80% del volumen de la cavidad. Cuando ésta es amplia y existe exudado importante puede estar indicado utilizar la TPN.
- Si la herida **huele** por infección o putrefacción de tejidos necróticos, además de desbridar y tratar con antimicrobianos, se pueden utilizar apósitos de carbón que absorben el olor. Aliviaremos así este síntoma tan molesto para pacientes y cuidadores.

E: bordes y piel perilesional

Los bordes hiperqueratósicos neuropáticos han de ser eliminados prudentemente con desbridamiento cortante repetido y frecuente (**deslaminación**). La piel perilesional, normalmente frágil, ha de ser hidratada en cada cura y protegida con apósitos de baja adherencia y cremas barrera cuando se precise.

- Los bordes hiperqueratósicos o los eritematosos engrosados indican que hay que mejorar la descarga, o el cumplimiento del paciente con esta medida.
- Los bordes finos hiperémicos, "como una fina línea roja trazada con rotulador", indican la presencia una posible infección.

2º Pilar: Valoración biomecánica del pie y descarga de presiones

Aquí es donde se hace imprescindible la presencia de un podólogo que aplique la descarga más adecuada a cada úlcera y a cada paciente. Con las descargas de los puntos de presión del pie se pretende prevenir las úlceras, sus recidivas y cuando están presentes, que éstas curen, que no se hagan más profundas, y que no se infecten y terminen produciendo una osteomielitis.

- Una forma de liberar la presión es con reposo absoluto, en silla de ruedas o con el uso de muletas para los desplazamientos del paciente. Estas medidas no deben prolongarse mucho tiempo porque los diabéticos precisan del ejercicio para su mejor control.
- La deslaminación cortante de las queratopatías (hiperqueratosis y callos) debe realizarse a nivel preventivo y durante el tratamiento de las úlceras. Contribuye también a aliviar presión.

> Mientras estemos curando la úlcera aplicaremos una descarga provisional, que será reemplazada por una definitiva, más adelante, con el objetivo de evitar las recidivas y permitir la deambulación.

Descargas provisionales en el paciente con úlcera activa

- **Fieltros adhesivos de poliéster o polietileno**: son económicos, fáciles de manejar y recortar. Se presentan en láminas o rollos adhesivos de diferentes grosores (8 a 15 mm.) para elegir en función de la profundidad de la úlcera (menores 8 mm. no son efectivos). Ha de cubrir toda la planta y adherirse a la piel dejando un borde libre en forma de U para prevenir el efecto de edema de ventana. Conviene realizar un estudio biomecánico del pie, una exploración podobarográfica y comprobar que las nuevas distribuciones de carga al liberar la zona ulcerada no van a provocar nuevas lesiones. Se precisará zapato postquirúrgico de descarga porque el paciente no podrá calzarse su zapato habitual.

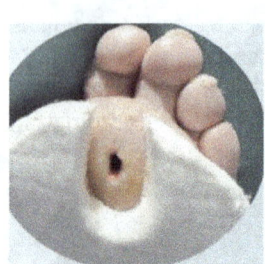

Descarga con fieltro.

- **Yeso de contacto total (YCT) o YCT Instantáneo** (iYCT: se utiliza una bota tipo Walker que se envuelve con una capa de fibra de vidrio o yeso. Al envolver el pie y la pierna, el peso se distribuye por toda la superficie de la pierna y no solo en el pie, permitiendo que la úlcera no reciba impactos ni fricción constante. Al ser un dispositivo inamovible se mejora el cumplimiento.

- **Férulas extraíbles**: Han desplazado a los yesos. Tienen medidas y formatos estandarizados y efecto balancín para facilitar la marcha. La más utilizada es la bota de Walker. Existen también otras opciones como las neumáticas o las férulas hechas a medida.

- **Zapatos postquirúrgicos**:
    - zapato plano de suela rígida para lesiones de dedos y dorso del pie.
    - zapato con tacón o medios zapatos para liberar úlceras de antepie.
    - zapato con tacón anterior para lesiones del retropié.

Descargas definitivas

- **Siliconas**: son polímeros que se moldean para realizar ortesis y prótesis digitales. Hay de diferentes niveles de dureza. Se utilizan en dedos en garra, en martillo, hallux valgus.

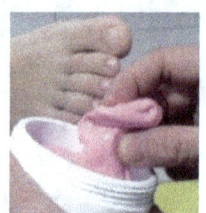

- **Materiales viscoelásticos**: para espacios interdigitales que presentan gran elasticidad y deformabilidad.

- **Plantillas personalizadas**: para prevenir la formación de úlceras mediante la distribución de presiones, la amortiguación y la contención de deformidades. También pueden utilizarse en presencia de úlceras poco profundas de grados I, o II de Wagner sin infección ni osteomielitis. Se fabrican con la ayuda de moldes obtenidos del pie, con distintos materiales (resinas, espumas, termoplásticos).

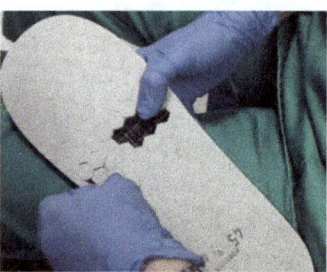

Plantilla con hexágonos removibles que facilita la descarga

- **Calzado ortopédico** estándar o a medida, que se puede combinar con ortesis plantares tipo taloneras, alzas, cuñas, para la caída del arco plantar, o para el apoyo de los metatarsianos. Estas ortesis las hay rígidas, semirígidas y blandas.

Las descargas hay que complementarlas con ayudas a la marcha, como bastones, muletas o andadores. Según la descarga utilizada habrá que suplementar la altura del calzado del pie no afectado. En algunos casos la descarga deberá ser absoluta, sin permitir la marcha, por lo que habrá que utilizar una silla de ruedas como única opción para la movilidad.

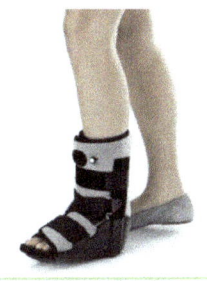	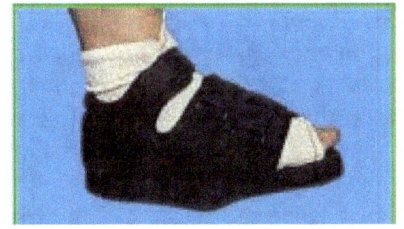	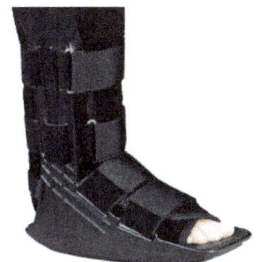
Férula de Walker.	Medio zapato para úlceras de antepie.	Férula tipo balancín.

3º Pilar: Tratamiento de la posible infección

Hasta un 50% de las heridas del pie diabético están infectadas en la primera consulta. La infección es causa del 60% de las amputaciones. Su tratamiento requiere la utilización de apósitos antimicrobianos y frecuentemente antibioterapia sistémica. El diagnóstico es fundamentalmente clínico en base a síntomas y signos locales o generales (distermia, malestar, fiebre, taquicardia, reactantes de fase aguda en la analítica). Ante cualquier herida estancada o que mejora muy lentamente hay que pensar que está infectada, aunque no estén presentes los síntomas y signos clásicos.

Datos clínicos del pie diabético infectado	
Subclínicos	**Clásicos**
Tejido de granulación friable y descolorido	Induración
	Eritema o calor local
Socavamiento de los bordes	Dolor
	Exudado purulento
Aumento de exudado	
Presencia de olor	
Criterios de infección: 1 signo clásico + 2 subclínicos o, 2 signos clásicos.	

La neuropatía y la isquemia arterial pueden enmascarar los clásicos signos de infección (exudado, enrojecimiento, calor y edema).

Hasta en un 50% de los casos puede existir una colonización crítica microbiana que enlentece el proceso normal de cicatrización, con manifestaciones más sutiles: cambios en el color del tejido de granulación, más brillante, friable, la hipergranulación, el socavamiento de los bordes, la formación de cavitaciones o túneles, el aumento del exudado (simplemente un mayor manchado del apósito), el mal olor o la aparición de un dolor nuevo (algo no habitual en las úlceras neuropáticas).

Que el clínico tenga un alto índice de sospecha y que realice un seguimiento cercano permite el inicio precoz de tratamientos tópicos antimicrobianos que eviten que la herida progrese incontroladamente.

La infección provoca una progresión rápida de este tipo de heridas con extensión a estructuras profundas, sobre todo si hay isquemia. Por tanto, los procedimientos de limpieza y desbridamiento han de realizarse lo más precoz e intensamente posible.

Las heridas infectadas del pie diabético deben revisarse más a menudo que en otro tipo de pacientes, porque pueden complicarse muy rápidamente.

Antimicrobianos

- **Antisépticos tópicos**
  Los más utilizados son los agentes limpiadores antisépticos (PHMB), las soluciones hiperoxidadas de hipoclorito sódico, los apósitos de plata o Iodo y los apósitos de DACC.
  Los antisépticos tópicos son **muy útiles en**:
    - en infecciones leves, o cuando el profesional percibe que algo sutil ha cambiado en el aspecto de la herida o en la sintomatología del paciente, que le haga pensar que se está empezando a desarrollar una infección subclínica (que precede a los signos francos de la sobreinfección).
    - incluso en fases anteriores a la infección subclínica, para reducir la carga bacteriana y prevenir la progresión del continuum de la infección a la fase de infección subclínica. Las heridas del pie diabético son de alto riesgo de infección y además lo pueden hacer incontroladamente, teniendo efectos devastadores sobre tejidos profundos,

pudiendo incluso terminar en la amputación. Por ello, muchos **expertos recomiendan tener un umbral más bajo en la indicación de los antimicrobianos** en este tipo de heridas.
- cuando hay dudas sobre la penetración y eficacia del antibiótico sistémico en tejidos, sobre todo si hay isquemia arterial.
- en heridas no curables (momificaciones) donde se pretende mantener la necrosis seca, sin carga bacteriana, para prevenir la infección de los tejidos viables adyacentes.

En este tipo de heridas hay que tener un umbral más bajo en la indicación de antimicrobianos.

- **Antibioterapia sistémica**

La añadiremos de forma empírica y posteriormente dirigida (si podemos contar con un cultivo y antibiograma), ante:
- **Celulitis**: Todo eritema >0.5 cm indica cierto grado de inflamación/infección. Un eritema > 2cm con tumefacción y calor local indica que la celulitis es más seria y se precisa antibioterapia sistémica.
- **Abscesos**: con pus acumulado, que incluso puede tunelizar a todo el pie y que precisa drenaje quirúrgico.
- **Osteomielitis** (cuando se afecta la cortical y médula ósea) u **Osteitis** (cuando sólo se afecta la cortical). Se deben sospechar ante:
    - La exposición del hueso a simple vista.
    - Un test "probing to bone" positivo, si no hay exposición visual.
    - Un "dedo en salchicha" anormalmente inflamado.
- Una **úlcera profunda** sobre una prominencia ósea que no cicatriza con antimicrobianos tópicos y descargas adecuadas, habiéndose descartado un componente isquémico.
- **Infecciones necrosantes** que destruyen tejidos y precisan desbridamiento quirúrgico:
    - Celulitis necrosante: solo afecta al tejido subcutáneo sin afectación de la fascia
    - Fascitis necrosante: se extiende más allá de la aponeurosis muscular.

Respecto al tratamiento de la celulitis y/o fascitis necrosante:
- ➤ En las formas leves iniciales se puede utilizar **tratamiento oral** ambulatorio con fármacos contra las bacterias gram + (Estafilococo y estreptococo). Cuando estas úlceras se cronifican (> 1 mes) pueden contaminarse también por bacterias entéricas gram – y habrá que utilizar antibióticos de más amplio espectro.
- ➤ Cuando la infección es más importante, más profunda y extensa (crecimiento de gérmenes anaerobios), con gangrena, o hay osteomielitis y riesgo de pérdida de la extremidad puede ser necesaria la hospitalización y el **tratamiento intravenoso**. En pacientes con varios ingresos o que hayan recibido varios ciclos de antibióticos habrá que pensar en la posibilidad de bacterias resistentes (MRSA o E. Coli productor de BLEE). En todas estas circunstancias se hace necesario un abordaje pluridisciplinar para mejorar los resultados.

Test de contacto óseo o "Probing to bone".

Consiste en la introducción a través de la úlcera de un estilete estéril metálico de punta roma. Se considera positivo si se ve o si se toca hueso. Es útil para el diagnóstico de osteomielitis en un contexto clínico compatible. Un test negativo no la descarta.

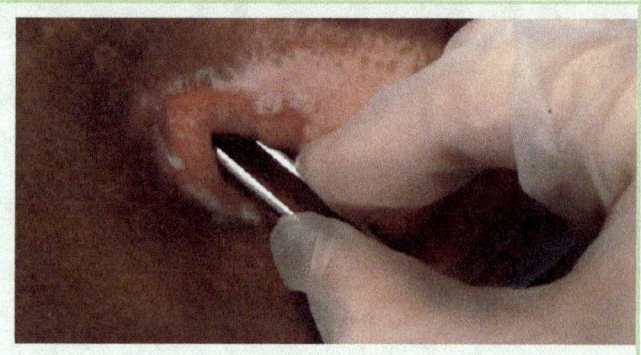

Cuando queremos confirmar el diagnóstico clínico de **osteomielitis** con pruebas de imagen podemos recurrir a:
- RX simple: mostrará osteolisis cortical y neoformación ósea. Ver una RX única puede tener poca sensibilidad diagnóstica. Ésta aumenta cuando se repite la RX tras un intervalo de 2 semanas y observamos cambios radiológicos.
- RMN: más sensible (90%) y específica (85%) y más precoz para identificar los primeros indicios de osteomielitis y poder confirmarla
    - .

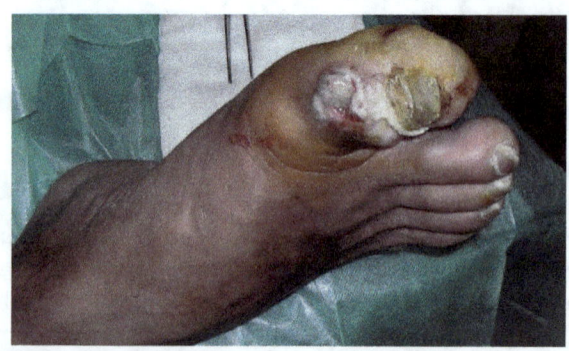

Pie diabético con osteitis de 1º dedo. Precisó antibiótico sistémico y desbridamiento quirúrgico óseo.

Tratamiento quirúrgico

Puede ser necesario en varias situaciones clínicas:

- Ante una úlcera con poca resistencia al introducir la pinza y con un exudado fluido maloliente, que indica la presencia de una necrosis del tejido celular subcutáneo, con riesgo de progresar a una fascitis y gangrena con pérdida de tejidos, incluso a una amputación. En estas circunstancias se hace preciso un desbridamiento quirúrgico urgente. Si hay compromiso vascular, se acompañará de algún método de revascularización. Posteriormente se valorará la necesidad de injertos cutáneos.
- Respecto a la posible amputación de dedos por infección +/- isquemia, se tiende a ser lo más conservador posible con el primer dedo porque tiene una gran importancia en la función estática y dinámica del pie.
- Cuando es posible, se intenta aprovechar la cirugía para corregir deformidades que en el futuro puedan precipitar nuevas ulceraciones.

No subestimar pequeñas heridas puntiformes. Lo hacen tanto los pacientes como los sanitarios. Tratarlas precozmente. Debajo podemos encontrar una infección, incluso osteomielitis.

4º Pilar: Tratamiento de la posible isquemia arterial

En las últimas décadas, por el envejecimiento de la población diabética, ha aumentado el porcentaje de pies diabéticos que presentan también isquemia (65% aproximadamente). Respecto al pie neuropático, las heridas neuroisquémicas asocian mayor tasa de recidivas, de infección, de amputación y de menor autonomía para caminar y realizar las actividades básicas de la vida diaria.

- La **revascularización** (endovascular o By-pass) mejora el pronóstico, las recurrencias y las tasas de amputación. Corresponde a los cirujanos vasculares decidir su indicación en cada paciente. Sus resultados dependen del estado clínico del paciente (en ocasiones los pacientes son muy ancianos y/o frágiles), de las comorbilidades, de la presencia de enfermedad renal crónica avanzada, de la extensión de la lesión y de infección asociada.
- **Amputación:**

Aproximadamente la mitad de los pacientes diabéticos con isquemia crítica de MMII sufren algún tipo de amputación en el siguiente año. La mortalidad de estos pacientes alcanza el 50%. La decisión de amputación viene determinada por la posibilidad técnica de revascularizar y por la funcionalidad del tejido viable que quedaría tras la intervención.

Tipos de amputación:

- **Amputaciones mayores**, a nivel de la rodilla:
    - Infracondíleas: en pacientes más jóvenes, que tienen la posibilidad de caminar con la ayuda de una prótesis.
    - Suprandondíleas: para pacientes con escasa movilidad, vida cama-sillón y con menor esperanza de vida, que no han podido ser revascularizados o ésta ha fracasado.

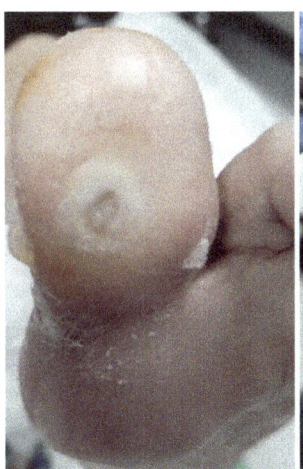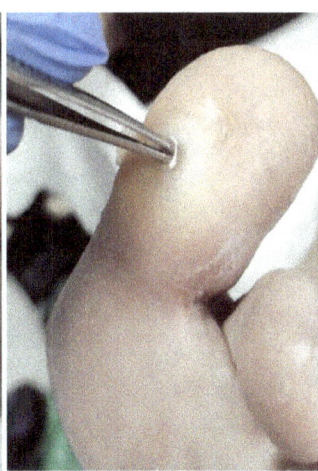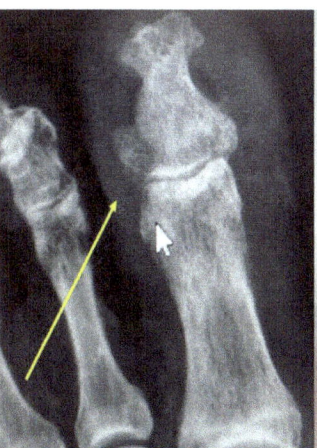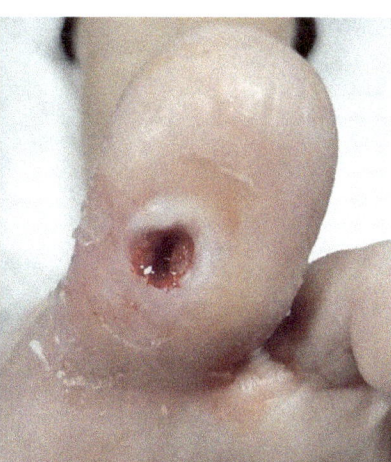

Paciente que banalizó una pequeña "heridita" (ocurre tanto entre pacientes como profesionales), que evolucionó en profundidad (test de contacto óseo positivo) y terminó produciendo una osteomielitis visible radiológicamente. Se trato con desbridamiento para facilitar el drenaje y antibioterapia sistémica.

- **Amputaciones menores**: a nivel del pie, de los dedos o de la línea transmetatarsiana. Las lesiones a nivel del calcáneo, que tiene una débil vascularización, suelen precisar una amputación mayor.

Aspectos a considerar

1) Las úlceras diabéticas precisan ser reevaluadas muy frecuentemente porque los signos de infección pueden aparecer muy rápidamente y tener consecuencias devastadoras si no se tratan a tiempo.
2) Si tras 4 semanas la herida no se ha reducido en un 50% o no se reduce su área un 10% semanal, y no existen factores agravantes que podamos tratar (isquemia, infección, insuficiente control glucémico o inadecuación o falta de adherencia a las descargas), considerar tratamientos de segunda línea.
3) En las unidades de pie diabético o en atención especializada se pueden aplicar tratamientos más avanzados como la terapia de presión negativa (para ulceras profundas muy exudativas), injertos, matrices acelulares, etc. Para úlceras pequeñas con poco exudado se pueden utilizar dispositivos portátiles de presión negativa que permiten al paciente llevar una vida activa.
4) En ciertos pacientes, pretender curar la úlcera no es un objetivo razonable por la situación terminal, por su extrema fragilidad y pluripatología, o porque su enfermedad arterial periférica no es revascularizable. En estas circunstancias, se deben establecer con el paciente y/o con los cuidadores unos objetivos paliativos, que incluyan la prevención o control de la infección, el control del dolor, del olor y el manejo adecuado del exudado. Todo ello, para minimizar su impacto en la calidad de vida del paciente y en la de sus familiares.

En úlcera de pie diabético: derivar rápido, valorar pulsos (para diagnosticar isquemia asociada) y utilizar descargas siempre y de forma eficaz.

Todo paciente diabético de larga evolución o con mal control debe aprender unas rutinas en autocuidados. Los programas de cribado disminuyen la incidencia de úlceras y amputaciones.

Prevención de recidivas

- La alta tasa de recidivas del pie diabético hace que se considere al paciente más en remisión que curado.
- La recidiva al año es de la mitad de los pacientes. De ellas, el 50% surgen al mes y el 70% a los 3 meses.
- Para prevenir las recidivas, cada una de las curas son buenos momentos para ir educándolo e instruyéndolo en el uso de descargas, de plantillas personalizadas, de calzado adecuado y en un plan de autovigilancia regular para detectar cualquier signo de inicio de una lesión por la que tendrá que consultar con inmediatez. Programar revisiones al mes o antes tras cicatrizar la herida.
- El calzado inadecuado es a causa más frecuente de recidiva.
- Se deben corregir todos los factores de riesgo: control glucémico óptimo, tabaco, hipertensión, alcohol, obesidad, ejercicio, etc.

Actividad física y prevención

El riesgo de ulceración no contraindica el ejercicio físico. La actividad física debe promoverse porque mejora el control metabólico y la salud cardiovascular.

Sin embargo, es importante:

- Utilizar calzado terapéutico adaptado a la evolución de la lesión del paciente.
- Ayudas a la marcha: muletas, bastón, andador.
- Incrementar progresivamente la actividad.
- Evitar sobrecargas bruscas.
- Vigilar aparición de lesiones o dolor.

BIBLIOGRAFÍA

- Lucha V, Muñoz V, Fornes B, García M. La cicatrización de las heridas. Enfermería Dermatológica nº 03. Enero-febrero-marzo 2008.
- Singer AJ, Clark RA. Cutaneous wound healing. N Engl J Med. 1999 Sep 2;341(10):738-46. doi: 10.1056/NEJM199909023411006. PMID: 10471461.
- Asociación Española de Enfermería Vascular y Heridas. Guía de práctica clínica: Consenso sobre úlceras vasculares y pie diabético. Tercera edición. Madrid: AEEVH, 2017
- Marinel.lo Roura J, Verdú Soriano J (Coord.). Conferencia nacional de consenso sobre las úlceras de la extremidad inferior (C.O.N.U.E.I.). Documento de consenso 2018. 2ª ed. Madrid: Ergon; 2018.
- World Union of Wound Healing Societies (WUWHS). Principios de las mejores prácticas. Diagnóstico y heridas. Documento de consenso. Londres MEP Ltd, 2008.
- Asociación Española de Enfermería Vascular y Heridas. Guía de práctica clínica: Consenso sobre úlceras vasculares y pie diabético. Tercera edición. Madrid: AEEVH, 2017
- Díaz Sánchez S, Piquer Farrés N, Fuentes Camps E, Bellmunt Montoya S, Sánchez Nevárez I, Fernández Quesada F; Sociedad Española de Medicina de Familia y Comunitaria; Sociedad Española de Angiología y Cirugía Vascular. Criterios de derivación entre niveles asistenciales de pacientes con enfermedad vascular. Documento de consenso SEMFYC-SEACV. Resumen ejecutivo. Aten Primaria 2012 Sep;44(9):556-61. Spanish. doi: 10.1016/j.aprim.2012.05.002. Epub 2012 Jul 21. PMID: 22824152; PMCID: PMC7249231.
- Wounds UK (2013) Optimising venous leg ulcer services in a changing NHS: A UK consensus. London: Wounds UK. Available at: www. wounds-uk.com
- Franks PJ, Barker J, Collier M, Gethin G, Haesler E, Jawien A, et al. Management of Patients With Venous Leg Ulcers: Challenges and Current Best Practice. J Wound Care. 2016;25(Sup6):S1-67.
- Isoherranen K, Montero EC, Atkin L, Collier M, Høgh A, Ivory JD, Kirketerp-Møller K, Meaume S, Ryan H, Stuermer EK, Tiplica GS, Probst S. Lower Leg Ulcer Diagnosis & Principles of Treatment. Including Recommendations for Comprehensive Assessment and Referral Pathways. J Wound Management, 2023;24(2 Sup1):s1-76. DOI: https://doi.org/10.35279/jowm2023.24.02.sup01.
- Wounds UK. Best Practice Statement Holistic management of venous leg ulceration. London Wounds UK. Available to download from www.wounds-uk.com.
- Hannon BM, Canning CM, Fahy CB, Colgan M-P. Is it safe to compress venous leg ulcers without an ankle brachial pressure index? DOI: 10.35279/jowm202104.08.
- Bjork R, Ehmann S. S.T.R.I.D.E. Professional Guide to Compression Garment Selection for the Lower Extremity. J Wound Care. 1 de junio de 2019;28(Sup6a):1-44.
- Aboyans V, Ricco J-B, Bartelink M-LEL, Bjorck M, Brodmann M, Cohnert T, et al. 2017 ESC Guidelines on the Diagnosis and Treatment of Peripheral Arterial Diseases, in collaboration with the European Society for Vascular Surgery (ESVS). Rev Espanola Cardiol Engl Ed. febrero de 2018;71(2):111.
- Mills JL, Conte MS, Armstrong DG, Pomposelli FB, Schanzer A, Sidawy AN, et al. The Society for Vascular Surgery Lower Extremity Threatened Limb Classification System: risk stratification based on wound, ischemia, and foot infection (WIfI). J Vasc Surg. enero de 2014;59(1):220-234.e1-2.
- Alavi A, Mayer D, Hafner J, Sibbald RG. Martorell hypertensive ischemic leg ulcer: an underdiagnosed Entity. Adv Skin Wound Care. 2012 Dec;25(12):563-72; quiz 573-4. doi: 10.1097/01.ASW.0000423442.08531.fb. PMID: 23151767.
- Mansour M, Alavi A. Martorell ulcer: chronic wound management and rehabilitation. Chronic Wound Care Management and Research. 2019;6: 83-88. https://doi.org/10.2147/CWCMR.S172427
- Guisado Muñoz S, Conde Montero E, de la Cueva Dobao P. Punch Grafting for the Treatment of Martorell Hypertensive Ischemic Leg Ulcer. Actas Dermosifiliogr (Engl Ed). 2019 Oct;110(8):689-690. English, Spanish. doi: 10.1016/j.ad.2018.06.016. Epub 2019 Feb 25. PMID: 30819404.
- Armstrong DG, Boulton AJM, Bus SA. Diabetic Foot Ulcers and Their Recurrence. N Engl J Med. 15 de 2017;376(24):2367-75.
- Bus SA, Armstrong DG, van Deursen RW, Lewis JEA, Caravaggi CF, Cavanagh PR, et al. IWGDF guidance on footwear and offloading interventions to prevent and heal foot ulcers in patients with diabetes. Diabetes Metab Res Rev. enero de 2016;32 Suppl 1:25-36.
- Schaper NC, van Netten JJ, Apelqvist J, Bus SA, Fitridge R, Game F, Monteiro-Soares M, Senneville E; IWGDF Editorial Board. Practical guidelines on the prevention and management of diabetes-related foot disease (IWGDF 2023 update). Diabetes Metab Res Rev. 2023 May 27:e3657. doi: 10.1002/dmrr.3657. Epub ahead of print. PMID: 37243927.
- Nicolas W Cortes-Penfield and others, Evaluation and Management of Diabetes-related Foot Infections, CLINICAL INFECTIOUS DISEASES, Volume 77, Issue 3, 1 August 2023, Pages e1–e13, https://doi.org/10.1093/cid/ciad255

Parte 4: Preparación Del Lecho De La Herida (PLH)

Esquema TIME
T (Tissue: tejido desvitalizado), I (infección-inflamación),
M (moisture/exudado), E (edge/borde)

T: Limpiar la herida:
- Eliminar tejido no viable.
- Desbridamiento autolítico, cortante, enzimático, osmótico, mecánico, larval.
- Limpiar restos orgánicos, inorgánicos y carga bacteriana.

I: prevenir o tratar la infección:
- Desbridar y limpiar con soluciones limpiadoras para reducir la carga bacteriana durante todo el "continuum de la infección".
- Estrategia de "cuidado de las heridas basado en el biofilm" para prevenir su aparición, o tratarlo precozmente.
- Tratar enérgicamente tanto la infección subclínica como la clásica.

M: Manejo de la humedad:
- Gestión del exudado para propiciar un equilibrio en la superficie del lecho que permita la cicatrización en ambiente húmedo.
- Elección del tipo de apósito y de la frecuencia de cambio adaptado a cada situación clínica.

E: Sanear y proteger los bordes:
- Acondicionar y proteger los bordes y la piel perilesional para favorecer el inicio de la epitelización.
- Eliminar de los bordes los restos desvitalizados y de biofilm.
- Proteger los focos de epitelización.

R: Terapias alternativas:
- Apósitos especiales.
- Microinjertos autólogos.
- Terapia de presión negativa.

Dolor:
- Identificar las causas más frecuentes de dolor y resolverlas.

Tratamiento del lecho: esquema TIME

El concepto de **preparación del lecho de la herida (PLH)** hace referencia a las acciones que tienen como objetivo favorecer los mecanismos fisiológicos naturales de la cicatrización. El propósito es facilitar que la herida crónica transite rápido de la fase inflamatoria a la proliferativa y finalmente a la de epitelización y cicatrización total.

El éxito del tratamiento de la herida está en una intervención precoz, en el mismo momento que tenemos conocimiento de ella.
Hay que ser muy proactivo desde el inicio.

Bajo el acrónimo TIME se recogen todas las acciones a realizar durante la cura para preparar el lecho de la herida (PLH) para que se den las mejores condiciones para la cicatrización. El objetivo es corregir las anomalías fisiopatológicas que cronifican estas heridas.

A este esquema básico con el que se viene trabajando desde hace años, recientemente se le han añadido otros que pretenden complementarlo y ayudar al profesional en aquellos pacientes con heridas complejas o de evolución tórpida. En este sentido merece la pena conocer y aplicar esquemas como el denominado "Cuidados basados en el tratamiento del biofilm" (BBWC), u otros más holísticos: el TIMERS o el DOMINATE (se explican en el capítulo de Valoración de la Herida).

Preparación del lecho de la herida. Esquemas de tratamiento

TIME.

TIMERS.

DOMINATE.

Cuidado basado en el Biofilm.
(Biofilm-based Wound Care (BBWC)).

La mayoría de las heridas se logran curar al:

1. Aplicar adecuadamente el concepto de preparación del lecho de la herida (PLH),

2. Atender convenientemente al tratamiento etiológico y de los factores de riesgo.

Esquema general del tratamiento integral de las heridas crónicas

→	→	→	→
• Establecer y tratar la etiología. • Controlar comorbilidades. • Acordar estrategia y objetivos del tratamiento con el paciente. • Mejorar su colaboración y cumplimiento.	**PLH:** Seguir alguno de estos esquemas: • TIME. • TIMERS. • DOMINATE. • Cuidado basado en el biofilm (BBWC).	**Tratar:** • Infección, inflamación. • Edema. • Compresión. • Isquemia. • Descargas. • Incontinencia. • Dolor. • Nutrición. • Movilidad. • Ansiedad, miedos • Preferencias del paciente. • Calidad de vida.	**Considerar un manejo multidisciplinar, o la derivación a una unidad de heridas:** • Enfermera especialista en heridas crónicas. Terapias avanzadas. • Valoración por cirugía vascular. • Desbridamiento quirúrgico. • Podólogo. • Control del dolor. • Nutricionista. • Fisioterapeuta.

Esquema TIME para preparar el lecho de la herida (PLH)

Con la **"T"** realizamos **limpieza y desbridamiento** de los tejidos necróticos no vascularizados que no van a ser viables. Eliminamos así un medio que favorece la infección y la inflamación. Mostramos la verdadera profundidad de la herida y accedemos al lecho para prepararlo y así aplicar los tratamientos adecuados para acelerar la cicatrización. Es el comienzo de la PLH.

Con la **"I"** manejamos los diferentes niveles de carga bacteriana que pueden estar perpetuando la fase inflamatoria de la herida y dificultando su cicatrización: Dentro del **continuum de la infección**, tratamos desde la colonización crítica (infección subclínica o biofilm) hasta la infección evidente local y la sistémica.

Con la **"M"** facilitamos que el lecho de la herida presente un microclima óptimo de humedad y temperatura que facilite la proliferación y migración de las células reparadoras y la formación de la nueva matriz extracelular (**Cura en ambiente húmedo** (CAH)). Con la **gestión del exudado** y la utilización de los productos y apósitos adecuados evitaremos tanto la sequedad como el exceso de humedad.

Con la **"E"** atendemos el estado de los **bordes** de la herida desde donde debe iniciarse la epitelización. Debemos acondicionarlos y protegerlos para favorecer el cierre centrípeto y evitar que la herida se extienda hacia la piel circundante. Así mismo, se deberá cuidar la **piel perilesional** para prevenir que surjan lesiones satélites.

La PLH es algo dinámico, cambiante en el tiempo, con diversos escenarios en diferentes zonas de la herida, que requieren diferentes intervenciones.

Guía de preparación del lecho siguiendo el esquema TIME		
Acrónimo		**Objetivos de la cura**
T	Tissue Tejido	Eliminar tejido muerto, no viable
I	Infection Infección	Controlar la infección clínica y el biofilm
M	Moisture Exudado	Cura en ambiente húmedo (CAH). Gestionar el nivel de exudado y favorecer un microclima adecuado
E	Edge Borde	Sanear los bordes para permitir la epitelización

T: Tejidos desvitalizados: limpieza y desbridamiento

La presencia de tejido desvitalizado es un estímulo proinflamatorio que cronifica la fase inflamatoria y retarda el paso de la herida a la fase proliferativa reparativa:

- Constituye una barrera mecánica para el drenaje del exudado.
- Eleva la carga bacteriana y favorece la formación de biofilm.
- Favorece la infección clínica: celulitis de la dermis y progresión en profundidad, generando trayectos fistulosos que pueden afectar a tejidos de sostén: fascia muscular, tendones, articulaciones y hueso.
- Impide la formación de tejido de granulación y la migración celular.
- Provoca dolor y mal olor.
- Impide visualizar e identificar el grado de afectación tisular.

Podemos definir el desbridamiento como la eliminación de tejidos desvitalizados, necrosados, de pus, exudado, biofilm, microbios, células envejecidas, detritus, hiperqueratosis, callos, hematomas, fragmentos de hueso y cuerpos extraños, y de restos de materiales de las curas. La limpieza y el desbridamiento son un binomio.

Se actúa sobre el lecho y también en la piel perilesional. Se pretende eliminar tejido desvitalizado, restos generados desde la anterior cura y sobre todo reducir la carga bacteriana para prevenir o tratar la formación del biofilm.

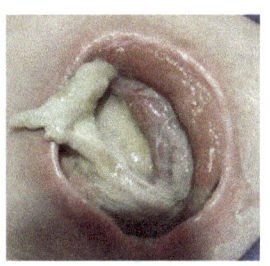

Presencia de esfacelos.

Términos para denominar los tejidos desvitalizados que pueden coexistir en la misma herida	
Escara necrótica	Tejido de textura correosa que al desecarse se convierte en una placa dura, solida, parduzca-negra.
Esfacelo	Materia formada por fibrina, colágeno y detritus celulares, blando, de color amarillo-verdoso o blanco-grisáceo, que tarda días en formarse.
Fibrina	Capa fina formada por fibrina, de color amarillo, adherida al lecho.
Biofilm	Película adherida al lecho, que se reproduce en 1-2 días tras su eliminación. Aspecto de gel brillante, nacarado, compuesto por bacterias organizadas y protegidas por su propia matriz.

Se trata de dejar el lecho limpio y sano que permita pasar de la fase inflamatoria a la proliferativa.

Desbridamiento

La limpieza y el desbridamiento es la acción más importante de la PLH.

Objetivos del desbridamiento

- **Exponer el lecho** al completo para la correcta valoración y categorización de la herida.
- **Eliminar carga bacteriana** a través de la eliminación de los tejidos desvitalizados que actúan como sustrato para su proliferación. De esta manera se previene o trata la infección y el estado inflamatorio donde se cronifican muchas heridas. El desbridamiento no suele eliminar totalmente el biofilm, que es capaz de neoformarse rápidamente en 6 horas.
- **Eliminar** carga celular y **enzimas proinflamatorias** (neutrófilos, macrófagos, metaloproteasas, etc.) que degradan la matriz extracelular, perpetúan la fase inflamatoria y no permiten el paso a la fase proliferativa. Se corrige el ambiente proinflamatorio que favorece la senescencia celular y la falta de respuesta a los estímulos regenerativos.
- **Eliminar el exceso de humedad** y el riesgo de daño perilesional.
- Controlar el dolor y el olor.

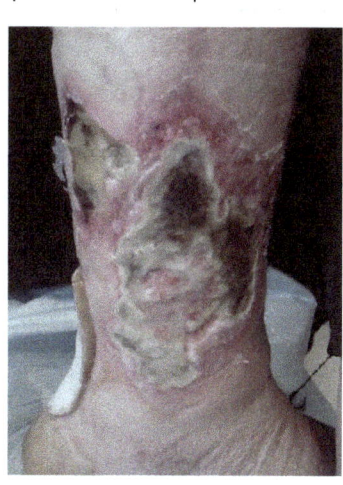

Presencia de fibrina y biofilm.

Desbridamientos que precisan la valoración de un profesional experimentado

Existen circunstancias en las que el desbridamiento ha de hacerlo profesionales especializados o previa valoración por ellos:

- Heridas de la cara, manos y pies.
- Heridas isquémicas arteriales de las piernas que precisen valoración por cirugía vascular. Un ITB <0.5 contraindicaría el desbridamiento cortante.
- Heridas por procesos inflamatorios como el pioderma gangrenoso, que puede empeorar al intervenir y que precisa valoración por el dermatólogo.
- Heridas tumorales que pueden sangrar.
- Heridas contiguas a implantes protésicos.
- En pacientes con coagulopatías o con infecciones graves.
- Escaras en talón: Valorar el riesgo de generar una infección y necrosis húmeda.

Un lecho frágil y doloroso no debe ser una barrera para un buen desbridamiento y limpieza. Posiblemente estará infectado, y es cuando hay que ser más proactivo.
Será una prioridad manejar el dolor y evitar dañar el tejido sano eligiendo la técnica más adecuada.

Métodos de desbridamiento

Los métodos son compatibles entre sí y de hecho se debe contemplar la combinación de varios de ellos a la vez para mejorar la eficacia. La elección de unos y otros se basa en criterios clínicos (rapidez deseada, dolor, experiencia, etc.). A diferencia de las heridas agudas, las crónicas precisan desbridamientos repetidos que evitan que la herida vuelva al estado original con abundante material no viable.

Las primeras sesiones de desbridamiento deben ser intensas y meticulosas, hasta exponer todo el lecho de la herida para su correcta valoración y tratamiento.

Desbridamiento autolítico

Gracias a la cura en ambiente húmedo (CAH) las células fagocíticas y las enzimas proteolíticas endógenas reblandecen y licúan el tejido no viable, que es digerido y eliminado por los macrófagos. Así se genera el exudado. Los apósitos comercializados actualmente favorecen esta CAH. Bastará con seleccionar uno con un poder de gestión adecuado del nivel de exudado. Cuando el paciente presenta escaras o heridas secas la humedad se puede crear utilizando un hidrogel de estructura amorfa, que son una combinación de agua con polisacáridos y polímeros sintéticos absorbentes, y/o con un apósito semioclusivo. Esta autodigestión estimula también la granulación del lecho.

Requiere un lecho subyacente suficientemente sano y no es adecuado cuando la herida está infectada o presenta abundante exudado. Se puede combinar con otros procedimientos (cortante, enzimático).

No requiere habilidades técnicas especiales del profesional y es el método indicado cuando no se pueden utilizar otro.

Es el **método más selectivo, menos traumático y doloroso y mejor aceptado por los pacientes, pero el más lento**.

Desbridamiento cortante

Lo realiza la enfermera, normalmente en varias curas hasta llegar al tejido viable (que no se debe tocar). Es de los más utilizados por su rapidez en obtener resultados. Se suele combinar con

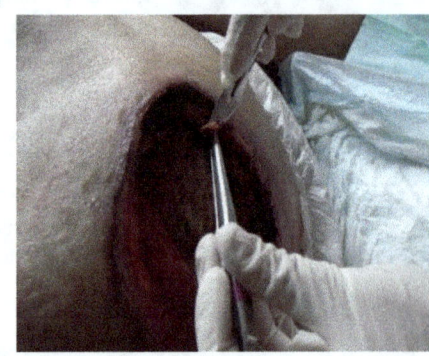

Desbridamiento cortante.

el autolítico y el enzimático. Está indicado ante tejido necrótico seco y con escaras que fluctúan, con abundantes esfacelos o exudado, en heridas infectadas o con celulitis, donde nos interesa eliminar rápidamente los materiales que impiden que se puedan poner en marcha los mecanismos de la cicatrización. Puede producir dolor, sangrado y puede inocular bacterias a tejidos más profundos. Se debe evitar el arrancamiento de esfacelos, porque puede dañar el tejido sano. Mejor cortar por zona desvitalizada. Conviene el uso de antisépticos para evitar bacteriemias antes y después de la cura y tener capacidad para manejar el dolor o la hemostasia en caso de necesidad. En pacientes anticoagulados hay que extremar las precauciones. Si sangra se puede controlar con presión, apósito hemostático o alginatos.

Los requisitos para el desbridamiento cortante son: un flujo arterial suficiente, cierta pericia y experiencia del profesional para su realización y para afrontar un posible sangrado inesperado.

Existen diferentes métodos para eliminar una escara necrótica:

- Técnica **slice**: se retiran *láminas*, en varias sesiones, comenzando por el centro o por la zona menos adherida al lecho, avanzando hasta liberar un borde sano, para seguir desde allí. Es la más usada.
- Técnica **cover**: se retira la placa necrótica como si fuera una tapadera, separando y cortando con bisturí o tijeras. Útil en escaras que se desprenden fácilmente del lecho.
- Técnica **square**: se realizan varios cortes sobre la placa necrótica con el bisturí, en forma de *rejilla*, para favorecer que métodos enzimáticos o autolíticos vayan deshaciendo y desprendiendo la placa necrótica.

El desbridamiento cortante no está indicado en úlceras no cicatrizables, en las producidas por isquemia arterial (un ITB <0.5 contraindicaría el desbridamiento cortante) y ante un tejido dañado (radiodermitis).

En **úlceras de origen inmunológico** como el **Pioderma gangrenoso**, cualquier traumatismo puede producir patergia y empeoramiento de la herida. Por ello, antes de utilizar el método cortante habría que suprimir el proceso inflamatorio mediante medicación inmunosupresora.

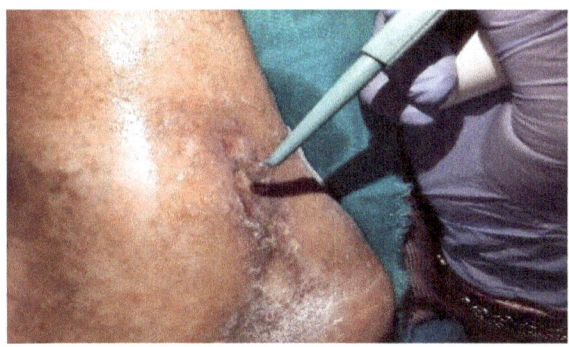

Desbridamiento con cureta.

Las **úlceras de talón** suponen una excepción en el desbridamiento. Las escaras secas, negras, duras y estables no se deben desbridar por este método por la proximidad del calcáneo y el riesgo de osteomielitis. La misma escara aísla el hueso. Únicamente habría que hacerlo si se observa fluctuación o exudado por debajo. Los talones se desbridan con el método autolítico, osmótico y enzimático. En pacientes con importante deterioro físico los objetivos pueden no ser curativos sino de mantenimiento. En estos casos no estaría indicado el desbridamiento, sólo el mantener la escara seca y usar antisépticos para evitar la infección y sus complicaciones. Los talones tienen un capítulo específico más adelante.

Al ser una técnica invasiva con riesgo de complicaciones el paciente debe estar informado del procedimiento y sus alternativas y manifestar su consentimiento, al menos verbalmente.

Desbridamiento quirúrgico

Se realizan resecciones amplias, en un solo acto, por cirujanos, en quirófano, con anestesia o sedación, con corte sobre el tejido sano perilesional, que debe tener un buen flujo arterial. Esto permite que se inicie la cicatrización por segunda intención. Elimina todo el tejido muerto y toda la infección. Está indicado en escaras secas muy adheridas, en úlceras grandes, profundas, con infecciones extensas, con osteomielitis (pie diabético), con mucho exudado, celulitis o sepsis, que puedan poner en riesgo la vida del paciente. Es una técnica cruenta y poco selectiva, pero rápida.

Desbridamiento enzimático y químico

Consiste en la utilización de enzimas, que sinérgicamente con las endógenas, degradan proteínas desnaturalizadas (colágeno, fibrina, elastina). Según sobre qué componente actúen se clasifican en:

- **Colagenasas** (Iruxol®): es el producto más utilizado. Se obtiene del Clostridium histolyticum y actúa degradando el colágeno. Además de su poder desbridante, la colagenasa parece que también tiene capacidad para estimular el crecimiento del tejido de granulación. Es bastante selectiva y evita dañar el tejido sano. Tiene poca acción fibrinolítica por lo que no favorece el sangrado. Para que la colagenasa actúe debe haber un nivel mínimo de humedad; si el lecho está seco conviene humedecerlo aplicando también un hidrogel. Se debe proteger la piel perilesional con películas barrera para evitar la maceración y excoriación. **Su acción se neutraliza** con las soluciones jabonosas, con apósitos de plata y con antisépticos como el Iodo que se han de evitar.
- **Proteolíticas**: la tripsina en combinación con la quimiotripsina (Dertrase®) son enzimas de origen bovino y se puede utilizar en combinación con la colagenasa.
- **Fibrinolíticas**: uroquinasa (Cikagel®, de origen humano) o estreptoquinasa (origen bacteriano). Pueden favorecer el sangrado
- **Surfactantes**: A algunas soluciones limpiadoras antimicrobianas se añaden sustancias tensoactivas (betaina, p. ej.) que rompen la fuerza de cohesión en la interfase entre líquidos y sólidos a nivel del lecho. Favorecen que se desprenda el detritus, las bacterias plactónicas y también el biofilm. Son muy útiles en heridas dolorosas e isquémicas donde intentamos no dañar el lecho en el proceso de limpieza y desbridamiento.

Existen apósitos antimicrobianos que incorporan también surfactantes en su composición para favorecer la penetración del agente biocida en el biofilm.

Desbridamiento osmótico

Mediante sustancias hiperosmolares se consigue un intercambio de fluidos que degradan los esfacelos. Precisa curas más frecuentes y pueden ser dolorosas. En el pasado se utilizaban soluciones hiperosmolares. Más recientemente han aparecido productos que además de manejar el exudado también tienen efecto desbridante por su poder de absorción y adherencia de los detritus al gel neoformado. Combinan el desbridamiento osmótico con el autolítico:

- Apósitos con fibras hidrotersivas de poliacrilato superabsorbente y solución Ringer hiperosmolar (HydroClean Advance®). Se combina el efecto de "irrigación" de la solución hiperosmolar con la posterior absorción del exudado gracias al poliacrilato.

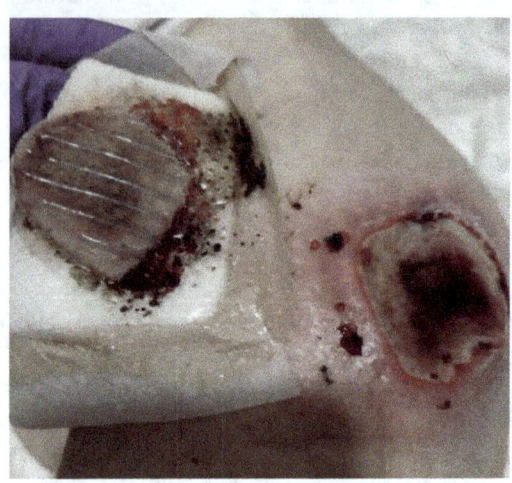

Desbridamiento osmótico con apósito de poliacrilato y solución Ringer hiperosmolar.

- Apósitos con dextrinomaltosas de la miel
- También hay productos antimicrobianos que tienen esta propiedad como el cadexómero yodado (Iodosorb®).

Desbridamiento mecánico

El frotado con gasa o cepillo o a la tracción de un apósito desecado no se utiliza en la actualidad y hay autores que lo consideran hábitos de mala praxis.

Sin embargo, existen productos comercializados específicos para la limpieza de la herida, de su biofilm y de la piel eccematosa periulceral que han mostrado ser relativamente seguros, poco dolorosos y rápidos. Son toallitas o paños abordentes con una capa de contacto suave, a base de un entramado de monofilamentos o de microfibras ramificadas que arrastran y atrapan el biofilm, detritus, esfacelos y exudado (Debrisoft®, UCS-Medi®, Prontosan Debridement Pad®). Estos productos no dañan el lecho de la herida, apenas son molestos o dolorosos y lo puede realizar el propio paciente o cuidador.

En unidades especializadas se ha utilizado también el método hidrodinámico (**hidrocirugía**) con irrigación continua a presión de suero fisiológico y el desbridamiento con **ultrasonidos** que rompe tejidos desvitalizados acompañado de irrigación de suero salino.

Hay que ser muy prudente con estas técnicas en lesiones isquémicas donde puede estar contraindicado según la severidad de la lesión.

Desbridamiento larval

No es muy utilizado, posiblemente por su repulsión y estigma. Se utilizan larvas estériles de la mosca Lucilia Sericata (mosca verde botella) que segregan enzimas que degradan el tejido necrótico y que después ingieren respetando el tejido sano. Es muy selectivo, seguro y adecuado para lesiones cavitadas (LPP), de difícil acceso, con gran cantidad de exudado y tejido necrótico, incluso con osteomielitis. No se le conocen efectos adversos ni alergias y tienen alta capacidad para reducir la carga bacteriana de las lesiones. Si existe escara dura conviene reblandecerla primero. No está indicado en úlceras isquémicas o con importante infección que no se haya tratado vía sistémica. Se presenta en bolsitas cerradas permeables, desde cuyo interior las larvas ejercen su función. Se colocan directamente sobre el lecho.

Métodos de desbridamiento					
	Autolítico	**Cortante**	**Enzimático**	**Osmótico**	**Mecánico**
Método	Cura en ambiente húmedo que favorece el desbridamiento endógeno. Selectivo.	Cortar el tejido no viable con bisturí o tijeras. No Selectivo.	Enzimas proteolíticas que degradan el tejido no viable. Sinergia con las endógenas. Selectivo.	Intercambio de fluidos. Selectivo.	Arrastre y atrapamiento de detritus, esfacelos y biofilm. No Selectivo.
Producto	Apósitos hidrocoloides, hidrofibra, hidrogeles.	Bisturí, tijeras, cureta.	Colagenasa, Tripsina-Quimiotripsina, Uroquinasa. Surfactantes.	Fibras de acrilato + solución Ringer, Cadexómero iodado, Miel.	Paños de microfibras, hidrocirugía, ultrasonidos.
Beneficio	Fácil y seguro. No causa dolor. No daña tejidos sanos. Promueve la granulación y epitelización. Combinable con otros métodos.	No precisa quirófano. En cualquier entorno. Es rápido. Combinable con otros métodos.	Fácil de aplicar en cualquier entorno asistencial. Combinable con otros métodos. Útil si riesgo de sangrado.	Propiedades antibacterianas por atrapamiento de bacterias. Rápido	Rapidez. Fácil de utilizar. Útil en piel perilesional.
Limitaciones	Es lento.	Requiere experiencia. Riesgo de dolor y hemorragias. Precaución en talones. Contraindicado en úlceras poco vascularizadas coagulopatías, exposición vasos, tendones o hueso.	Irritación de la piel perilesional. Evitar en zonas con exposición ósea, tendones o nervios. Se inactivan con antisépticos, jabones, metales pesados (yodo, plata).	Dolor en la aplicación que mejora a las 24h.	Dolor. Precaución en heridas isquémicas.

Consideraciones que influyen en la elección del método de desbridamiento

La elección del procedimiento desbridante dependerá de si la herida es curable, del grado de perfusión del tejido sano, de las características de la herida (infección, dolor, exudado, etc), de las preferencias del paciente y del entorno profesional donde se realiza.

- **Dependientes de la herida**:
  - Etiología:
    - Úlcera de etiología venosa: suelen beneficiarse de un desbridamiento rápido cortante combinado con el enzimático por la abundancia de material no viable: fibrina adherida, esfacelos, exudado, etc. El desbridamiento autolítico resulta lento para aplicarlo al inicio.
    - Úlcera de etiología isquémica: En una úlcera arterial, sin pulso, con necrosis seca habrá que realizar una cura seca, evitando el desbridamiento salvo que haya signos de infección y a la espera de una posible revascularización. Cualquier iatrogenia sobre el lecho puede empeorar la herida y aumentar el riesgo de necrosis húmeda y necesidad de amputación. Si estuviera indicado algún tipo de desbridamiento, éste deberá ser un método muy selectivo. Una mala vascularización y/o un ITB <0.5 contraindicaría el desbridamiento cortante. Tras revascularizar se facilita y se da seguridad a cualquier tipo de desbridamiento.
    - Úlceras neuropáticas (pie diabético): Este tipo de úlcera no suele tener apenas tejido no viable, salvo el posible biofilm del lecho y la hiperqueratosis de los bordes. Para ésta, en ausencia de componente isquémico, se aconseja un desbridamiento cortante frecuente del callo. La retirada de la hiperqueratosis favorece el drenaje de posibles lesiones más profundas y se contribuye a reducir la presión que el callo ejerce en la lesión. Las úlceras neuroisquémicas también se benefician de la eliminación de tejidos no viables pero el desbridamiento ha de ser mucho más cuidadoso, y en ocasiones tras la revascularización.
  - Características del tejido, profundidad, cantidad de exudado, presencia de infección.
  - Presencia de dolor y necesidad de controlarlo con analgesia tópica o sistémica.

- o Zonas anatómicas de especial cuidado: cara, mucosas, manos, dedos, mamas, genitales, tendones y cápsulas articulares expuestos. Pueden necesitar valoración especializada.
- o Talones: Las LPPs de talones pueden ser una excepción a la recomendación general de desbridar toda escara. Una necrosis seca, sin eritema, edema, fluctuación o exudado no precisa desbridamiento inmediato.
- **Dependientes del paciente**:
  - o Expectativa de vida y objetivos generales, situación de salud y de dependencia, cuidados paliativos, autonomía, actividad cotidiana, preferencias del paciente.
  - o Rapidez con la que interesa desbridar: La combinación del cortante con el enzimático lo acelera.
  - o Alteraciones de la coagulación o tratamientos anticoagulantes.
- **Dependientes del profesional**: experiencia, habilidades técnicas, recursos disponibles, entorno (domicilio, centro de salud, residencia u hospital).

Limpieza. Higiene de la herida

Consiste en la retirada del lecho de la herida y de la piel circundante de detritus, bacterias y restos de la cura anterior. Se realiza en todas las curas y en todas las fases de la cicatrización dentro del concepto de PLH, para que se den las mejores condiciones para la cicatrización.

Limpiar es desbridar y viceversa. Es una de las intervenciones más importantes en el cuidado del lecho de la herida.

Recientemente se ha puesto en valor la importancia de la limpieza o higiene de la herida en base a la estrategia de "**intervención temprana sobre el biofilm**".

"**Higiene de la herida**:" es una nueva terminología que ha sido propuesta con el objetivo de que tomemos conciencia de que eliminar la carga bacteriana del lecho de la herida previene la formación del biofilm, que es uno de los principales motivos de la cronicidad. En las heridas limpias que evolucionan muy lentamente se forma un biofilm temprano entre cada cura que es el responsable de la prolongación de la fase inflamatoria.

Ser proactivos, meticulosos y exigentes en la descontaminación microbiana del lecho y los bordes mediante una buena limpieza favorecerá la curación de la herida.

Objetivos

- Retirar restos orgánicos e inorgánicos y carga microbiana.
- Prevenir la infección local clínica y subclínica dentro del continuum de la infección en cualquiera de las fases de la cicatrización.
- Limpiar la piel perilesional de restos de exudado, adhesivos y otras sustancias irritantes
- Facilitar la correcta exploración y valoración de la herida.

Limpiar no es simplemente irrigar con suero. Hay que reducir la carga bacteriana y prevenir la formación del biofilm temprano. Esto frecuentemente requiere el uso de fomentos de soluciones limpiadoras específicas.

Metodología

Limpiar es el acto más importante de la cura y hay que realizarla al inicio:

1. Con **lecho limpio sin signos de infección o biofilm**, en heridas con buen aporte sanguíneo, con piel no envejecida donde se prevé una buena evolución bastará con limpiar la herida con suero fisiológico isotónico al 0,9%, agua destilada o agua potable del grifo no estéril, a temperatura ambiente. Se puede irrigar la herida con la ayuda de una jeringa. La presión efectiva de barrido de restos que no daña el lecho es de 1-4 kg/cm2. La proporciona el empleo de una jeringa de 20 a 35 ml con un catéter de 0,9 mm de diámetro.

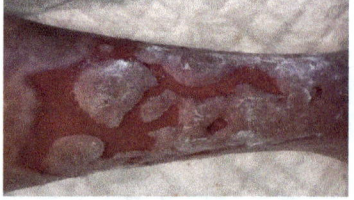

Herida en fase de granulación y epitelización que no precisa cuidados antibiofilm.

2. **Estrategia de limpieza antibiofilm**: La emplearemos cuando sospechemos la presencia de biofilm, cuando haya evidencia de infección franca, cuando la herida esté evolucionando lentamente o cuando la piel esté envejecida o reciba poco aporte sanguíneo. La limpieza deberá ser más intensa y precisa, e ir más allá de la simple irrigación del lecho con suero. Para la disminución de la carga bacteriana y para la eliminación del biofilm temprano será más útil la realización de fomentos o irrigaciones con soluciones limpiadoras específicas que

incorporan componentes antimicrobianos y/o surfactantes. La técnica consisite en saturar unas gasas y dejar actuar sobre el lecho durante 10-15 minutos. Se retiran con un suave masaje circular o de arrastre que permite llevarse los detritus o biofilm temprano que el fomento ha conseguido desprender del lecho. No precisa enjuague posterior. (ver fichas técnicas de cada producto comercializado).

La limpieza permite que cualquier tratamiento antimicrobiano local actue con la máxima eficacia. Este efecto es máximo en las primeras 24 horas tras la cura.

Soluciones limpiadoras antisépticas comercializadas:

- Polihexametileno biguanida (PHMB, polihexamida) (Prontosan®): Es de la familia de la clorhexidina. Al ser un antiséptico de amplio espectro, que no genera resistencias bacterianas, que no es toxico sobre el tejido neoformado, ni produce dolor, puede utilizarse durante largos periodos de tiempo para prevenir la infección temprana, y hasta que la herida presente un lecho con granulación, limpio y sin biofilm. Ha demostrado disminuir el tiempo de cicatrización de las heridas. Se presenta en combinación con un agente surfactante, en gel o solución limpiadora:

    - Agente antimicrobiano: PHMB (0,1%)
    - Agente surfactante: Betaína (0,1%). Actúa como tensoactivo, que reduce la tensión superficial de los líquidos, y permite la rotura de la impermeabilidad y la penetración del antimicrobiano en sustancias como el exudado, los esfacelos y fundamentalmente en el biofilm. Favorece el desprendimiento y eliminación de bacterias y biofilm con menos dolor y permite que la PHMB sea más eficaz en presencia de materia orgánica.

- Solución hiperoxidada de ácido hipocloroso e hipoclorito sódico (Microdacyn®, Granudacyn®): Potente antimicrobiano que inactiva y lisa los microorganismos actuando en la pared celular. Es de amplio espectro. Se presenta en gel y solución limpiadora. Utiliza bajas concentraciones por lo que no resulta citotóxico, no irrita ni produce dolor. Se puede utilizar en mucosas, fascias y hueso expuesto. La presentación en gel puede permanecer en el lecho hasta la siguiente cura.

- Octenidina (Octenilin®): Posee efecto surfactante y antimicrobiano que facilita el desprendimiento del biofilm. En dosis altas o si se acumula en cavidades puede ser citotóxico. Puede utilizarse en solución con irrigación directa o fomentos, y en gel, que ayuda a proteger y preservar la humedad de la herida bajo el apósito, y a facilitar su retirada en la siguiente cura (proteger la piel perilesional de la maceración con crema barrera).

- Otras soluciones antisépticas: Pueden estar indicadas en presencia de biofilm, de infección franca o antes y después del desbridamiento cortante. Las directrices actuales sugieren que el uso de este tipo de antisépticos se debe interrumpir si existen signos claros de cicatrización de la herida y no hay evidencia de infección local.

    - **Clorhexidina** (0,5-2%): Es bacteriostático a concentraciones de 0,20% y bactericida si >1%. Puede dañar tejidos con concentraciones ≥4%. Puede utilizarse en lactantes y embarazadas. Puede utilizarse en heridas agudas para reducir la carga bacteriana y en crónicas como prevención en el continuum de la infección o para impedir la progresión de biofilm en formación, todavía no maduro.

    - **Povidona Iodada**: La povidona es un polímero que permite la liberación lenta de pequeñas cantidades de yodo libre. Aunque esto le resta toxicidad, podría en ocasiones dañar el tejido de granulación. Las proteínas presentes en el exudado o la sangre inactivan el yodo. La povidona yodada es útil por tanto en las heridas agudas, y en las crónicas para reducir la carga bacteriana, evitar la sobreinfección y por su efecto secante (en solución). Actualmente su uso en heridas crónicas se orienta a:

        - Heridas isquémicas secas pendientes de revascularización o de momificación.
        - LPP con costra seca necrótica de talones no recuperable para preservarla de la infección.

    - Productos en desuso que podrían utilizarse ocasionalmente: Peróxido de hidrógeno (agua oxigenada), hipoclorito sódico (lejía, solución Dakin), ácido acético (vinagre) en formula magistral ante colonización por Pseudomona, o derivados mercuriales.

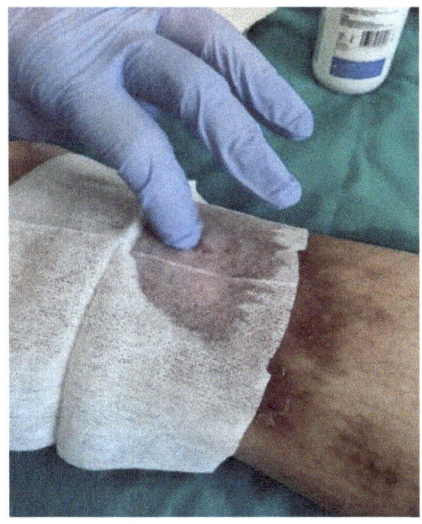

Limpieza con aplicación de fomento de solución limpiadora durante 10-15 min. y posterior arrastre manual.

I: Infección

La infección es la complicación más frecuente de las heridas crónicas y uno de los principales motivos de cronificación.

Todas las heridas crónicas presentan cierta cantidad de bacterias en su lecho, al igual que ocurre en la piel. Según la carga bacteriana, su patogenicidad y el equilibrio con las defensas del huésped se habla del "continuum de la infección" con 4 estadios: contaminación, colonización, infección subclínica, e infección visible. Las dos primeras no tienen repercusión en la evolución de la cicatrización de la herida. Sin embargo, hay un momento crítico en la carga bacteriana ("colonización crítica") a partir del cual se ve afectado el proceso de cicatrización. Los dos últimos estadios repercuten en el huésped, retrasan la cicatrización y requieren un tratamiento rápido y contundente.

El tratamiento de la fase más grave del continuum de la infección frecuentemente requiere antibióticos sistémicos, antimicrobianos tópicos, un desbridamiento agresivo, absorción adecuada del exudado y un buen tratamiento etiológico (en cada caso: compresión para heridas venosas, descargas en neuropáticas o revascularización en isquémicas). Tras intervenir en esta fase de la infección más evidente y controlarla, en ocasiones la herida puede estancarse en una fase de infección subclínica. En ella ya no hay apenas tejidos desvitalizados, ni exudado abundante, ni celulitis, pero la herida no progresa. Si el tratamiento etiológico ha sido el adecuado, esto generalmente se debe a la presencia de biopelícula, aunque esta sea microscópica.

> *El biofilm merece un apartado específico del libro por ser, junto con el abordaje etiológico inadecuado, una de las principales causas de cronicidad.*
>
> *La dificultad para identificarlo hace que, en ocasiones, no se le preste suficiente atención.*

Síntomas y signos del continuum de la infección en las heridas

Contaminación	Colonización	Infección local		Extensión de la infección
		Infección subclínica. "Colonización crítica" **Biofilm** Apenas hay respuesta inflamatoria del huésped, pero se interrumpe la cicatrización	**Infección visible** La respuesta del huésped se hace evidente con los clásicos signos de infección	Progresión de la infección local. Posible afectación sistémica.
La presencia de gérmenes es transitoria y no proliferan ni afectan a los tiempos de cicatrización.	Los gérmenes permanecen en la herida y se multiplican, pero no interfieren en la cicatrización.	Enlentecimiento o parón de la cicatrización. Crecimiento de la herida. Aumento del dolor. Hipergranulación. Hipervascularización. Tejido friable. Presencia de puentes epiteliales y bolsillos en el tejido de granulación. Olor.	Eritema. Calor. Hinchazón. Aumento del exudado. Mayor olor, dolor y paralización de la cicatrización. Crecimiento de la herida.	Mayor eritema perilesional. Profundización Celulitis, linfangitis. Induración. Deshiscencias. Lesiones satélites. **Afectación general:** anorexia, malestar, letargia, fiebre, sepsis
Precisa vigilancia		*Necesita intervención*		

Se han propuesto unos criterios para identificar aquellas heridas con infección local subsidiarias de tratamiento antimicrobiano tópico, y diferenciarlas de las que presentan infección profunda o de proximidad que precisarían tratamiento antibiótico sistémico (vía oral o intravenoso). Son los criterios NERDS de infección local y STONEES de extensión de la infección:

Criterios para infección local. NERDS (3 o más criterios)	Criterios para infección profunda o de proximidad. STONEES (4 o más criterios)
Herida que no mejora.	Aumento de tamaño de la herida.
Aumento de exudado.	Aumento de temperatura perilesional.
Tejido de granulación rojo friable.	Acceso o exposición ósea (probing to bone).
Presencia de detritus o tejido muerto.	Rotura y extensión de límites de la herida o lesiones satélites.
Olor.	Celulitis circundante (eritema y/o edema).
	Aumento del exudado.
	Olor.
Acrónimos: Criterios **NERDS**: N (non healing), E (exudative); R (red and bleeding); D (debris); S (smell). **STONEES**: S (↑ size), T (↑ temperature), O (oseus), N (new areas), E (erythema/edema), E (↑ exudate), S (smell).	

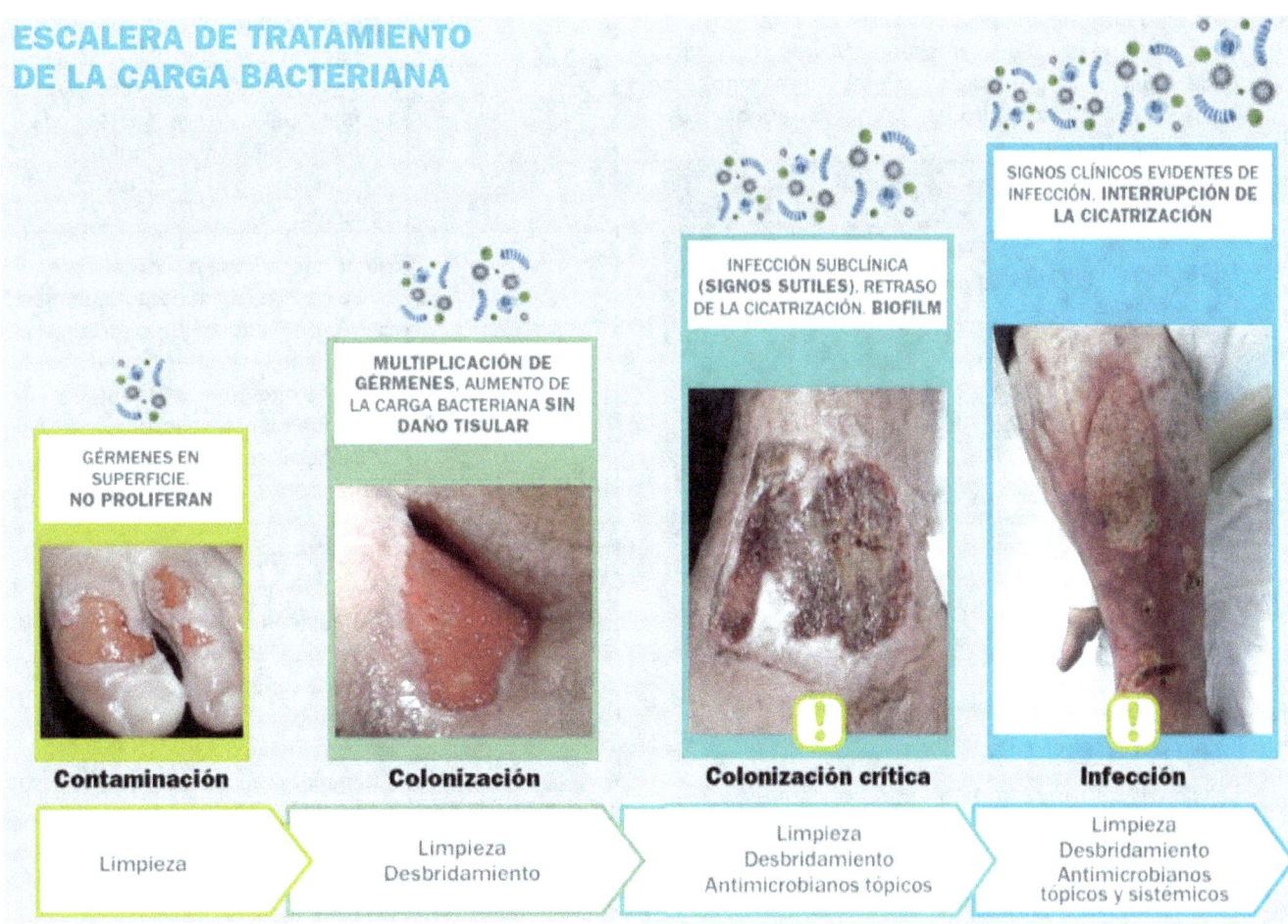

Cuidado de la herida basado en el biofilm

En los últimos años se está prestando un especial interés a la difusión del conocimiento sobre la necesidad de identificar la infección subclínica y de tratar el biofilm por ser la causa principal del retraso de la cicatrización. Estudios clínicos han demostrado que los regímenes de tratamiento basados en la eliminación del biofilm (desbridamiento, limpiadores, antimicrobianos) mejoran los resultados respecto a la terapia estándar.

Existe por tanto una estrategia dirigida a la formación de los profesionales, para que fundamenten su tratamiento en tres pilares:
1. Prevención de la formación del biofilm.
2. Eliminación del biofilm.
3. Prevención de la reformación del biofilm tras su eliminación.

Es la conocida como **"Cuidado de la herida basado en el biofilm"**.

Conceptos en los que se fundamenta esta estrategia:

- El **biofilm** es una comunidad polimicrobiana organizada, integrada y adherida al lecho, protegida por una matriz extracelular autogenerada que les aísla y que dificulta la penetración de los mecanismos de defensa del huésped y de los antisépticos y antibióticos. Esta matriz está formada por sustancias poliméricas (proteínas, lípidos, polisacáridos y otros materiales de desecho). En estado maduro el biofilm tiende a desprenderse y sembrar nuevas colonias en otras zonas del lecho. Hasta el 60-90% de las heridas crónicas pueden presentar biofilm en su superficie.

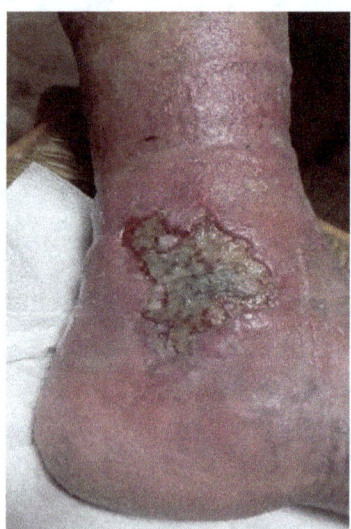
Biofilm maduro macroscópico.

El biofilm es un agregado de bacterias sobre una matriz, resistente a las defensas del huésped y a los antimicrobianos, que no siempre es visible por el ojo humano.

- El biofilm puede estar presente en la superficie del lecho, en tejidos profundos, con distribución homogénea o discontinua, como parches o como islotes.

- El biofilm no siempre se aprecia a simple vista porque suelen tener un espesor <100μm (0,1mm). Para su

Presentaciones y denominaciones del Biofilm	
Biofilm microscópico	Invisible al ojo humano, herida que no progresa, lecho brillante, tejido de granulación rojo friable, herida dolorosa.
Biofilm macroscópico	Capa fina brillante, algo viscosa y opaca, nacarada, amarillenta o verdosa que puede desprenderse mecánicamente de forma atraumática. Yace uniformemente sobre el lecho de la herida. No responde al desbridamiento enzimático o autolítico. Herida dolorosa que no mejora.
Biofilm temprano	Se forma rápidamente tras su eliminación en cada cura. Es vulnerable al ser tratado con estrategias que prevengan que las bacterias presentes reconstruyan el biofilm. Suele corresponderse con el biofilm invisible microscópico que impide que la herida cicatrice al ritmo adecuado.
Biofilm maduro	Ha progresado, se ha consolidado y no se consigue eliminar totalmente en cada cura. Requiere una estrategia de tratamiento más intensivo que combine diferentes métodos (desbridamiento, soluciones limpiadoras con surfactantes, antimicrobianos, apósitos específicos, etc.).
Esfacelos	Son restos de tejido desvitalizado y exudado con alto componente proteico que se eliminan fácilmente con el desbridamiento autolítico o enzimático. Se forman más lentamente que el biofilm (> 3 días). Están más o menos adheridos al lecho y por debajo puede coexistir un biofilm.

identificación se requiere un contexto de síntomas y signos sugestivos. No se deben confundir con los esfacelos o el exudado, aunque éstos pueden ser producto de la presencia mantenida del biofilm.

En ocasiones, el biofilm es macroscópico y puede identificarse como una capa o un parche fino traslúcido brillante, o nacarado, o más opaco de tonos verdes-amarillentos. Después de la limpieza el biofilm se recompone en 24-48 horas a diferencia de los esfacelos y la fibrina, que tardan más tiempo en formarse. Estos últimos son restos de proteínas, tejidos desvitalizados y exudado, que pueden ser más fácilmente eliminados mediante el desbridamiento enzimático o autolítico (útil para el diagnóstico diferencial).

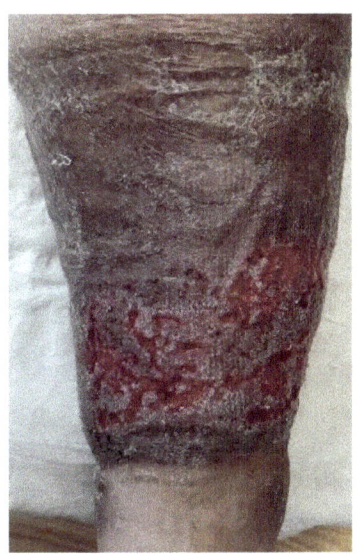

Tejido friable con biofilm microscópico

- No existe en la actualidad ningún test diagnóstico de existencia de biofilm.
- El biofilm genera una respuesta inflamatoria sostenida en el huésped poco eficaz. Los neutrófilos reclutados no consiguen penetrar en él, son destruidos por las sustancias secretadas por las bacterias y se perpetúa el ambiente y la fase inflamatoria de la herida. Las heridas estancadas presentan mayor concentración de proteasas (elastasas y metaloproteasas de la matriz (MMPs)) y radicales libres de oxígeno cuyos efectos son la destrucción de las proteínas de la matriz extracelular, de los factores de crecimiento y migración celular, y de los receptores proteicos de las membranas celulares. El tejido de granulación y de epitelización quedan dañados y no pueden progresar.

La falta de seguridad sobre la presencia de biofilm desalienta el paso a la acción para su eliminación. Sin embargo, ante cualquier duda hay que actuar como si existiera.

- La detención de la cicatrización es el signo más sugerente de la presencia de biofilm. Dicho de otra manera, el biofilm o infección subclínica es la causa más frecuente de cronicidad de las heridas.

Ante una herida que no responde al adecuado tratamiento, hay que sospechar la presencia de biofilm, aunque no se vea.

- El desconocimiento del concepto de biofilm por parte de los profesionales y/o las dudas sobre su presencia retrasa la instauración de su tratamiento, bien sea preventivo o de intervención. Esto provoca que la herida entre en una fase donde su resolución es mucho más duradera y penosa para el paciente, y también más costosa para el sistema sanitario. La estrategia antibiofilm ha demostrado acortar el tiempo hasta la cicatrización total.
- El desbridamiento y la limpieza deben perseguir la erradicación de gérmenes planctónicos (todavía no organizados en forma de biofilm) y del biofilm. Las soluciones limpiadoras con surfactantes ayudan en este cometido.
- El papel del biofilm como causa del retraso en la cicatrización de las heridas es un marco conceptual relativamente nuevo que precisa mayor difusión y formación entre los profesionales sanitarios. Su conocimiento y tratamiento adecuado es esencial por la repercusión que tiene.
- Otros aspectos a tener en cuenta:
  - El aumento de la esperanza de vida y de la cronicidad de la población acarrea también un aumento de la incidencia y prevalencia de heridas crónicas que precisan de profesionales adecuadamente formados.
  - El retraso de la cicatrización incide muy negativamente en calidad de vida de muchos pacientes y de sus familiares y cuidadores.
  - Tiene un impacto en los sistemas sanitarios, en los recursos profesionales y en el gasto en productos sanitarios.
  - Puede producir una sobreutilización de antibióticos sistémicos y generar resistencias bacterianas si no se maneja bien la terapia antimicrobiana local.

Tratamiento del biofilm: cómo desorganizarlo y prevenir su reaparición

Tener presente el continuum de la infección en los cuidados de la herida nos lleva a pensar en:

- cómo prevenir la aparición del biofilm
- cómo tratarlo cuando detectamos los signos sutiles de su presencia
- cómo prevenir su reaparición una vez que lo hemos erradicado.
- El desbridamiento y la limpieza interrumpen momentáneamente el blindaje del biofilm, permitiendo un aumento de la eficacia de los tratamientos antimicrobianos tópicos o sistémicos.

Es esencial una correcta gestión del exudado, pues éste, en exceso, favorece el desarrollo del biofilm.

La cura basada en el biofilm debe ir acompañada de la revisión y mejora en el manejo de otros factores de riesgo que favorecen su proliferación.

- El cuidado de la herida basada en el biofilm se debe acompañar del manejo de las causas de la herida: perfusión, descargas, terapia compresiva, diabetes, etc.

Indicaciones del tratamiento basado en la estrategia antibiofilm

La estrategia del "cuidado de la herida basado en el biofilm" está indicada en las siguientes situaciones:

- **Tratamiento de la infección local:**
    - signos de infección evidentes.
    - infección subclínica: aumento del exudado, del dolor, del olor y sobre todo ante un retraso o interrupción no explicable en la cicatrización.
- **Tratamiento de la progresión y extensión local o sistémica de la infección, asociada a antibióticos sistémicos.**
- **Prevención de la infección local en pacientes considerados de alto riesgo:**
    - **Antecedente de recidivas por infección.**
    - **Heridas con deficiente vascularización, heridas con hueso expuesto, UPP cerca del ano, algunas quemaduras o heridas quirúrgicas anfractuosas, en pacientes con inmunodepresión, diabetes mal controlada o enfermedad neoplásica.**

- El biofilm maduro no se consigue eliminar totalmente con cada cura y se reorganiza muy rápidamente tras su limpieza en uno o dos días. Por eso es preciso terminar la cura dejando un tratamiento antimicrobiano tópico, de liberación sostenida, que suprima o al menos retrase su reformación.

La limpieza a base de irrigación con suero salino o similar no es suficiente para desprender el biofilm y se precisan productos más específicos.

- Penetrar y disolver un biofilm maduro y desprenderlo del lecho es difícil. Por eso en heridas difíciles de tratar se aconseja utilizar estrategias dirigidas tanto contra los microorganismos como contra la propia matriz del biofilm. Para ello son útiles las soluciones limpiadoras, apósitos y productos que incorporen sustancias que consigan defragmentar la matriz del biofilm. Esto permite que los antimicrobianos penetren bien dentro de esa matriz protectora y ejerzan su efecto bactericida:

Agentes antibiofilm:
- **Surfactantes**: facilitan la fragmentación y liberación de la matriz del biofilm del lecho de la herida mediante la disminución de la tensión superficial o fuerzas de cohesión de las interfases sólido/líquido:
    - Betaina, que se asocia a PHMB (Prontosan®).
    - Octenidina + fenoxietanol o etilhexilglicerina.
- Quelantes de iones metálicos (calcio, hierro, magnesio, zinc): compiten y atrapan los iones que utilizan las moléculas que entrelazan y dan cohesión a la matriz del biofilm y que facilitan la adhesión de las bacterias planctónicas. Ciertos productos para tratar las heridas incorporan en su composición moléculas con este fin de disolución del biofilm: EDTA, lactoferrina, nitrato de galio, Dispersin B, xilitol.

Las claves del tratamiento del biofilm son dos:
- romper el blindaje que representa su matriz, mediante una buena limpieza.
- aplicar tratamiento antimicrobiano para impedir o enlentecer su rápida reorganización.

- En cualquier herida, es fundamental que el clínico tenga claro que una buena limpieza es una de las claves del éxito del tratamiento. No es lo mismo lavar o aclarar el lecho y la piel perilesional que limpiarla concienzudamente con presiones de irrigación adecuadas y/o con el uso de soluciones limpiadoras.
- Las soluciones limpiadoras conviene aplicarlas sobre el lecho como fomentos durante 10-15 minutos y a continuación limpiar los detritus suavemente con masaje circular con una gasa humedecida o con la del propio fomento.

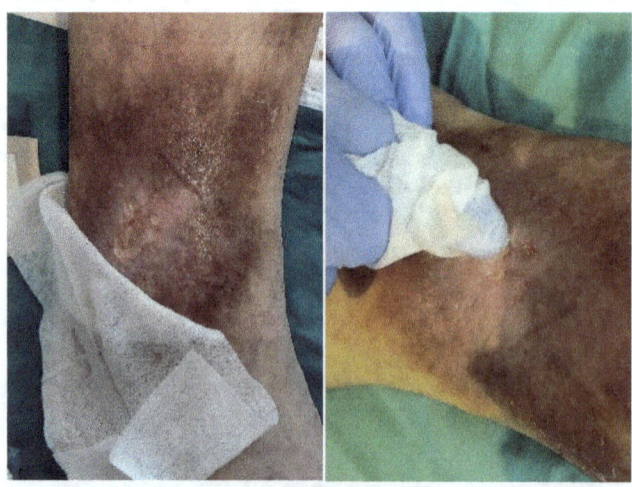

Fomento con solución limpiadora durante 10-15 min. y posterior eliminación del biofilm realizando arrastre manual con gasa.

- Actualmente existen disruptores del biofilm alternativos que no contienen antisépticos en su composición y que actúan con mecanismos físicos de atrapamiento/adhesión (Cutimed® Sorbact®) (ver más adelante).

Un lecho friable, fácilmente sangrante, hipergranulado, brillante, pero sin esfacelos no precisa desbridamiento, pero si una buena limpieza con productos específicos para eliminar el biofilm que posiblemente presenta.

La cura de la herida basada en el biofilm debe ser precoz e intensiva, con un enfoque basado en la combinación de varias terapias y un posterior descenso escalonado de éstas, cuando veamos que la herida evoluciona correctamente. (frecuentemente se hace lo contrario, que es ir añadiendo tratamientos cuando el deterioro ya es muy evidente).

CUIDADO DE LA HERIDA BASADO EN EL BIOFILM

1. **Desbridar** el tejido necrótico desvitalizado, el pus y los esfacelos hasta llegar al lecho donde se pueda retirar el biofilm adherido. En presencia de biofilm (también con sospecha) o infección el desbridamiento debe intensificarse.

2. **Limpiar** la herida y la piel perilesional (10-20 cm alrededor) usando **soluciones limpiadoras** para eliminar detritus, exudado y carga bacteriana. Es un proceso tanto de prevención como de tratamiento del biofilm.

3. **Remodelar y preparar el borde** epitelial eliminando tejido necrótico adherido, hiperqueratosis, escamas o costras de la piel, colgajos o escavados que puedan **cobijar fragmentos de biofilm**. Esto facilitará la continuidad piel-lecho y la migración de las células epiteliales desde el borde y la contracción de la herida.

4. Tratamiento y prevención de la reformación del biofilm utilizando agentes dispersantes, surfactantes y **terapias antimicrobianas tópicas**. Una de las claves del buen efecto antimicrobiano de estos productos es que deben mantenerse permanente en contacto con el lecho sin espacios muertos ni holguras (conformabilidad), durante todo el periodo hasta el siguiente cambio.

PRODUCTOS ANTIMICROBIANOS

Son sustancias con capacidad para inhibir la proliferación (bacteriostáticos) o destruir microorganismos (bactericidas). Se clasifican en desinfectantes (aplicados a objetos inanimados), antisépticos tópicos y antibióticos (tópicos o sistémicos).

Características de un buen antimicrobiano para heridas crónicas:

- Eficacia antimicrobiana (amplio espectro).
- Que sean activos en presencia de materia orgánica (antisépticos).
- Baja capacidad para inducir resistencias.
- Escasa citotoxicidad sobre tejidos sanos.
- Seguridad de uso, que no genere alergias.
- Incoloro, que no tiña la piel. Para no dificultar su valoración visual.

1. Antisépticos tópicos:

Son productos que inhiben el crecimiento y desarrollo de microorganismos. Se utilizan a nivel tópico, sobre la piel y sobre el lecho de la herida. Se presentan como solución, gel, cremas y apósitos impregnados. Están indicados ante una herida crónica infectada y ante la presencia o sospecha de presencia de biofilm. A diferencia de los antibióticos, su mecanismo de acción sobre múltiples dianas (membrana celular, enzimas citoplasmáticas, etc.) dificulta la aparición de resistencias. Son de amplio espectro y actúan sobre todo tipo de microbios: hongos, virus y bacterias (incluidas las temidas cepas multirresistentes del estafilococo (MRSA) o de la Escherichia Coli (BLEE)).

El **temor a la citotoxicidad** de ciertos antisépticos ha supuesto restricciones a su utilización en indicaciones donde aportan más beneficio que perjuicio. La clave es administrar los antisépticos durante periodos de tiempo no muy prolongados, a la mínima concentración posible, con una velocidad de liberación sostenida, sin picos, en las que se mantenga un equilibrio entre la actividad antimicrobiana y la posible toxicidad sobre las células involucradas en la cicatrización (neutrófilos, macrófagos, fibroblastos, queratinocitos). Esto se ha conseguido con los productos comercializados en la actualidad de PMHB, plata, octenidine, etc. Incluso el hipoclorito sódico (desinfectante, lejía) a bajas concentraciones puede utilizarse en una formulación adaptada como antiséptico (Granudacyn®, Microdacyn®). Permiten fragmentar el biofilm y eliminar microbios planctónicos sin dañar el lecho.

En entornos de bajos recursos económicos, donde no hay acceso a los nuevos antisépticos, y cuando el estado de la herida inclina la balanza riesgo/beneficio a favor de su utilización, se pueden emplear los viejos antisépticos (agua oxigenada (peróxido de hidrógeno) o la lejía clásica (hipoclorito sódico)).

Los antisépticos tópicos tienen una gran capacidad para **reducir la carga bacteriana** de las heridas y en la mayoría de las ocasiones son más que suficientes para eliminar la infección. Tienen por tanto un papel muy relevante para evitar el sobreuso, que en ocasiones se hace de antibióticos sistémicos y por ello, para prevenir el grave problema epidemiológico de las resistencias bacterianas.

> *El uso a tiempo de los antisépticos, cuando tenemos los primeros indicios del enlentecimiento de la cicatrización y de la formación del biofilm, no solo resultará beneficioso para acelerar la curación del paciente, sino que resultará eficiente en reducir también los costes de personal y material.*

Los productos antisépticos tópicos no deben utilizarse de forma indefinida. Su indicación debe **reevaluarse cada 2 semanas**, que es el tiempo necesario para comprobar su efecto. Pasado este periodo se puede rotar a otro tipo de antimicrobiano o, en el momento que veamos que la infección o el biofilm están resueltos, cambiar a tratamientos que favorezcan la fase de granulación (CAH con colágeno, ácido hialurónico, etc.).

Los antisépticos se aplican después de un buen desbridamiento y una buena limpieza del lecho. A continuación, se describen todos los antisépticos comercializados:

a. **Soluciones limpiadoras antimicrobianas:**

PHMB (Prontosan®), combinación ácido hipocloroso-hipoclorito sódico (Microdacyn®, Granudacyn®) y clorhexidina. La presentación en forma de gel permite, tras la limpieza, dejarla sobre el lecho hasta la siguiente cura para tratar/prevenir la infección. Todas ellas descritas en el capítulo de limpieza.

b. **Plata:**

Ejerce su acción antimicrobiana en su forma ionizada (Ag+). Es bactericida y actúa desestructurando la membrana celular y algunas de sus enzimas. Por ello, es de amplio espectro, incluidos los gérmenes multirresistentes a antibióticos.

Disponible en varias formulaciones como plata iónica, nanocristalina y metálica. Se formula asociada a espumas de poliuretano, hidrofibras de hidrocoloide, alginatos, como malla de plata nanocristalina o en combinación carbón-plata. La eficacia de las distintas presentaciones no depende tanto de la cantidad de plata que contienen, sino de la adaptabilidad del apósito y de su capacidad para entrar en contacto con el lecho y de ser liberada ahí mismo.

El uso prolongado de la plata puede resultar citotóxico y retrasar la epitelización por lo que no se recomienda su uso profiláctico de forma generalizada. No debe asociarse a productos con base oleosa o con solución antiséptica de PHMB.

La **plata iónica** (añadida a múltiples presentaciones de apósitos de alginato, hidrofibras, espumas, etc.) es exudado dependiente. Se activa y libera los iones de plata tras el contacto con el exudado.

Los apósitos de **plata nanocristalina** requieren que el ion plata sea activado en el momento de la cura. Esto se consigue con agua destilada o con agua corriente, y no con soluciones salinas, porque el intercambio iónico precipitaría la plata y disminuiría su eficacia. Esta plata consigue altas concentraciones de iones en pocos minutos por lo que puede provocar ciertas molestias o dolor que desaparece en unas horas (Acticoat®, Argencoat®). Hay que avisar al paciente que estará incómodo durante las primeras horas tras la cura y que las molestias desaparecerán después.

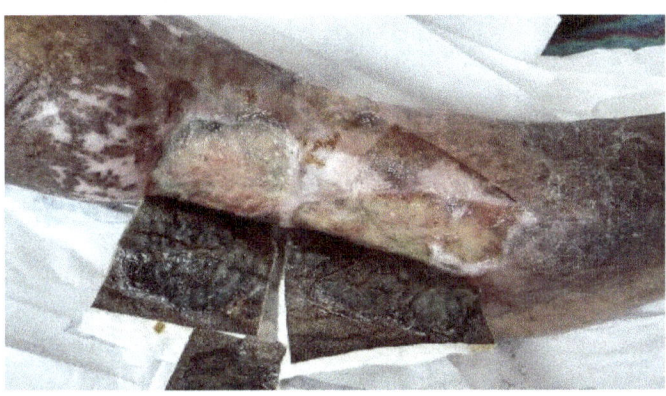

Apósito de plata nanocristalina (color negro).

La **plata metálica** no precisa activación. Es menos eficaz y se utiliza para lesiones superficiales con baja carga microbiana. Se presenta en forma de malla.

c. **Iodo**

Produce desnaturalización de las proteínas tanto enzimáticas como de la membrana celular (mecanismo de acción similar a la plata).

Puede afectar al funcionalismo tiroideo por lo que en pacientes con patología tiroidea no se recomienda su utilización durante periodos mayores de 15 días.

1. Povidona iodada: comentada en el apartado de limpieza. Además de la solución, existe una presentación en tul impregnado muy útil como antiséptico secante en heridas isquémicas, momificadas, en pie diabético, en lesiones distales de dedos y, utilizado como mecha, en lesiones tunelizadas.

2. Cadexómero iodado: El cadexómero es una partícula polisacárida que libera lentamente el Iodo cuando entra en contacto con la humedad de la herida. Las microesferas de cadexómero tienen cierta capacidad para desorganizar e infiltrarse dentro de la matriz del biofilm y así tener acceso a los gérmenes. La liberación de Iodo se produce de una forma lenta y sostenida, sin picos, manteniendo la eficacia y disminuyendo su toxicidad. Se presenta en apósito, pomada y polvo (Iodosorb®). El apósito cambia de color marrón anaranjado a blanco cuando se ha liberado todo el iodo, indicando el momento del cambio. Al retirar el apósito suelen quedar residuos granulares que se retiran bien con la irrigación del lecho. Puede producir ardor y eritema, sobre todo si hay poco exudado, tanto en el lecho como en la piel perilesional.

Suele tener una eficacia algo superior a otros tipos de antimicrobianos porque consigue desorganizar de forma ópotima el biofilm maduro.

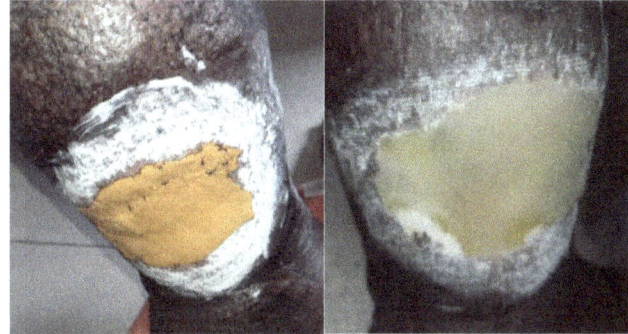

Cadexómero iodado: es anaranjado y blanquea cuando termina de liberar el Iodo. (2ª foto).

Los apósitos antisépticos de plata y iodo se utilizarán durante 14 días, revisando su uso de forma periódica. Transcurridas las 2 semanas de tratamiento se pueden presentar las siguientes situaciones:

- Una evolución favorable y ausencia de signos y síntomas de infección: suspender.
- Mejoría de la herida, pero persistencia de los signos de infección: continuar con el tratamiento elegido.
- No mejoría: retirar y considerar otro antimicrobiano. Valorar existencia de enfermedades concomitantes y si se precisa antibioterapia sistémica.

2. **Cloruro de Dialquil-carbamoilo** (DACC):

Forma parte del grupo de **apósitos denominados "no medicados"** (Cutimed® Sorbact®). No es un antiséptico en el sentido de que no inhibe o mata los gérmenes, los atrapa y se eliminan posteriormente en los cambios de apósito. Su mecanismo de acción se basa en el principio físico por el cual, las partículas hidrófobas se atraen y unen en un medio acuoso. La superficie celular de los gérmenes posee esta propiedad, al igual que el apósito que contiene derivados hidrofóbicos de ácidos grasos. En ambiente húmedo las bacterias tienden a unirse a este tipo de apósitos y quedan atrapados en su interior. Al ser retirados en cada cura se va eliminando la carga bacteriana. Es un apósito seguro y no crea resistencias. Gracias a que no es un producto químico con interacción celular, no es citotóxico y al no lisar los gérmenes no genera toxinas o elementos irritantes para el lecho. No se absorbe a nivel sistémico y no produce dolor. Se puede utilizar indefinidamente durante todo el continuum de la

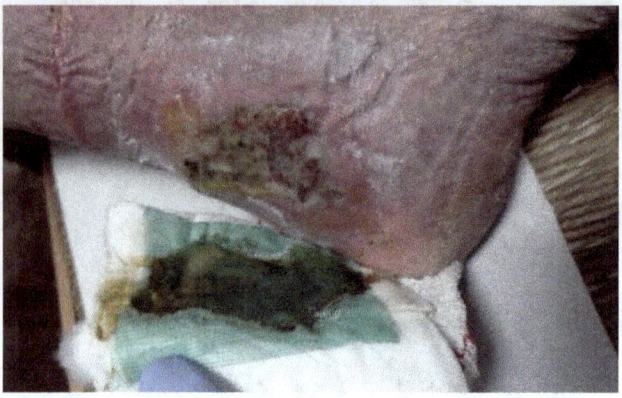

Apósito hidrófobo de DACC con propiedad física de captación.

infección y para profilaxis. No tiene techo terapéutico.

3. **Antibióticos tópicos:**

Hay controversias sobre su utilidad en general, sobre todo a la vista de la capacidad de inducir resistencias y existiendo la alternativa tópica de los antisépticos. Se aconseja que sean manejados por profesionales con cierta experiencia y en general su uso se restringe a situaciones muy concretas:
   a. Metronidazol en gel para el manejo del mal olor, sobre todo en heridas neoplásicas.
   b. Sulfadiacina argéntica para las quemaduras.
   c. Mupirocina tópica para Gram+, ácido fusídico para el estafilococo.

Raramente las heridas evolucionan mal por la proliferación de hongos. Esta situación requiere un tratamiento especializado.

4. **Antibióticos sistémicos:**

Se reservan para cuando somos incapaces de controlar la infección con intervenciones tópicas (la aplicación del TIME). Los agentes que liberan iones de plata o iodo tienen capacidad de penetración en los tejidos de hasta aproximadamente 2 mm de profundidad. **Cuando la infección se extiende más allá del compartimento superficial o sobrepasa significativamente los márgenes** de la herida se precisan los antibióticos sistémicos. No se deben utilizar rutinariamente en una herida infectada, y de hacerlo, se debe acompañar de una intervención local intensiva (desbridamiento, manejo del exudado, tratamiento etiológico y antimicrobianos tópicos).

Tampoco están indicados como profilaxis de la infección.

La elección del antibiótico sistémico ha de basarse en su capacidad para llegar al punto diana de la infección, por ejemplo, a la osteomielitis de una úlcera neuropática. Sus indicaciones serían:
   a. Cuando el grado de infección de la herida excede a lo que puede ser controlado con tratamiento tópico: infecciones graves como sepsis, osteomielitis, celulitis y la presencia de otros signos de invasión tisular profunda.
   b. Ante una evolución clínica no satisfactoria después de agotar el tratamiento tópico.

5. **Otras estrategias:**

Terapia de presión negativa (TPN) (ver capítulo del exudado), terapia con oxígeno hiperbárico, terapia fotodinámica.

Los antibióticos sistémicos se reservan para situaciones de celulitis importante, infecciones agudas del pie, infecciones profundas, osteomielitis y para infecciones sistémicas.

Cultivo de la herida. Puntos clave a tener en cuenta.

1. La toma de muestras y el cultivo microbiológico rutinario de las heridas no está justificado. Se puede plantear su realización cuando clínicamente está indicado un tratamiento antibiótico sistémico.
2. Se debe ser muy cuidadoso y prudente tanto con la indicación como con la técnica de toma de muestra, como con la interpretación de los resultados.
3. Las heridas infectadas lo son, por múltiples bacterias. El germen o gérmenes aislados en el cultivo no tienen que ser necesariamente los que más contribuyan al proceso inflamatorio de la herida.
4. La utilización de antibióticos contra gérmenes que, o no son muy patógenos o son flora saprofita, podría generar multirresistencias y/o afectar al equilibrio de la flora local de la piel.
5. En las heridas infectadas más habituales, que suelen responder al uso de antisépticos tópicos, pocas veces pocas veces es necesario realizar un cultivo.

Por ello, la indicación y valoración de los cultivos de las heridas ha de hacerse por profesionales experimentados, dentro de un protocolo local, e interpretados en el contexto clínico concreto.

A continuación, presentamos un cuadro con los principales antisépticos que se utilizan en heridas:

Tratamiento del lecho: esquema TIME

	Clorhexidina	Ac. Hipocloroso + hipoclorito sódico	PHMB	Cadexómero yodado	Plata
ESPECTRO DE ACCIÓN	Gram+, Gram –. Poco activo frente a Pseudomona.	Bacterias y hongos. Incluye meticilín y vancomicín resistentes, Pseudomona aeruginosa, Cándida albicans.	Bacterias y hongos. Incluye meticilín y vancomicín resistentes, Pseudomona aeruginosa, Cándida albicans.	Hongos, virus, bacterias: Gram + (estreptococo, estafilococo, incluso meticilín y vancomicín resistentes), Gram– (pseudomona), anaerobios Iodo de liberación lenta y prolongada.	Hongos, virus, bacterias, Gram +, Gram– (incluso meticilín y vancomicín resistentes).
PAUTA DE UTILIZACIÓN	Aplicar tras limpieza en heridas con signos clínicos de infección o retraso en la cicatrización. Persiste actividad hasta 6 horas después de su aplicación.	Fomento durante 10-15min Se puede aplicar en cavidades y tunelizaciones, hueso y tendones, en mucosas como la boca, periné, en peritoneo.	Fomento durante 10-15min El gel se puede aplicar en cavidades y tunelizaciones y combinar con apósito secundario. Los apósitos pueden mantenerse 5-7días.	Aplicar capa de 3 mm (máximo 50gr). Se cambia cura cuando libera todo el iodo (el apósito pierde su color) o si se satura. Si la herida no mejora después de 10-14días reevaluar. Máximo	Aplicar directamente en la herida. Utilizar 2 semanas. Si la herida mejora continuar tratamiento hasta 4 semanas. Si no mejora suspender.
INDICACIONES	Infección local	Control de la carga bacteriana y Supresión de la formación del biofilm. Irrigación y limpieza de la herida. Prevención de la infección.	Control de la carga bacteriana Limpieza herida (solución), barrera antimicrobiana (apósitos) Suprimir la formación del biofilm.	Heridas con exudado e infección clínica o subclínica. Útil en biofilm maduro. Tiene también efecto desbridante autolítico y osmótico.	Control de la carga bacteriana. Desestabiliza la matriz del biofilm (destrucción de bacterias), reduce la adherencia bacteriana. Barrera antimicrobiana en heridas de riesgo de infección.
CONTRAINDI-CACIONES	Hipersensibilidad Precaución en lactancia y menores de 30 meses Heridas profundas o extensas.	No combinar con otras soluciones. Puede utilizarse en cavidades y mucosa oral	No combinar con otros limpiadores Precaución en embarazadas, lactancia y niños. Lavado peritoneal. Cartílago hialino.	Heridas secas o con escara. Hipersensibilidad, niños, embarazo y lactancia. Precaución: IR y trastorno tiroideo. Uso prolongado: toxicidad sistémica. Interacción con el Litio.	Superficies amplias. Sensibilidad a la plata. Embarazo, lactancia y niños. No combinar con colagenasa.
EFECTOS SECUNDARIOS	Reacciones cutáneas de hipersensibilidad y fotosensibilidad Quemaduras químicas en neonatos.	Apenas tiene	Apenas tiene.	Puede producir dolor o escozor las primeras horas. Dermatitis de contacto de piel perilesional si no está bien protegida. Alteración función tiroidea	Riesgo de argiria (uso prolongado).

M: exudado (moisture)

Cualquier herida, tanto aguda como crónica, en su proceso natural de cicatrización produce cierta cantidad de exudado que es normal y que es necesario para cumplir estas funciones:

- Crear un ambiente húmedo que abrevia el proceso de cicatrización (2-3 veces más rápido): reduce la fase inflamatoria en tiempo e intensidad y favorece la angiogénesis.
- Ayuda a que el tejido muerto y los detritus se desprendan del lecho (desbridamiento autolítico).
- Permite la migración de células reparadoras (fibroblastos), de mediadores y factores de crecimiento y de queratinocitos en el medio líquido. También vehiculiza nutrientes para el metabolismo celular y para la síntesis de colágeno.

De todo ello deriva la necesidad de favorecer con nuestro tratamiento la **cura en ambiente húmedo (CAH).** De esta forma, **el exudado en cantidades y cualidades normales es un aliado**. Sin embargo, cuando estas características se alteran se transforma en una de las barreras locales a la cicatrización, y pasa de ser aliado a ser un desafío.

> *Prestar atención al exudado es esencial porque puede interferir en la cicatrización por una inadecuada cantidad, composición o localización.*

El exudado proviene del tejido intersticial tras filtrarse desde los vasos sanguíneos. El líquido intersticial es drenado normalmente a través del sistema linfático. Cuando se produce un disbalance entre su formación y la capacidad de drenaje se genera un exceso de exudado.

La composición química del exudado de las heridas crónicas de lenta evolución favorece la destrucción de la matriz extracelular (MEC) y la prolongación de la fase inflamatoria. Tienen como características desfavorables, que difieren de las agudas:

- Altos niveles de citoquinas proinflamatorias que estimulan la inflamación y los niveles y actividad de las metaloproteasas.
- Disbalance de las metaloproteasas de matriz (MMP), en relación al contenido proteico a degradar. El exceso de actividad degrada tanto los factores de crecimiento como la matriz en proceso de formación, enlenteciendo o empeorando el proceso de cicatrización.
- Bajo nivel de factores de crecimiento, cuya función es estimular la proliferación y migración celular para la angiogénesis, la formación del tejido de granulación y la epitelización.
- Baja actividad mitógena y de proliferación de fibroblastos.

Aunque genéricamente se habla de exudado, es interesante diferenciar el exudado del trasudado:

- Se habla de trasudado cuando los componentes del fluido son bajos en proteínas y células inflamatorias, con una baja viscosidad: p. ej., en la estasis venosa y en las situaciones de baja presión oncótica por hipoproteinemia/desnutrición.
- Se habla de exudado cuando hay un alto componente de proteínas y células provenientes de lechos o cavidades ulcerosas: p. ej., en la infección y en los procesos inflamatorios. La consistencia es viscosa, espesa.

En ocasiones el exudado puede estar mezclado con secreciones corporales: orina, heces, componentes provenientes de fístulas internas, etc. En la parte del libro dedicada a las lesiones relacionadas con la dependencia (LRD) hay un capítulo específico que aborda la prevención y el tratamiento de las **lesiones asociadas a la humedad (LESCAH)**.

Los principales factores que influyen en el **exceso de producción** son:

- Aumento de la presión hidrostática capilar, normalmente por insuficiencia venosa
- Aumento de la permeabilidad de la pared capilar, con fugas de proteínas, células y componentes plasmáticos: en la infección, en la inflamación (pioderma gangrenoso, neoplasias), en las vasculitis, los procesos inmunológicos.
- Descomposición y desestructuración en la fase inflamatoria de la matriz extracelular cuya firmeza disminuye y con ello deja de impulsar los fluidos hacia la red de drenaje linfático.
- Disminución de la presión oncótica capilar mediada por el déficit de proteínas plasmáticas (que tienden a retener los fluidos): En insuficiencia cardiaca, insuficiencia renal, hipoproteinemias y en desnutrición.

> *En cada cura los apósitos retirados han de ser evaluados porque aportan información tanto de la herida como de la idoneidad de ese tipo de apósito.*

Factores que influyen en la cantidad de exudado de una herida		
	Exceso de exudado	**Exudado insuficiente**
Factores etiológicos	Insuficiencia venosa/linfática. LPP sin escara. Heridas por vasculitis. Quemaduras.	Úlceras isquémicas. Úlceras neuropáticas, pie diabético.
Factores sistémicos	Edemas por insuficiencia cardiaca, renal o hepática, hipoproteinemia, desnutrición o sepsis. Obesidad, enfermedades endocrinas. Ancianos. Fármacos: calcioantagonistas, esteroides, antiinflamatorios, glitazonas.	Deshidratación. Hipovolemia. Microangiopatía.
Factores locales	Heridas infectadas. Lechos con biofilm macro y microscópico. Presencia de cuerpo extraño. Sinus, fístulas. Tumores.	Herida con escara seca. Isquemia de la herida.
Factores del paciente	No elevar el miembro en la insuficiencia venosa. Calor ambiental. No colaborar con las recomendaciones.	
Factores del profesional	Inadecuada elección del dispositivo o apósito absorbente para la cantidad de exudado. Inadecuada frecuencia de cambios de cura.	

Tipos de exudado y su significado			
	Densidad	Color	Observaciones
Seroso	Acuosa, diluido	Claro	Es el normal en las fases inflamatoria y proliferativa. Aumentado en infección, insuficiencia venosa, cardíaca o malnutrición.
Sero-hemorrágico	Fluido	Rosa o rojo	Puede ser normal por neoangiogénesis, asociarse a hipergranulación o por daño postquirúrgico o al retirar el apósito.
Hemorrágico	Denso	Rojo	Por friabilidad o trauma del lecho. Puede indicar infección.
Fibrinoso	Fluido	Turbio	Indica inflamación con o sin infección.
Sero-purulento	Fluido	Turbio, de crema a tostado	Exudado seroso + pus. Indicio de infección. Puede ser producto de la licuefacción de tejido necrótico.
Purulento	Denso	Opaco, lechoso, tostado	Pus + tejido necrótico licuado: Infección. Suele oler. Color verde: infección por Pseudomona.

M: exudado (moisture)

Valoración clínica del exudado

1. Valoración del **aspecto y composición** del exudado: *(ver tabla adjunta)*.
2. Valoración de la **cantidad de exudado**: Inspección del apósito o dispositivo en cada cura, antes y después de retirarlo. Da información de cómo lo gestiona:
   a. Antes de retirarlo:
      i. Interrogar al paciente por su experiencia con el comportamiento de los apósitos, sus sensaciones, comodidad, dolor, olor, etc.
      ii. Explorar la conformabilidad del apósito, el relleno de espacios muertos, nivel de saturación, posibles fugas, manchado de vendajes, ropa, calzado.
      iii. Fijación/sellado de los bordes del apósito.
   b. Después de retirarlo:
      i. Saturación y humedad del apósito para valorar su comportamiento e idoneidad.
      ii. Dibujo que proyecta el lecho sobre el apósito para conocer las zonas más inflamadas y generadoras de exudado.
      iii. Color, aspecto y olor del exudado.

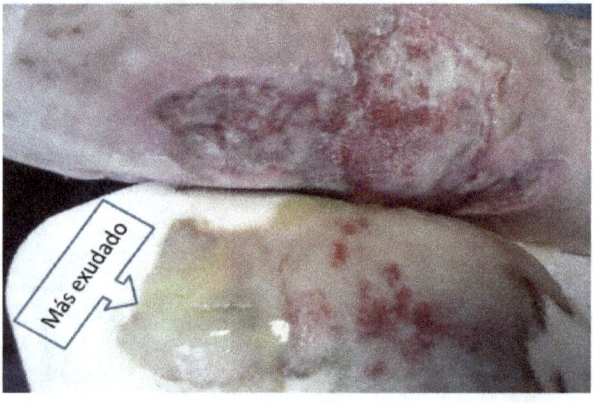

Proyección y comportamiento del exudado sobre el apósito.

   iv. Piel perilesional: daño cutáneo (erosiones, maceración), edema de ventana y daño por las fijaciones del apósito.
   c. Si el apósito está totalmente saturado se precisará un nuevo apósito más absorbente o, si ya lo estamos usando, aumentar la frecuencia de los cambios. Si no queremos retirar el apósito primario podemos cambiar simplemente el secundario para preservar el microclima del lecho.
   d. Si tiene fugas y no está saturado, el siguiente apósito deberá tener mayor capacidad de absorción y/o mejor adhesión y sellado a la piel circundante.

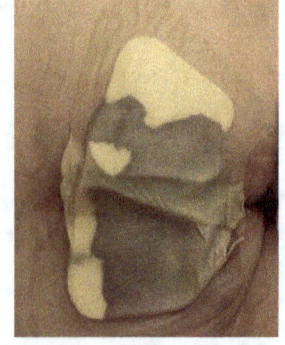

Apósito saturado con fuga.

Para favorecer el ambiente húmedo óptimo y proteger la herida, los cambios de apósito deben espaciarse lo más posible. Para ello se precisan apósitos suficientemente absorbentes que retengan el exudado sin provocar fugas o, cambiar sólo el secundario para preservar el microclima del lecho.

Problemas asociados al exceso de exudado

- Provocan daño sobre el lecho y la piel perilesional (erosiones y maceraciones) favoreciendo la infección, el crecimiento de la herida, lesiones satélites y dolor.

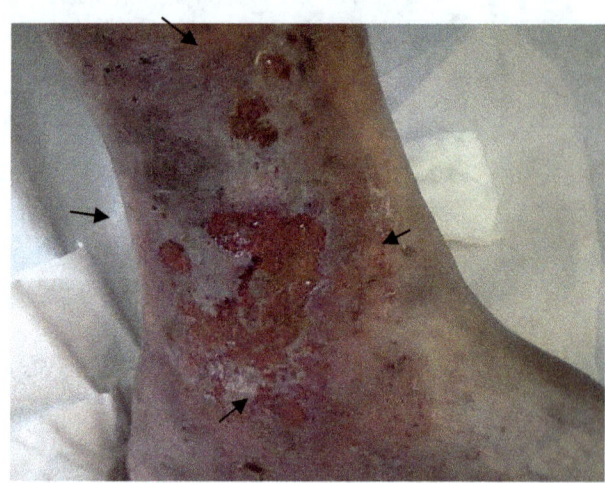

Lesiones satélites por exceso de exudado.

- Si la herida es grande y el exudado también pueden provocar una pérdida de agua, electrolitos y proteínas con repercusión sobre el balance nutricional del paciente.
- El exudado de las heridas que no evolucionan adecuadamente presentan altos niveles de mediadores inflamatorios y enzimas proteolíticas que destruyen los factores de crecimiento y degradan la matriz extracelular del lecho.
- Pueden oler.
- Precisa un aumento de la frecuencia de cambio de apósitos absorbentes, que además de ser una agresión para la herida, genera molestias para los pacientes.
- Las fugas incomodan a pacientes y cuidadores por ensuciar las prendas de vestir y la ropa de cama.

El acúmulo de exudado inflamatorio anómalo, además de retrasar la cicatrización, contribuye a la expansión de la herida dañando los bordes y la piel periulceral.

Problemas asociados al exudado escaso

- Retraso en la cicatrización por enlentecimiento del desbridamiento autolítico y de la migración de células y mediadores químicos.
- Adherencia de los apósitos al lecho y daño de éste con dolor durante los cambios.
- En estas circunstancias se precisan apósitos o productos de cura donadores de humedad (hidrogeles).

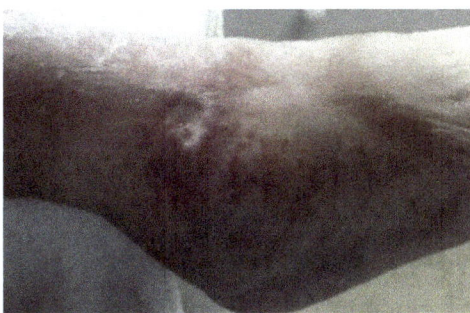

Herida con ausencia de exudado.

Manejo del exudado

Como siempre, el abordaje y plan de tratamiento ha de tener una perspectiva holística:

1. Se debe explorar las preocupaciones del paciente, qué conocimientos tiene y explicarle la naturaleza de su problema y de qué forma puede participar en el tratamiento. Con esta información, educar y consensuar el plan y los **objetivos del tratamiento** a corto y largo plazo.

El control del exudado está relacionado con la calidad de vida del paciente. Su gestión es prioridad terapéutica y debe adaptarse y consensuarse con el paciente.
P. ej: el mojado de la ropa por el exceso de exudado, cuestiones estéticas del vendaje, la movilidad, el dolor, el olor. Estas molestias influyen en la autoestima, en la calidad de vida y en las relaciones sociales.

2. La segunda actuación sobre el exudado es considerar y corregir sus **causas y los factores agravantes**. Las etiologías más frecuentes del exceso de exudado son: la infección de la herida, la hipertensión venosa y la insuficiencia cardiaca. En la insuficiencia venosa la terapia compresiva es primordial.

Esquema de tratamiento del lecho centrado en el exudado

- Tratar la etiología subyacente y los factores agravantes.
- Actuar sobre el lecho de la herida.
    a. Limpieza y desbridamiento.
    b. Tratar la posible infección asociada o el biofilm.
- Gestionar el exudado y la humedad de la herida.
    a. Ajuste de la capacidad de absorción del apósito y la frecuencia de cambios.
    b. Excepcionalmente utilización de la terapia de presión negativa o sistemas colectores.
- Prevenir o tratar las complicaciones relacionadas con el exudado.
    a. Fugas.
    b. Daño de la piel perilesional: productos barrera.
    c. Infecciones.
    d. Dolor, prurito, molestias.
    e. Olor.
    f. Desequilibrios hidroelectrolíticos y de pérdida de proteínas.

3. Se debe desbridar, **limpiar minuciosamente** y tratar la posible infección con apósitos antimicrobianos (si ésta fuera la causa) que gestionen bien el nivel de exudado.
4. La gestión/absorción del exudado se realiza habitualmente mediante apósitos. En ocasiones se puede utilizar terapia de presión negativa (TPN) o colectores (p. ej., de fístulas, de ostomías).

La **elección del apósito** dependerá del:

a. Tamaño y profundidad de la herida.
b. Tipo de tejido del lecho y fase de cicatrización.
c. Nivel de exudado.
d. Necesidad de aportar antimicrobianos para el manejo de la carga bacteriana/infección.
e. Olor.
f. Estado de la piel perilesional.
g. Otros aspectos a tener en cuenta son la familiaridad con el producto, la conformabilidad del apósito y la comodidad para el paciente.

A menor frecuencia de cambios de apósitos, mayor rapidez de cicatrización.

M: exudado (moisture)

Características de los apósitos

Los apósitos son el elemento fundamental para el manejo del exudado. Tienen la propiedad de manejar los fluidos y la humedad sobre el lecho, facilitar el desbridamiento, vehiculizar los antimicrobianos tópicos, modular los niveles de proteasas y otros mediadores inflamatorios.

Los apósitos tienen también efecto de aislamiento térmico y biológico. Se espera de ellos que mantengan un microclima de humedad, temperatura y pH adecuados para que se den las mejores condiciones para la migración de citoquinas, fibroblastos, síntesis de colágeno y para la angiogénesis.

Su selección debe ser individualizada para cada cura, siendo frecuente que deban ser cambiados en función del comportamiento del apósito anterior y de la evolución de la herida.

Los apósitos primarios son los que están en contacto con el lecho. Frecuentemente poseen todas las funcionalidades, sin embargo, algunos precisan un apósito secundario colocado encima que hace las funciones de absorción, retención de fluidos y de fijación a la piel.

> *No hay apósitos ideales para cada tipo de herida. El professional debe seleccionarlos de una forma personalizada y cambiarlos en función de su comportamiento.*

Propiedades de los apósitos:

Los materiales de los apósitos se presentan como láminas superpuestas de diferentes materiales y espesores y también en forma de cintas, pastas o geles. Esto les confiere propiedades absortivas específicas con aplicaciones clínicas muy diferenciadas.

- Capacidad de **absorción**:
  - Los apósitos convencionales, que están compuestos de algodón, viscosa o poliéster, absorben los fluidos y los retienen en sus espacios como si fueran una esponja. Tienen el inconveniente de que ante una presión externa los fluidos no son retenidos y aparecen fugas.
  - Los apósitos modernos (hidrofibra de hidrocoloide, carboximetilcelulosa, alginatos, fibras de polivinilo de alcohol, etc.) transforman el líquido absorbido en un gel, que ante presiones externas se deforma sin liberar el fluido. Se denominan **apósitos formadores de gel**. Con ello mantienen mejor las condiciones de humedad del lecho y evitan maceraciones perilesionales. Esta característica resulta ventajosa en úlceras venosas, donde se aplican vendajes compresivos. También tienen capacidad para desbridar y atrapar microorganismos. El gel permite la evaporación hacia el exterior del vendaje.

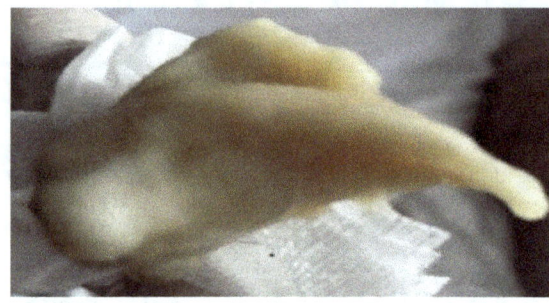

Exudado gelificado. Apósito de polivinilo de alcohol.

Características ideales de los apósitos

Básico: Manejo de los fluidos que permita una cura en ambiente húmedo sin desecaciones, fugas o daño de la piel perilesional

Desde la perspectiva profesional	Desde la perspectiva del paciente
Buena absorción: evita fugas laterales y los fluidos no se filtran por la capa externa, retiene los líquidos bajo la presión de un vendaje compresivo o un sistema de descarga.	Fácil de aplicar y retirar, conformable a la silueta anatómica de la herida, adaptable y flexible, no se deforma y no se desplaza. Cómodo.
No adherente. Atraumático sobre lecho y piel perilesional en el momento de retirarlo.	No duele, tampoco al aplicarlo o retirarlo.
Impermeable, pero permite evaporación. No requiere un apósito secundario.	Cosméticamente aceptable. No impide la actividad física.
Disponible en varias formas y tallas.	Absorbe el olor de la herida.
Capacidad de absorber e inactivar MMPs.	No produce alergias, no suelta partículas.
Permite prolongar los cambios de apósito.	

- **Evaporación**: Muchos apósitos tienen la capacidad de evaporar la humedad atrapada por la superficie externa. Esta capacidad cuantificada se denomina tasa de trasmisión de vapor húmedo (TTVH). Un apósito con una TTVH alta resulta útil cuando interesa que la cura no resulte muy voluminosa o cuando interese retrasar la frecuencia de las curas. Una TTVH baja puede favorecer la maceración de los bordes por humedad.
- **Retención** de componentes del exudado: algunos apósitos, sobre todo los formadores de gel cohesivo uniforme, pueden atrapar en su interior bacterias, factores inflamatorios y metaloproteasas que favorecen la limpieza de la herida.
- **Vehiculizadores de agentes terapéuticos:** antimicrobianos (plata, iodo, etc), colágeno, ácido hialurónico, inhibidores de las metalproteasas, etc.

Clasificación de productos por su función y esquema TIME

T	Desbridantes	En general todos los apósitos favorecen la cura húmeda y el desbridamiento autolítico. Colagenasa, urokinasa. Hidrotersivos de poliacrilato, de absorción/irrigación.
I	Antimicrobianos	Soluciones antisépticas. Apósitos de plata, iodo.
M	Hidratantes	Hidrogeles.
M	Absorbentes	Hidrocoloides (en desuso). Espumas. Fibra de hidrocoloide, de polivinilo de alcohol. Alginatos.
M	Desodorizantes	Carbón activado
M	Cicatrizantes	Colágeno, ácido hialurónico, mallas impregnadas, silicona.
E	Protectores de piel sana	Siliconas. Mallas impregnadas. Film poliuretano transparente, hidrocoloide extrafino. Ácidos grasos hiperoxigenados, óxido de zinc, PBNI.

Consejos para elegir los apósitos en función de las características de la herida

- Las **heridas secas** que precisan hidratación se deben manejar con:
  - **Films semipermeables de poliuretano**: evitan la evaporación de la humedad que pueda surgir de tejidos profundos. Por su adherencia pueden dañar el lecho y la piel circundante.
  - **Hidrogeles**: Donan humedad. Favorecen el desbridamiento autolítico en heridas secas y mejoran el proceso inflamatorio diluyendo los mediadores inflamatorios y las MMPs. Si sobresalen de los bordes pueden macerar la piel, por lo que hay que protegerla con productos barrera. La presentación más utilizada es en forma de gel amorfo, aunque también los hay en forma de parche.
  - **Láminas o mallas de silicona**: son viscosas, moldeables, hidrófobas y poco tóxicas. Tacto pegajoso, se adhieren bien a la piel circundante y no al lecho por sus propiedades hidrófobas, permitiendo una retirada atraumática. Mantienen el ambiente húmedo en el lecho y sellan bien la lesión, así el exudado presente será absorbido por los apósitos secundarios con el menor daño de la piel perilesional.
  Muchos fabricantes han incorporado la silicona a la primera capa de contacto de sus apósitos por estos motivos (propiedades atraumáticas, antiadherentes y de sellado de la herida).
  Se utilizan en lesiones con poco exudado o en la fase de epitelización. También en lesiones erosivas, superficiales y quemaduras.

Elegir apósitos de calidad resulta costo-efectivo en los siguientes términos:

La reducción de la frecuencia de cambios de apósitos evita perturbar el microclima de cicatrización creado en el lecho. Se reduce así el riesgo de infección, de complicaciones y se acelera la cicatrización.

Mayor satisfacción del paciente por presentar menos molestias y mayor comodidad para realizar sus actividades diarias. Esto redundará en una mejor aceptación y colaboración con nuestro tratamiento.

Menos desplazamientos e incomodidades para el paciente y cuidadores.

Ahorro en tiempo de enfermería y material de curas al reducir el número de cambios y acortarse el tiempo de curación.

M: exudado (moisture)

> *Existen multitud de productos comercializados con diferentes combinaciones de materiales y propiedades, por lo que antes de utilizarlos se deben consultar las instrucciones y ficha técnica de cada fabricante.*

Elección del apósito en función de la humedad del lecho

	Aspecto del apósito retirado	Actuación
Lecho seco	No mancha el apósito, puede estar adherido.	Hidrogeles dadores de humedad, espumas.
Lecho húmedo	El apósito tiene algo de mancha por el exudado.	El tipo de apósito y la frecuencia de cambios es adecuada.
Lecho mojado	El apósito está húmedo pero no lo impregna totalmente en vertical (todo el espesor).	El tipo de apósito y la frecuencia de cambios es adecuada.
Lecho mojado y apósito saturado	El apósito está saturado totalmente en vertical.	Se debe aumentar la frecuencia de cambios de apósito y/o utilizar uno más absorbente.
Presencia de fugas	El apósito está saturado totalmente y la fuga se extiende al apósito secundario.	Se debe aumentar la frecuencia de cambios de apósito y/o utilizar uno más absorbente.

- **Heridas exudativas**:
  o **Espumas** (foam): compuestas de poliuretano o polímeros sintéticos. Hay de diferentes características y propiedades y pueden combinar otros materiales como la silicona. Retienen la humedad en las microceldas que las conforman. Tienen capacidad para amortiguar la presión, pero pueden tener escapes en presencia de vendajes compresivos o descargas. Por este motivo tampoco se aconseja recortarlas. Pueden vehiculizar diferentes tratamientos (antimicrobianos, ibuprofeno (útiles para el dolor, sobre todo de las úlceras de Martorell), etc).
  Otro uso de las espumas es la protección de la piel con riesgo de lesión por fricción o presión (LPP).

  o **Hidrocoloides**: Formados por carboximetil celulosa sódica en combinación con diversos materiales. Fueron los primeros apósitos en salir al mercado. Tiene una capacidad de absorción baja-moderada. Actualmente su uso es menor porque están contraindicados en heridas con infección y porque pueden hacer daño por su mayor adherencia. Se pueden utilizar en los últimos estadios de la cicatrización, en algunas quemaduras y estadio I de las LPP.
  o **Materiales formadores de gel**:
    - **Hidrofibra de hidrocoloide**: son hidrofibras de carboximetilcelulosa. Indicado para heridas con exudado moderado-alto. Retiene menos humedad que los alginatos. Pueden ser recortados y utilizarse en heridas cavitadas.
    - **Alginatos**: son polisacáridos de cadena larga extraídos de algas marinas que pueden absorber hasta 15-20 veces su peso. Las fibras de alginato de calcio al absorber la humedad se transforman en un gel hidrofílico que no se adhiere al lecho, que atrapa detritus y bacterias y que permite la cura en ambiente húmedo. Tienen además efecto hemostático por lo que están indicados tras un desbridamiento cortante o en lechos sangrantes.
    - **Fibras de Polivinilo de alcohol** (Exufiber®): fibras gelificantes para un nivel de exudado entre moderado y alto. También útiles en heridas cavitadas. Retiene bien el exudado y los gérmenes y se retira de una pieza. Es conformable y evapora hacia el apósito secundario.
    - **Polímeros superabsorbentes de poliacrilato**: tienen capacidad no sólo de absorber fluidos sino también de partículas presentes en el lecho (p. ej. bacterias, MMPs, mediadores inflamatorios), contribuyendo a la limpieza de la herida y al tratamiento de la infección. Soportan bien el líquido extraído ante la presión externa, permiten su evaporación y amortiguan bien.

> *En general, todos los materiales en forma de gel o que forman gel precisarán un apósito secundario.*

Ante una herida que exuda en exceso las posibilidades de actuación son:

- Usar un modelo más grueso y absorbente del mismo apósito.
- Cambiar a otro tipo con mayor capacidad de absorción.
- Agregar un apósito secundario si no se está utilizando o aplicar otro más absorbente.
- Aumentar la frecuencia de los cambios de apósito. En estos casos se puede mantener sobre el lecho (para no dañarlo) un apósito primario no adherente y retirar únicamente el secundario.
- Si la evolución no es favorable, plantear utilizar terapia de presión negativa o sistemas colectores.

Capacidad de absorción de los diferentes tipos de apósito

Apósitos primarios

	Observaciones	Nivel de exudado			
		Seco	Bajo	Medio	Alto
Film de poliuretano	Riesgo de daño por adherencia	+	+		
Hidrogeles	Donan humedad. Desbridamiento autolítico.	+	+		
Espumas (foam)	No secuestran material. Amortiguan presión		+	+	+
Hidrofibra de Hidrocoloide	Forma gel			+	+
Alginatos	Forman gel. Son hemostáticos		+	+	+
Polivinilo de alcohol	Forman gel			+	+
Poliacrilato superabsorbente	Forman gel. Amortiguan presión			+	+

Apósitos secundarios

Algodón, viscosa, poliéster			+	+	+
Espumas (foam)	Amortiguan presión		+	+	+
Polímeros superabsorbentes	Amortiguan presión			+	++

- **Heridas profundas:**

    Este tipo de heridas deben ser rellenadas con apósitos específicos en forma de tiras o mechas, que deben contactar con el lecho sin dejar espacios muertos. No deben introducirse a presión porque al captar exudado aumentarían de volumen y comprimirían el lecho produciendo isquemia.
    Si el nivel de exudado se mantiene alto puede estar indicada la terapia de vacío.

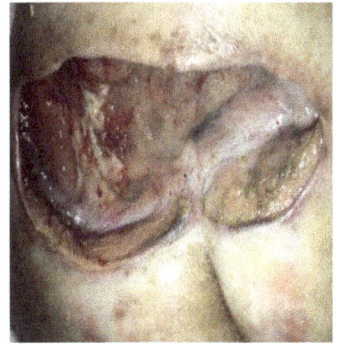
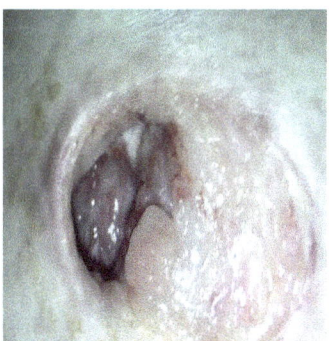

Lesión profunda por presión.   *Herida profunda tunelizada.*

- **Heridas malolientes:**

    El mal olor de algunas heridas causa una importante afectación emocional al paciente y a los cuidadores y es motivo de aislamiento social. El nivel de olor puede clasificarse en el que se percibe:

    o Solamente en el momento de la cura,
    o al aproximarse a la herida,
    o al aproximarse al paciente,
    o o el que incluso llega a invadir la habitación o la vivienda del paciente.

    Normalmente el olor desagradable se debe a:

    o la presencia de infección,
    o la presencia de tejido necrótico,
    o altos niveles de exudado,
    o en heridas con tejidos poco vascularizados,
    o en heridas malignas,
    o en sinus o en fístulas entéricas o urinarias.
    o algunos apósitos producen también un olor característico (p. ej., hidrocoloides).

    Tratamiento del olor:

    o tratar la causa (tejido necrótico, infección),
    o pueden ser útiles los **apósitos de carbón activado** por su capacidad para absorber las moléculas responsables de los malos olores. Por sus características no deben ser recortados. Si se rompen pueden manchar/tatuar la lesión.
    o Los apósitos superabsorbentes también pueden controlar el olor de forma eficaz.

- o En heridas neoplásicas o infectadas por gérmenes anaerobios podrá utilizarse **metronidazol** tópico (formula magistral o gel) o sistémico.
- o Se puede complementar con el uso de aceites aromatizados y/o ambientadores.

Antes de aplicar un apósito nos debemos asegurar que la piel está limpia, seca, y si necesita algún tipo de protección: crema hidratante/emoliente para reparar o crema barrera para proteger.

- **Adherencia del apósito al lecho y dificultad para retirarlo:**

    Si hay dificultad para separar un apósito porque está pegado al lecho, humedecerlo durante unos minutos antes de la retirada, o aplicar hidrogel y cambiarlo al día siguiente.
    Existen soluciones en spray específicas para la retirada atraumática de los adhesivos de los apósitos.
    Para evitar que esto vuelva a suceder, reconsiderar la elección del siguiente apósito:

    - o Utilizar otro atraumático, de baja adherencia.
    - o Utilizar otro con menor capacidad de absorción para que no seque el lecho y/o retrasar la frecuencia de cambio.

- **Protección de la piel perilesional:**

    Se debe evitar que el exudado entre en contacto con la piel, sobre todo en la fase inflamatoria donde su composición química resulta más agresiva. La puede macerar, erosionar y ser causa de expansión de la herida. Además, el paciente puede sentir picor y dolor. La forma de conseguirlo es con la utilización de buenos apósitos que absorban todo el exudado y lo retengan adecuadamente en su interior sin fugas ni humedades y con una frecuencia de cambios adecuada. Tener en cuenta que **en las zonas más declives o donde haya presión hay que reforzar la protección**. Además, el uso de emolientes y, sobre todo, crema barrera es esencial en estos casos. Si observamos dermatitis perilesional puede ayudar el uso de corticoides tópicos.

    La piel perilesional también puede dañarse al retirar el apósito. Conviene que los materiales de fijación del apósito sean de baja adherencia o de silicona y evitar el uso de esparadrapos o similares.

    Protectores y cremas barrera más utilizadas:

    - o Productos a base de **óxido de zinc**:
        - Tiene poder astringente, antiinflamatorio y ligeras propiedades antisépticas.
        - Actúa como una barrera física entre la piel y los irritantes externos. Forma una capa oclusiva. Evita que la humedad esté en contacto directo con la piel.

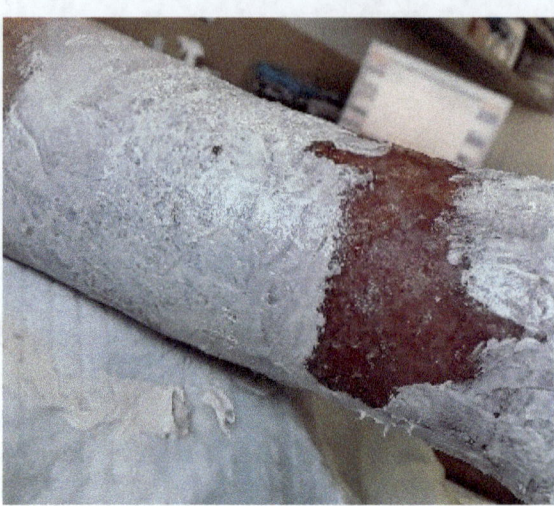

Protección de piel perilesional con crema de óxido de zinc en lesión por humedad por el exudado.

- Es espeso y opaco por lo que dificulta la inspección de la piel.
- Se debe retirar con aceites y no con suero por ser liposoluble.
- Se presenta en crema y en solución en espray.

- o **Película barrera no irritantes (PBNI)**: Son polímeros a base de siliconas (dimeticona) que forman una barrera fina trasparente oclusiva que permite la traspiración de la piel y no resulta grasa al aplicarla. Es adherente para los apósitos y permite retirarlos sin dañar la piel. Pueden escocer. Son eficaces hasta 72 horas.
- o **Cianocrilatos**: Similar a los anteriores. Producen una película trasparente y duradera que se aplica 2 veces por semana sobre piel dañada y que no es necesaria retirar. Se desprende con la descamación de la epidermis.
- o **Vaselina**: forma una capa oclusiva que también evita la pérdida de agua, por lo que su uso continuado puede macerar la piel y provocar foliculitis. Dificulta la fijación del apósito. Por ello, no es la mejor opción.
- o **Malla de Plata metálica**: es una opción para proteger y prevenir la formación de biofilm de los bordes y de las pequeñas lesiones satélites de la piel perilesional.

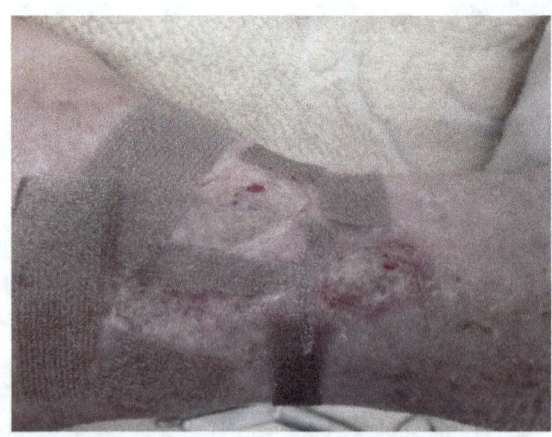

Tiras de plata metálica para proteger y tratar lesiones satélites de piel periulceral.

E: bordes y piel perilesional (edge)

Cuando se sigue el esquema TIME y se llega a la "E" de los bordes, muchas veces pensamos que todo lo importante ya está hecho y que la "E" nos va a aportar poco al tratamiento. Sin embargo, atender y cuidar los márgenes de la herida y la piel circundante es primordial por las siguientes razones:

- ✓ Desde los bordes se inicia la epitelización y contracción de la herida.
- ✓ En los bordes se acantonan residuos, carga bacteriana y biofilm.
- ✓ La piel perilesional nos da información del estado de los tejidos subyacentes a la herida, y de la etiología de la lesión. Informa si la piel es de riesgo, si está dañada y de qué necesidades tiene: de mejora del edema, de la perfusión, de la hidratación, del estado nutricional, etc.

Unos bordes saneados permitirán la mitosis, la migración celular y el inicio de la epitelización de la herida. La piel perilesional es toda aquella próxima a la herida (10-20 cm). Está sometida a las alteraciones fisiopatológicas que causaron la úlcera.

Bordes de la herida

Sanear los bordes y la piel circundante va a ser determinante para contener la expansión de la herida y en el inicio de la fase de epitelización.

Debemos revisar minuciosamente todo el perímetro del lecho de la herida en cada cura y realizar las intervenciones necesarias para sanear los bordes.

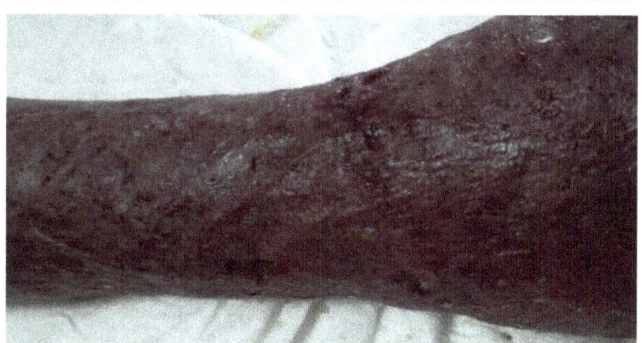

Piel frágil del MMII. Insuficiencia venosa. Dermatoporosis.

En los bordes de las heridas y en los folículos pilosos residen las células epiteliales desde donde parte la migración celular centrípeta que cierra la úlcera.

Frecuentemente los bordes están debilitados, macerados, con hiperqueratosis, o colonizados por pequeños focos de biofilm. Esto mantiene los queratinocitos quiescentes, sin actividad.

Incidir en su remodelado y limpieza permitirá que estas células sean espoleadas y comiencen a dividirse, migrar y finalmente a cerrar la herida.

Piel perilesional

El concepto de piel perilesional no sólo hace referencia a unos pocos centímetros alrededor de la úlcera. Debemos incluir también toda la piel afectada por la propia etiopatogenia de la herida. Por ejemplo:

- en las **úlceras vasculares** habrá que prestar cuidados a toda la piel del miembro inferior hasta la rodilla. Con ello se trata la úlcera en cuestión, su etiología y se previenen otras lesiones que pudieran aparecer.
- en las **heridas neuropáticas** del pie diabético pequeñas alteraciones en la perilesión pueden esconder un daño oculto de tejidos más profundos como infección, osteomielitis, etc.
- en las **lesiones asociadas a la dependencia** debemos fijarnos en otras zonas alejadas de la herida que puedan estar también sometidas a fuerzas de presión, cizalla, fricción y/o a daño por la humedad de la incontinencia, del sudor, etc.

Se debe valorar y actuar sobre la piel perilesional en cada cura. Presentar una úlcera es un factor de riesgo importante para que aparezca otra en distinta localización.

Se ha intentado categorizar las lesiones periulcerales, pero resulta complejo por la gran variabilidad de heridas, de síntomas y de signos asociados.

Cada tipo de lesión precisará de unos cuidados específicos para sanear la piel y ayudar a evitar la extensión de la herida.

E: bordes y piel perilesional (edge)

La piel perilesional puede dañarse por múltiples motivos (ver tabla):

Causas de las lesiones de la piel periulceral

• **Por la propia etiopatogenia** de la úlcera primaria con afectación de otras zonas:
    o por insuficiencia venosa (dermatitis por estasis).
    o por isquemia arterial.
    o en el pie diabético.
    o relacionadas con la dependencia del paciente y dermatoporosis.

• **Por agresiones químicas** por:
    o exceso de exudado de la herida.
    o orina o heces en pacientes con incontinencia.
    o restos de jabón, perfumes u otros productos de limpieza o aseo.
    o el sudor, sobre todo en pliegues en pacientes obesos.

• **Por agresión mecánica**:
    o por adhesivos: apósitos adherentes, esparadrapos, etc.
    o por los vendajes: pliegues, estrangulamientos, fricción, etc.
    o por fricción:
        ▪ en la limpieza y secado de las heridas (frotar en lugar de empapar).
        ▪ en la movilización del paciente dependiente.

• **Por agresiones físicas o alérgicas**:
    o inflamación de la piel como consecuencia de alergias a los productos utilizados (plata, antimicrobianos, etc.), apósitos o esparadrapos.
    o radiodermitis aguda o tardía.

• **Por infección**:   o infecciones y celulitis de origen bacteriano, herpético, micosis, etc.

En las úlceras venosas y en las relacionadas con la humedad, el estado de la piel perilesional ha demostrado tener un gran **valor pronóstico** respecto al proceso y tiempo de cicatrización. La escala FEDPALLA-II, a través de la valoración de la hidratación, el eccema, el color, el estado de los bordes y de la presencia de depósitos permite establecer un pronóstico sobre la dificultad y rapidez en obtener la curación.

Escala de valoración pronóstica en función de la piel perilesional. FEDPALLA-II					
Puntos	Hidratación	Eccema	Color	Bordes	Depósitos
5	Normal.	Normal.	Eritema rojo.	Lisos.	Escamas.
4	<1 cm de maceración.	Eccema seco.	Eritema violáceo.	Inflamados, mamelones.	Costras.
3	≥1 cm de maceración.	Eccema exudativo.	Azul, marrón, negro.	Romos o excavados.	Hiperquera-tosis, pápulas.
2	Seca.	Eccema vesiculoso.	Eritema >2cm calor, celulitis	Necrosados.	Pústulas, seropurulenta
1	Esclerosis, atrofia blanca.	Eccema con erosión o liquenificación	Negro, trombosis.	Esclerosados	Edema, linfedema.
Pronóstico: Muy bueno: 21-25 puntos; bueno: 16-20 puntos; malo: 11-15 puntos; muy malo: 5-10 puntos.					

Tratamiento del lecho: esquema TIME

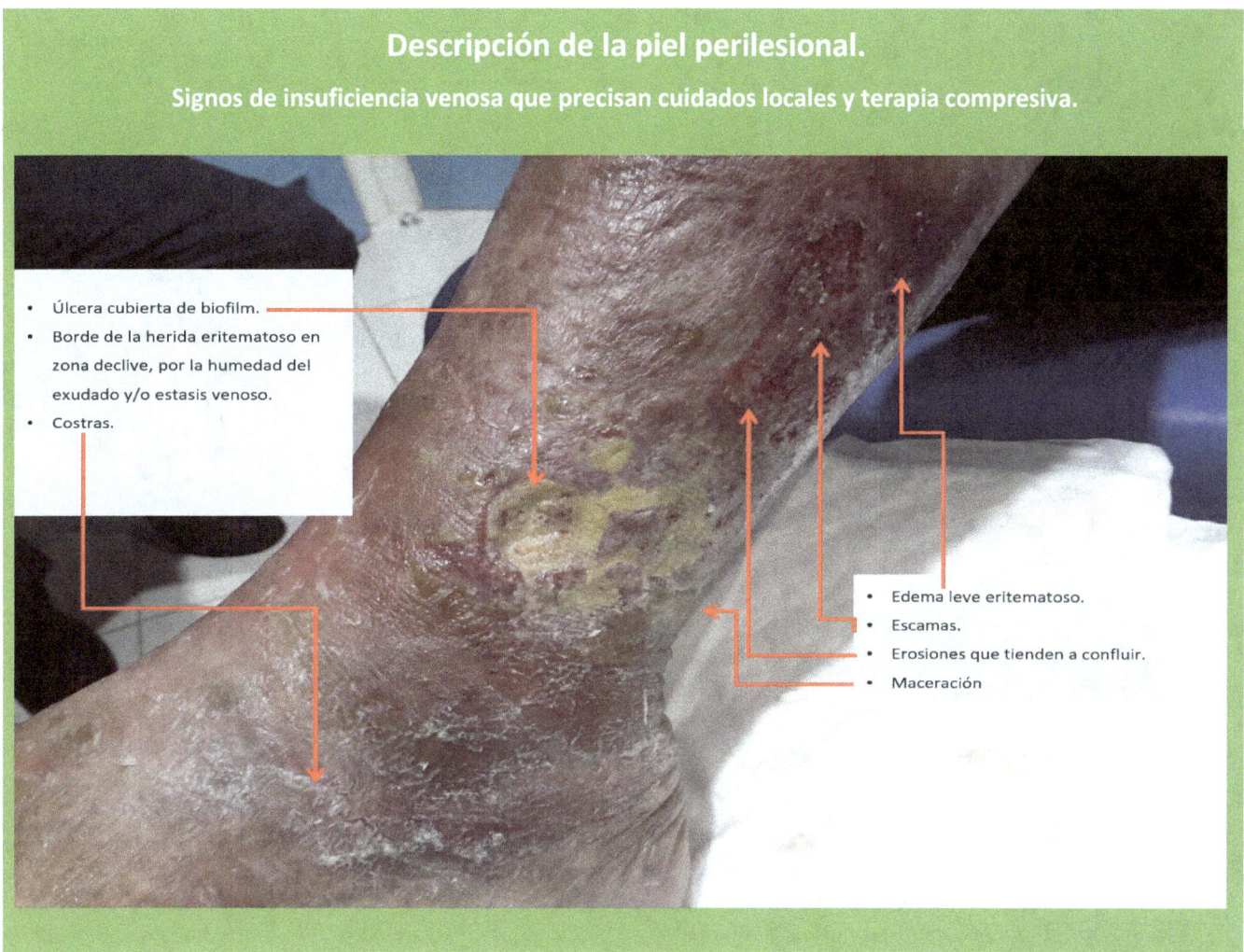

Descripción de la piel perilesional.
Signos de insuficiencia venosa que precisan cuidados locales y terapia compresiva.

- Úlcera cubierta de biofilm.
- Borde de la herida eritematoso en zona declive, por la humedad del exudado y/o estasis venoso.
- Costras.

- Edema leve eritematoso.
- Escamas.
- Erosiones que tienden a confluir.
- Maceración

Cuidados de los bordes de la herida y de la piel perilesional

Bordes y focos de epitelización

Las causas que impiden que la epitelización desde los bordes de la herida no se active pueden ser múltiples y coexistir: la isquemia e hipoxia, la infección clínica o subclínica (presencia de focos de biofilm), la desecación, la maceración, la presencia de hiperqueratosis o callos, la agresión del propio material de cura, etc.

El desbridamiento y limpieza de detritus y biofilm de los bordes debe realizarse hasta el límite del tejido sano. Esto será un revulsivo contra la senescencia celular y activará el proceso de epitelización. Se deben retirar esfacelos, fibrina, biofilm, callos, hiperqueratosis, costras y escamas del borde y de la piel circundante de una forma minuciosa.

Tras haber desbridado los bordes de la herida, el tejido del límite entre el lecho y la perilesión debe ser limpiado y tratado con suma delicadeza.

Es preciso que el epitelio adyacente al borde esté sano, intacto y con cierto grado de humedad para permitir la llegada de oxígeno y nutrientes que soporten su proliferación, migración y la angiogénesis.

Se deben examinar minuciosamente los bordes de la herida en busca de focos de epitelización, para protegerlos y facilitar su desarrollo.

Los **focos o islotes de epitelización** inicial son muy frágiles y pueden ser confundidos por su aspecto con restos de fibrina, detritus o maceración y ser eliminados durante la limpieza de

E: bordes y piel perilesional (edge)

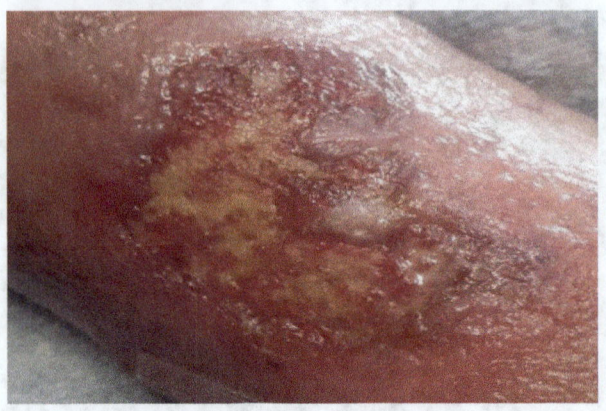

Focos de epitelización desde los bordes y en islotes.

la herida o en la retirada de los apósitos. Por ello, estos focos deben ser buscados e identificados ex profeso, para protegerlos convenientemente. Son traslúcidos, blanquecinos brillantes y pueden formarse y estar ocultos bajo costras, detritus o restos de exudado desecado.

Bordes en el Pie Diabético:

El particular acúmulo de tejido necrótico en forma de callos o hiperqueratosis que se produce en las úlceras neuropáticas dificulta la epitelización y contracción de la herida. El cuidado y tratamiento de los bordes de las heridas del pie diabético y de las úlceras neuropáticas es fundamental.

El desbridamiento cortante de estos callos es de elección. Permitirá:

- Visualizar el alcance completo de la herida porque suelen ser más profundas que extensas. Pueden adentrarse hasta llegar al hueso y causar osteomielitis de una forma inadvertida.
- Facilitar el drenaje desde las zonas profundas y el acceso a la cura local del lecho.
- Reducir la presión que ejerce el propio callo y el daño tisular y sobre la vascularizacion consecuente.
- Permitir la migración epitelial y contracción de la herida.

Cuando exista un compromiso isquémico significativo asociado a neuropatía el desbridamiento deberá ser mucho menos agresivo. El límite con el tejido sano deberá ser preservado.

En pacientes con dedos o zonas acras necróticas por isquemia se aconseja una limpieza adecuada del límite con la zona de tejido sano para evitar que ésta sea una puerta de entrada de gérmenes que provoquen una infección. Es una de las indicaciones de aplicar la povidona yodada como antiséptico secante.

Por la insensibilidad propia de la neuropatía, la piel periulceral debe recibir las descargas y los cuidados adecuados de limpieza, hidratación y de protección frente a posibles esiones traumáticas (ver capítulo de tratamiento de pie diabético).

Piel perilesional

Se deben identificar las diferentes lesiones presentes en cada zona, y aplicar sobre ellas los diferentes cuidados y tratamientos específicos de una forma geográfica en todas las curas.

La limpieza de la piel periulceral debe llegar al menos a más de 10-20 cm alrededor. Se deben eliminar detritus, escamas y restos de las curas, etc. porque pueden albergar focos de contaminación bacteriana.

Para los miembros inferiores se debe limpiar hasta la articulación superior. Así, en el pie diabético hay que limpiar el pie entero hasta el tobillo, y en las úlceras venosas limpiar escamas y costras eccematosas hasta la rodilla.

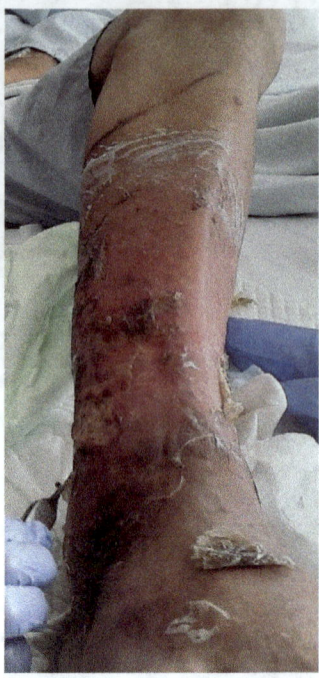

Cuidados de la piel perilesional del miembro inferior. Retirada de pieles y escamas

No se deben utilizar antisépticos sobre la piel perilesional para prevenir la infección. Únicamente se utilizarán antes de cualquier maniobra que pueda producir una colonización o movilización bacteriana (p. ej.: desbridamiento cortante) y con productos que no tiñan, para permitir visualizar bien la piel.

Lesiones elementales de la piel perilesional de las heridas crónicas

- **Maceración**
  Es la alteración más frecuente. Se debe a la presencia mantenida de humedad que satura la piel y termina denudándose, rompiéndose, perdiendo su función de barrera. Secundariamente puede infectarse.

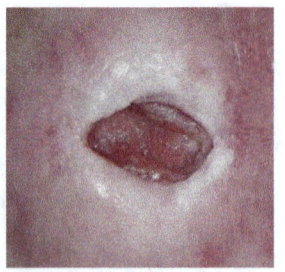

Maceración blanquecina de los bordes.

  La maceración típica es blanquecina, aunque ante fluidos más irritantes como la orina puede tener un aspecto más rojizo. Es azulada cuando debajo hay un tejido isquémico y amarillenta si se mezcla con esfacelos.

  Las medidas preventivas y de tratamiento fundamentales son:

- o la protección con productos barrera en heridas con exudado abundante o en pacientes incontinentes.
- o el uso de apósitos con una capacidad de absorción alta
- o adecuar la frecuencia de cambios.

- **Eritema**

Puede relacionarse con la presencia de infección de la herida, con una celulitis alrededor de ella o con una dermatitis por estasis en las úlceras venosas. También puede ser el resultado de la irritación por el contacto con líquidos (exudado, por incontinencia de
esfínteres), del contacto con apósitos, sistemas de sujeción o vendajes inapropiados, de fármacos tópicos, etc.

El eritema no blanqueante puede ser el estadio I de una lesión por presión (no confundirlo).

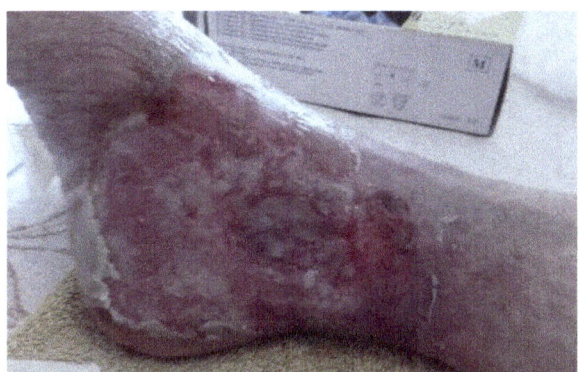

Erosiones extensas y maceración perilesional con sobreinfección por mal control del exudado.

- **Erosiones**

Surgen en pieles frágiles como consecuencia de:
- o la manipulación de apósitos con excesiva adherencia de una forma no cuidadosa.
- o por fricción de los vendajes.
- o tras la maceración de la piel por exceso de humedad.
- o por rascado o como lesión secundaria a una ampolla.

Pueden acompañarse también de costras y escamas como ocurre en la dermatitis por estasis.

- **Descamación**

Las escamas son lesiones secundarias en dermatitis por estasis, que pueden ser retiradas de forma suave con la ayuda de productos emolientes que facilitan su desprendimiento.

La piel perilesional es muy vulnerable al contacto con exudados y secreciones. Su adecuada gestión es una de las piedras angulares del cuidado de la herida y de la perilesión.

- **Vesículas/ampollas**

Pueden producirse por el edema de la piel y también por la irritación o fricción de apósitos, y en ocasiones por vendajes compresivos que se desconfiguran formando rebordes o pliegues. No es recomendable retirarlas ni drenarlas en fase aguda.

- **Edema**

Puede tener un origen sistémico: insuficiencia cardiaca, renal, hepática, hipoproteinemia o ser de origen local: insuficiencia venosa o infección.

El edema de ventana es el que se produce alrededor del apósito como consecuencia de una compresión inadecuada o por la saturación del apósito que se engrosa y ejerce mayor presión en esa zona.

Causas más frecuentes de las lesiones periulcerales	
Maceración	• Exudado excesivo. • Apósitos poco absorbentes. • Incontinencia.
Eritema	• Infección, celulitis. • Dermatitis de estasis. • Contacto con líquidos irritantes. • Apósitos o vendas inadecuados.
Erosiones	• Piel frágil, fricción, rascado. • Adherencia de apósitos. • Tras la maceración.
Escamas	• Dermatitis de estasis.
Vesículas Ampollas	• Edema de piel. • Irritación o fricción de apósitos. • Daño por vendaje.
Edema	• Causa sistémica. • Insuficiencia venosa. • Infección. • Edema de ventana.
Prurito Dolor	• Infección, biofilm. • Exudado, incontinencia. • Dermatitis. • Insuficiencia venosa. • Apósitos de plata.

- **Prurito y dolor**

El **prurito** es unos de los síntomas más frecuentes y molestos para el paciente.
- Provoca lesiones por rascado, escoriaciones.
- También les impulsa a deshacer los vendajes con la consecuente pérdida de eficacia de los tratamientos instaurados.

Por ello, es necesario prevenirlo y tratarlo con los cuidados de la piel y con el uso de productos adecuados:

crema barrera, cremas emolientes y frecuentemente con **corticoides** tópicos. La mezcla de corticoide y crema barrera tópicas es de gran utilidad en lesiones con inflamación.

El **dolor** al igual que el prurito, puede deberse a:
- la presencia de infección,
- un exudado descontrolado con maceración,
- adherencia excesiva de los apósitos con aparición de vesículas o erosiones al retirarlos,
- una reacción cutánea irritativa o alérgica.

La aparición de nuevo de alguno de estos signos y síntomas de la piel perilesional nos indica que debemos realizar alguna actuación o cambio del tratamiento para prevenir futuras lesiones.

> *La mezcla de corticoide y crema barrera tópica es muy útil en lesiones inflamadas.*

En la prevención del deterioro de la integridad cutánea debemos fortalecer el manto hidrolipídico de la piel. La elección de los productos dependerá de los fines que se persigan: hidratar, ser astringente, proteger de la humedad o agresión química, desinflamar, tratar una celulitis, etc. (tabla).

Cuando tengamos dudas sobre el origen de las lesiones periulcerales del paciente habrá que derivarle a un especialista para descartar patologías que sean susceptibles de otro tipo de tratamiento.

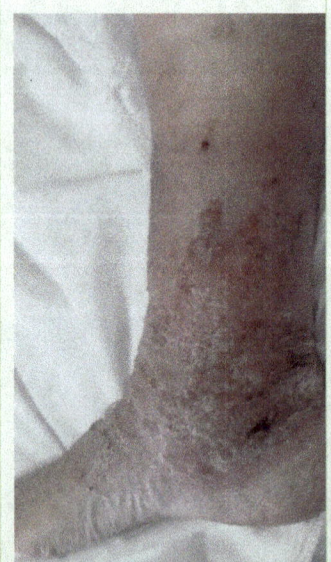
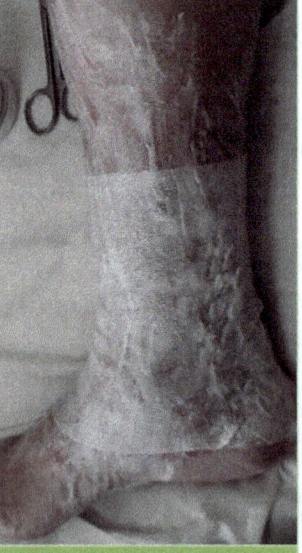

Dermatitis eccematosa por estasis con presencia de erosiones que pueden evolucionar a úlcera. Tratamiento con gasa impregnada en Óxido de Zinc y crema de corticoide.

Dermatitis de contacto por los materiales de las curas

La piel perilesional también puede ser dañada por componentes químicos de los productos que utilizamos en la cura que pueden provocar eccemas de contacto alérgico o irritativo. Los jabones, las soluciones limpiadoras, las cremas protectoras, antibióticas o emolientes pueden contener principios activos, conservantes o excipientes que en ciertos pacientes y en situaciones concretas pueden producir una dermatitis. Los apósitos, tules, vendas o los sistemas de sujeción también pueden tener componentes que provoquen reacciones cutáneas que precisen una modificación del tratamiento.

> *Ante cualquier síntoma o signo del paciente que sugiera iatrogenia de los productos empleados en la cura debemos actuar al instante.*

Los productos que con más frecuencia suelen producir reacciones alérgicas/irritativas cutáneas en las heridas son por orden: las fragancias, antimicrobianos, excipientes, gomas y adhesivos, hidrogeles y. La industria farmacéutica, conocedora de este problema, está innovando y presentando productos cada vez más seguros.

Las experiencias previas del paciente y una buena comunicación con él pueden ayudarnos a prevenir y/o a evitar que este tipo de lesiones surjan o vayan a más y dificulten el proceso normal de curación de las heridas.

> *La selección del apósito y su fijación a la piel vendrá condicionada por el estado perilesional. Conocer la opinión y experiencias del paciente o cuidador nos ayudará en la toma de decisiones.*

Productos para el cuidado de la piel

La función barrera protectora del estrato corneo de la piel está basada en el acúmulo compacto de queratinocitos degradados *(efecto ladrillo)* rodeados de una matriz de lípidos intercelulares *(efecto cemento)*. Sus propiedades higroscópicas retienen la humedad y dan plasticidad a la piel.

La xerosis de la piel por la edad (dermatoporosis) y el eccema seco o por estasis precisan de acciones que prevengan su deterioro:

- Se debe evitar el ambiente frio y seco y si es preciso utilizar humidificadores. Restringir el uso de innecesario de jabones, las duchas o baños largos con agua caliente porque arrastran los lípidos de la piel. Utilizar ropa de algodón.

- Medidas antiedema, terapia compresiva en insuficiencia venosa.
- Tratar el prurito y rascado utilizando antihistamínicos orales y/o corticoides tópicos.
- Los ácidos grasos hiperoxigenados (AGHO) son una mezcla de ácidos oleico, linoleico, palmítico y otros sometidos a un proceso de oxigenación. Sobre una piel íntegra los AGHO mejoran la microcirculación y las condiciones de la piel. Así, se previene que la herida progrese hacia zonas perilesionales.
- Aplicar productos emolientes varias veces al día:
  - Cremas hidratantes: proporcionan humedad. Utilizar únicamente en piel sana sin lesiones.
  - Cremas emolientes: hidratan, reparan y además evitan la pérdida de agua por evaporación.
    - Emolientes simples u oclusivos: capa lipídica no fisiológica como la vaselina que reduce la pérdida de agua desde el estrato corneo de la piel (puede macerar).
    - Emolientes compuestos: incorporan humectantes como la urea o el glicerol que hidratan la piel envejecida, lípidos fisiológicos como las ceramidas, colesterol y ácidos grasos que restauran la matriz lipídica intercelular, y agentes antipruriginosos.
- Ante lesiones eccematosas podemos aplicar la crema emoliente mezclada con un corticoide tópico de potencia media/alta durante unos días. Los inhibidores de la calcineurina (tacrolimus (Protopic®) o pimecrolimus (Elidel®)) son una alternativa a los corticoides.
- Fomentos con soluciones astringentes con efecto antiséptico para eccemas húmedos con maceración y riesgo de infección: Son preparados comerciales o fórmulas magistrales a base de: Sulfato de zinc o de Cobre al 1/1000, ácido bórico al 2/100.
- Puede haber una micosis por humedad o intertrigo candidiásico que serían susceptibles de tratamiento con antifúngicos tópicos.
- Frecuentemente es necesario aplicar sobre la piel perilesional productos barrera protectores frente a la humedad, descritos anteriormente.

Orientación terapéutica para mejorar el estado de la piel perilesional				
Hidratación	**Eccema**	**Color**	**Bordes**	**Depósitos**
Piel normal: Cremas hidratantes	**Normal:** Cremas hidratantes y/o cremas barrera	**Eritema rojo:** AGHO	**Lisos:** Cremas hidratantes y/o cremas barrera	**Escamas:** Cremas hidratantes
<1 cm maceración: Óxido de zinc, sulfato de cobre, HMDS*	**Eccema seco:** En ocasiones corticoides tópicos	**Eritema violáceo:** AGHO +/- heparinoides topicos	**Inflamados, mamelones:** Tratar causa, AGHO	**Costras:** Fomentos emolientes y retirada manual
≥1 cm maceración: Fomentos astringentes, HMDS	**Eccema exudativo:** Fomentos astringentes +/- corticoides tópicos	**Azul, marrón, negro:** Según tejido predominante	**Romos o excavados:** Desbridamiento Limpieza	**Hiperquerato-tosis, pápulas:** Desbridamiento cortante
Seca: Cremas hidratantes, AGHO	**Eccema vesiculoso:** Fomentos astringentes +/- corticoides tópicos	**Eritema >2cm calor, celulitis:** Antimicrobiano tópico +/- sistémico	**Necrosados:** Desbridamiento cortante, autolítico o enzimático	**Pústula seropurulenta:** Fomentos antisépticos
Esclerosis, atrofia blanca: AGHO	**Eccema con erosión o liquenificación:** Limpieza con antisépticos y corticoides tópicos	**Negro – trombosis:** Desbridamiento cortante, autolítico o enzimático	**Esclerosados:** Desbridamiento cortante	**Edema, linfedema:** Vendaje compresivo
Estos tratamientos han de valorarse en el contexto clínico global del paciente. *HMDS: copolímero de acrilato-disiloxano, AGHO: ácidos grasos hiperoxigenados.				

Terapias avanzadas

Tratamientos a considerar cuando la herida no cicatriza al ritmo esperable.
(R del TIMERS)

Con cierta frecuencia nos encontramos con pacientes cuyas heridas no evolucionan adecuadamente pese a un correcto tratamiento etiológico y una buena ejecución del esquema TIME. En general, cuando una herida no ha disminuido su tamaño al menos un 40% en 1 mes es poco probable que alcance su curación en los próximos 2 meses. En estas circunstancias tenemos varias alternativas:

1. derivar a una enfermera especializada, a un médico/cirujano especialista o a una unidad de heridas.
2. Como paso intermedio, podemos reevaluar al paciente siguiendo el esquema TIMERS (TIME ampliado). En este sentido, la R nos aconsejará valorar la utilización de productos o tecnologías más innovadoras (a veces más costosas económicamente) que pueden resultar más eficaces. Al aplicar esta estrategia siempre habrá que tener en mente que muy probablemente la herida esté infectada o presente un biofilm que ya habremos tratado con una terapia antimicrobiana convencional.

A continuación, describimos algunos de estos tratamientos:

- Apósitos con propiedades diferenciadas:
    - Apósitos superabsorbentes con tecnología TLC.
    - Apósitos con moduladores/inhibidores de las proteasas, apósitos de colágeno
    - Apósitos antimicrobianos no medicados que actúan durante todo el continuum de la infección.
- Terapia de presión negativa (TPN).
- Microinjertos.
- Terapias en Unidades Especializadas de Heridas.

APÓSITOS ESPECIALES

Los apósitos que se tratan a continuación, son productos más novedosos, resultado de las últimas investigaciones, normalmente de costes más elevados y que no siempre están disponibles en los sistemas sanitarios públicos. Aportan mejoras en la eficacia, y pueden ayudar a resolver heridas de difícil cicatrización.

- **Apósitos superabsorbentes**

El apósito está recubierto de una trama micro-adherente de TLC (Tecnología Lípido-Coloide) que facilita la retirada atraumática del apósito entero y que gelifica, facilitando de esta manera el ambiente húmedo y el desbridamiento.

- TLC + poliacrilato (UrgoClean®): los acrilatos tienen gran poder absorbente y de retención no solo de fluidos sino también de partículas. Facilitan la adherencia de esfacelos, bacterias, MMPs y mediadores inflamatorios que son posteriormente eliminados con los cambios de apósitos. Contribuyen así a realizar una buena limpieza de la herida y a tratar la infección.
- Apósito con poliacrilato superabsorbente + celulosa (Zetuvit plus®), apósito superabsorbente de hidropolímeros (Cutimed Sorbion®), etc.

- **Apósitos con moduladores/inhibidores de las proteasas**

Las proteasas son enzimas que descomponen las proteínas de la matriz extracelular (ME) inflamada en péptidos más pequeños y aminoácidos para favorecer su eliminación (desbridamiento autolítico). Se les conoce como metaloproteinasas de la matriz (MMPs) y actúan sobre el colágeno, los proteoglicanos o la elastina del tejido conjuntivo.

La actividad de las proteasas sería un buen marcador pronóstico de la evolución de una herida crónica, sin embargo, no existe ningún método analítico para medirla.

Las heridas necesitan la actividad de las proteasas para la remodelación de la nueva ME. En las agudas de evolución normal los niveles de proteasas alcanzan su concentración máxima hacia el tercer día, para descender entorno al quinto día. En las heridas crónicas se puede llegar a un punto en que las células inflamatorias segregan un exceso de proteasas que se mantienen en el tiempo y que perjudican y retrasan la normal cicatrización: destruyen el colágeno de la matriz nueva en formación y degradan proteínas esenciales para la fase de proliferación como los factores de crecimiento. Se estima que las MMPs están elevadas en el 70-80% de las heridas crónicas, principalmente en las de larga evolución.

Las **estrategias para contrarrestar el daño de las proteasas** sobre el lecho de la herida no difieren mucho de la clásica estrategia de tratamiento etiológico y de factores agravantes junto con una adecuada técnica de preparación del lecho (esquema TIME: limpieza, desbridamiento y tratamiento de la infección).

- Los apósitos superabsorbentes o la TPN, con gran capacidad de absorción del exudado rico en MMPs pueden eliminar y regular buena parte del exceso.
- Los productos antimicrobianos, indirectamente, al reducir la carga bacteriana y la actividad inflamatoria contribuyen a reducir el disbalance de las MMPs
- Existen apósitos específicos con compuestos con capacidad para unirse a las MMPs y neutralizarlas que han demostrado acelerar la cicatrización. Cuando consideremos su uso, deberá hacerse con ciclos cortos intermitentes de 2 a 4 semanas, evaluando su eficacia:
  - **Compuestos de colágeno y celulosa oxidada regenerada (COR)** (Promogran®) que las neutralizan. La matriz absorbente forma posteriormente un gel con las MMPs en su interior.
    - En la fase inflamatoria sirven para neutralizar las proteasas (le sirven de "alimento"), permitiendo que éstas no inhiban los factores de crecimiento y no destruyan la matriz extracelular.
    - En la fase de proliferación el colágeno, como componente principal de la estructura de la matriz extracelular, ayuda a su desarrollo.
  - **Malla TLC impregnada de factor nanooligosacárido (octosulfato de sacarosa) (NOSF)** (UrgoStar®) con capacidad absorbente. Favorece la angiogénesis mejorando la microcirculación del lecho. Muy útil en úlceras crónicas de larga evolución y neuroisquémicas del pie diabético no infectadas. Cuanto antes se empiece a utilizar mejores resultados se obtienen. En úlceras de mal pronóstico no se recomienda esperar al estancamiento de ésta para indicar este tipo de apósito. Puede utilizarse durante el desbridamiento, en la fase inflamatoria y en la de granulación. Son de fácil manejo y seguros.

- **Apósitos antioxidantes reguladores de los radicales libres.**

Los radicales libres de oxígeno (ROS) son secretados por las células inflamatorias y participan en el proceso de lisis bacteriana y reparación de la fase inflamatoria. Sin embargo, al igual que con las metaloproteasas, un exceso de ROS puede producir un ambiente de estrés oxidativo que daña el DNA, proteínas, lípidos y estructuras de la matriz. Ésto perpetúa la fase inflamatoria. Se han comercializado productos cuyo objetivo es neutralizar el exceso de ROS y su toxicidad y mantener un equilibrio adecuado de estas sustancias (Reoxcare®). Este tipo de apósito combina la gestión del exudado en ambiente de cura húmeda con sus propiedades antioxidantes. Se recomienda su uso en la fase inflamatoria y asociado a un apósito secundario para gestionar el exudado.

- **Apósitos antimicrobianos no medicados, con propiedades hidrófobas.**

Son apósitos de captación. Estos apósitos usan el principio físico de la interacción hidrófoba, representada en el ejemplo de la tendencia de las gotas de aceite (hidrófobas) a unirse cuando se intentan diluir en el agua. La mayoría de las bacterias de las heridas son hidrófobas.

Representa a este grupo un apósito, impregnado por el éster del cloruro de dialquil carbamilo (DACC), derivado de un ácido graso, con propiedades hidrófobas (*Cutimed Sorbact®*). En ambientes húmedos los microorganismos (bacterias y hongos, que tienen propiedades hidrófobas) son atraídos por esta sustancia, retenidos por adhesión de forma irreversible, sin lisis ni emisión de desechos celulares, y eliminados en cada cambio de apósito.

Se comporta como un agente antimicrobiano con capacidad para reducir la carga bacteriana en todo el continuum de la infección, de tal modo que no sólo son útiles para tratar la infección y el biofilm, sino que también pueden prevenirla.

Pueden abortar la progresión de un biofilm temprano que por ser subclínico no sería detectado hasta que la herida llevará un tiempo con retraso en su cicatrización. Por tanto, son apósitos útiles durante todo el proceso de cicatrización, tanto en la fase inflamatoria como en la proliferativa y de epitelización.

Pueden ser una alternativa a los productos que incorporan plata, yodo, PHMB o ácido hipocloroso, con la ventaja de que por no ser medicado es más seguro, no genera productos tóxicos por la lisis bacteriana, no produce alergias, evita resistencias bacterianas, y se puede utilizar durante todo el continuum de la infección, durante periodos muy prolongados, por no tener techo terapéutico.

Se presentan en forma de apósito absorbente, mecha, e impregnado en hidrogel y deben estar en contacto directo con el lecho evitando los espacios muertos. La herida debe estar limpia de cremas o pomadas que interfieran en la interacción hidrófoba.

MICROINJERTOS AUTÓLOGOS

Son microinjertos múltiples, en sello, de piel donante del propio paciente que, aplicados sobre el lecho de la herida, aportan numerosos perímetros de piel sana desde la que van a migrar células cicatrizantes (fibroblastos y queratinocitos) y factores de crecimiento. Se acelerará así la fase de granulación y de epitelización.

Son fragmentos dermo-epidérmicos de espesor parcial que no profundizan más allá de la dermis papilar sin llegar a la dermis reticular (la piel donante apenas sangra).

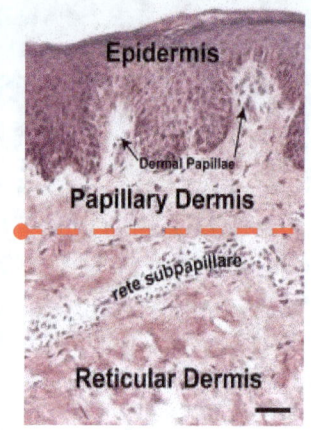

Es una técnica sencilla que se puede realizar de forma ambulatoria con material quirúrgico sencillo que disminuye los tiempos y costes de la cicatrización. Es bien tolerada por los pacientes y se puede repetir si es necesario.

El fragmento del microinjerto corresponde a la zona superior de la figura.

Tras anestesia local subcutánea y antisepsia, los fragmentos donantes ovalados, de aproximadamente 5 mm., se extraen de la raíz del muslo, nalgas o abdomen. Se cortan con la ayuda de un punch de 4 ó 6 mm, cureta, sacabocados o bisturí. Los fragmentos incluirán epidermis y dermis superficial. Sabremos que la profundidad es la adecuada porque quedará una dermis blanca con leve sangrado puntiforme. Esta zona donante se cubre con un apósito de alginato por su efecto hemostásico. Cerrará como herida aguda, sin complicaciones, por segunda intención.

Los fragmentos se colocan sobre la herida a modo de cuadrícula con una separación entre ellos de 2-5 mm. Se cubren con un apósito primario no adherente y otro secundario absorbente que se seleccionará en función del nivel de exudado previo de la herida. Hay que tener en cuenta que los primeros días se produce un incremento del exudado por la angiogénesis. Conviene retrasar algo las primeras curas para no perturbar el prendimiento de los injertos. Asimismo, se debe proteger adecuadamente la piel perilesional de la posible humedad.

Los primeros días se aconseja cierta inmovilización del miembro injertado con reposo, medidas antiedema (elevación de piernas) y la aplicación de presión local y/o terapia compresiva, que garanticen que los fragmentos no se desplazan.

Esta técnica es compatible con la aplicación de terapia de presión negativa (TPN) que reduce el exudado, el edema, y mejora la angiogénesis y el prendimiento del injerto.

Además de ser delicado en las curas, éstas se deberán espaciar al máximo. La primera cura se realiza a los 5 días aproximadamente (entre 3 y 7 días dependiendo de las características y el exudado de la herida). Se realizará una limpieza suave evitando desbridar para no desprender los microinjertos. No conviene retirar los injertos que no hayan prendido porque siguen siendo útiles al seguir liberando factores de crecimiento.

Indicaciones y contraindicaciones:

Esta técnica está indicada en heridas que no responden al tratamiento habitual, salvo en pacientes con:

- pioderma gangrenoso (porque se puede reproducir la misma lesión en la piel donante por el fenómeno de patergia),
- heridas que precisan ser revascularizadas o que son susceptibles de resección quirúrgica.

Uno de los beneficios de los microinjertos es la **reducción del dolor** de las heridas, que se hace patente ya desde el primer día. Esto resulta especialmente útil en las úlceras dolorosas isquémico-hipertensivas de Martorell.

Antes de realizar la técnica la preparación del lecho de la herida es fundamental, el tratamiento etiológico adecuado y el control de la infección y del exudado son esenciales. Los mejores resultados se obtienen con heridas limpias con lechos en fase de granulación, no infectadas. Sin embargo, llegar a este estado en heridas tórpidas de difícil cicatrización es complicado. Por ello, se puede indicar también con lechos subóptimos. Aunque algunos sellos no prendan conseguiremos cambiar el microambiente de la herida, darle un impulso y mejorar el dolor por la liberación de células y mediadores de crecimiento. Se puede repetir la técnica si es necesario, y tras varias sesiones de microinjertos se podrá alcanzar la cicatrización total.

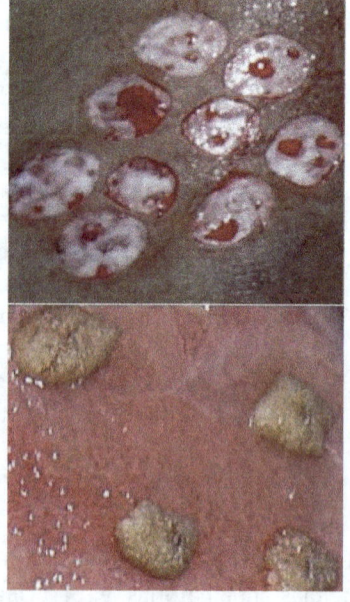

Piel donante y lecho receptor del microinjerto.

TERAPIA DE PRESIÓN NEGATIVA (TPN)

Los dispositivos autónomos para terapia de presión negativa realizan una succión de forma constante o intermitente sobre el lecho de la herida de la que extraen contenido que se recoge en un depósito o se elimina por evaporación a través de un apósito. Este tipo de terapia ha supuesto un importante avance para tratar aquellas heridas de difícil cicatrización, con riesgo de complicación y en las que se prevé una larga duración hasta la cicatrización completa. Hay comercializados dispositivos portátiles, accesibles, fáciles de usar que permiten tratamientos ambulatorios y que mejoran la calidad de vida del paciente.

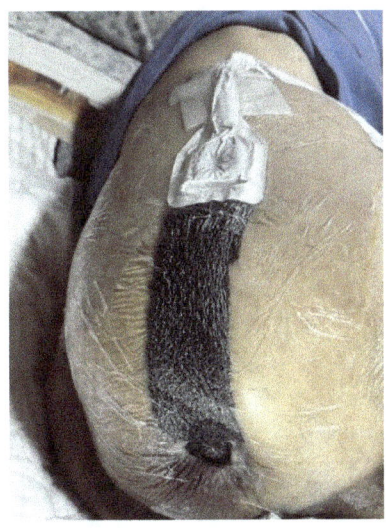

Sobre el lecho de la herida se aplica normalmente una espuma de poros abiertos que permite la distribución homogénea de la presión negativa. Se sella con un apósito adhesivo de poliuretano o hidrocoloide de cuyo centro sale el tubo de drenaje conectado al sistema de succión.

TPN de LPP en isquión con puente de espuma de poliuretano hacia puerto de succión, que queda desplazado para facilitar la comodidad del paciente.

La presión negativa (succión) es un estímulo mecánico a la cicatrización con los siguientes efectos beneficiosos sobre las heridas crónicas y quirúrgicas:

- Elimina del lecho el exceso de exudado según se va generando, favorece el desbridamiento con la eliminación de detritus, esfacelos blandos y gérmenes. Todo ello contribuye a reducir el riesgo de infección.
- Contrae y aproxima los bordes de la herida y previene las dehiscencias y hematomas de las heridas quirúrgicas.
- A nivel tisular disminuye el edema intersticial y de esta manera la presión externa sobre los capilares, favoreciendo el flujo sanguíneo y el aporte de nutrientes y oxígeno a la herida. Se favorece la microperfusión tisular, la angiogénesis, la migración y proliferación celular y la formación de tejido de granulación.
- Previene de la contaminación externa por precisar menos cambios de apósitos.

Existen dispositivos pequeños, que pesan poco, discretos y que pueden camuflarse entre la ropa permitiendo la movilidad y autonomía del paciente. Además, precisa menos cambios de apósitos y menos visitas a las consultas de enfermería. Ejercen presión de succión continúa. Están indicados para heridas poco superficiales. Para heridas profundas o cavitadas se aconsejan dispositivos más grandes, con depósito, que además pueden ejercer presiones de forma intermitente y a diferentes niveles de intensidad.

Indicaciones

- Heridas muy exudativas que requieren cambios de apósitos muy frecuentes.
- Heridas que pese a un correcto tratamiento de su etiología y de la presencia de infección o biofilm no evolucionan adecuadamente.
- Incisiones quirúrgicas cerradas con alto riesgo de infección y/o dehiscencia.
- Hematomas disecantes.

Cuando se aplica sobre cavidades, éstas precisan ser rellenadas hasta el fondo con la espuma de poros, y que tomen contacto con todo el lecho profundo.

La piel perilesional tiene que permitir el sellado total de la herida para permitir que se genere el vacío y la presión negativa.

Contraindicaciones:

- Presencia de tejido necrótico con escara, o con esfacelos muy adheridos.
- Presencia de infección de partes blandas u osteomielitis sin tratar.
- Heridas neoplásicas.
- Exposición de vasos, nervios o tendones no bien protegidos, injertos vasculares.
- Osteomielitis no tratadas o con material de osteosíntesis.

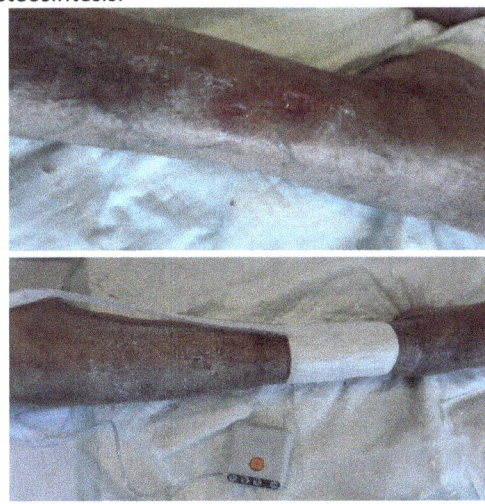

Sistema de TPN portátil de un solo uso (PICO).

Tratamientos a considerar cuando la herida no cicatriza al ritmo esperable.
(R del TIMERS)

- Fístulas cuyo extremo profundo no ha sido explorado.
- Pacientes con alto riesgo de sangrado.

Existen diferentes dispositivos comercializados con unas indicaciones basadas en las características de la herida y del propio paciente. Algunos permiten la irrigación de la herida gota a gota con antimicrobianos. Otros incorporan carbón activado para mitigar los malos olores.

Los hay de pequeño tamaño, portátiles, y otros más ligeros que funcionan con cartuchos sin necesidad de baterías, para permitir la autonomía y los desplazamientos del paciente fuera del hogar.

Diferentes dispositivos de terapia de presión negativa (TPN)

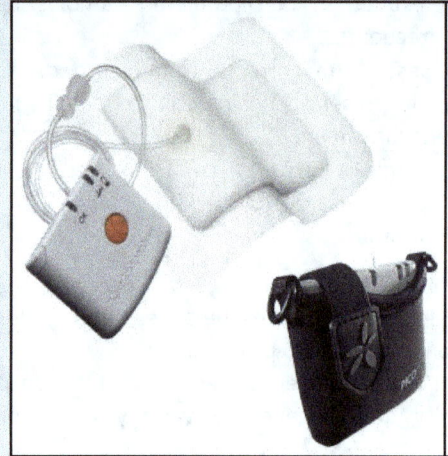

Sistema portátil de un solo uso (PICO)

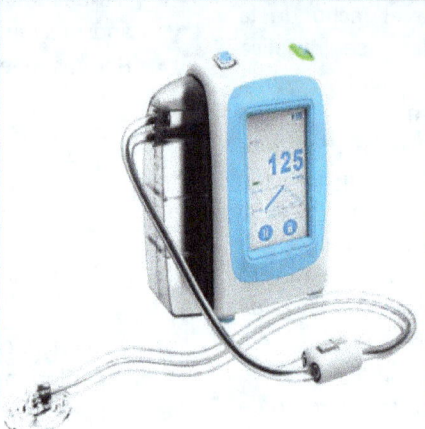

Sistema de presión negativa con depósito para exudado

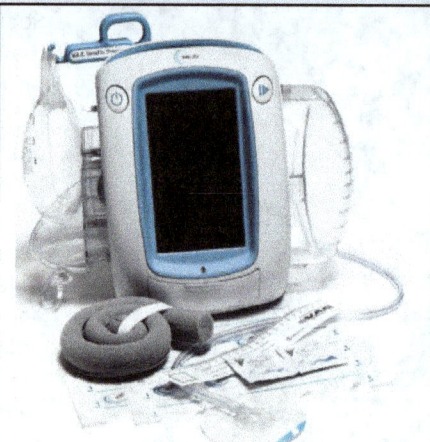

Sistema que permite la instilación de soluciones limpiadoras o antisépticas

TERAPIAS EN UNIDADES ESPECIALIZADAS

Son terapias, algunas de ellas en investigación y desarrollo, con diferentes indicaciones y variados resultados:

- Injertos cutáneos realizados en unidades de Cirugía Plástica.
- Sustitutos dérmicos, que pueden ser de origen animal, humano o sintéticos. Utilizados por Cirujanos Plásticos.
- Terapia bariátrica: oxígeno hiperbárico.
- Ozonoterapia.
- Electroestimulación, estimulación neuromuscular.
- Factores de crecimiento plaquetario.
- Terapias láser o con rayos ultravioleta-C.

Resumen de la preparación del lecho de la herida (PLH)

Propuesta de secuencia de actuaciones en la preparación del lecho (PLH)

1º. Valoración holística del paciente, su herida, el entorno, cuidadores y disponibilidad de materiales de cura.
2º. Explicar por qué tiene una herida crónica y cuál es el tratamiento. Implicar, acordar y conseguir la colaboración del paciente en el tratamiento.
3º. Considerar la necesidad de tratamiento del dolor.
4º. Limpiar la piel perilesional y protegerla.
5º. Limpiar el lecho de la herida.
6º. Desbridar con elección del método en función de la patología subyacente y los riesgos.
7º. Volver a limpiar el lecho tras el desbridamiento.
8º. Revisar y remodelar los bordes de la herida.
9º. Aplicar el apósito adecuado.
10º. Vendaje apropiado a la etiología de la herida.
11º. Aconsejar medidas de autocuidados.
12º. Dar importancia al tiempo que queremos mantener la cura para concertar la siguiente visita.

Objetivos de la cura en función de la fase de cicatrización

Fase inflamatoria	Fase proliferativa (granulación y epitelizacción)	Fase de maduración
- Desbridar, limpiar. (T), (E) - Tratar/prevenir la infección/biofilm. (I) - Controlar el exudado. (M)	- Cura en ambiente húmedo. Gestionar el exudado. (M) - Estimular migración celular de fibroblastos y formación de MEC: aportar colágeno y a. hialurónico. - Acondicionar bordes y focos de epitelización. (E)	- Fortalecer y sanear la piel (hidratación, flexibilidad, grosor). - Prevenir recidivas.

Orientación en la elección de apósitos según TIME

T: tejidos desvitalizados	I: infección	M: gestión de la humedad	E: Estimular bordes. Epitelizar.
Hidrogel. Colagenasa, Urokinasa. Cadexómero iodado. Antioxidante. Policrilato + Ringer. Hidrotersivos.	Soluciones limpiadoras antisépticas. Plata. Cadexómero iodado. Apósito hidrófobo..	Hidrogel en heridas secas. Espuma de poliuretano. Hidrofibra de hidrocoloide. Alginatos. Siliconas. Fibras de polivinilo de alcohol. Carbón.	Colágeno. Ácido hialurónico. Urokinasa. Siliconas. Mallas impregnadas. Óxido de zinc, PBNI.

El dolor en las heridas crónicas

Los pacientes con heridas crónicas frecuentemente sufren dolor. Para algunos es lo que más les preocupa e interfiere en su calidad de vida. Frecuentemente es el motivo por el que realizan su primera consulta. Sin embargo y paradójicamente, el control del dolor no está entre las principales prioridades de los profesionales. Por este motivo y, porque puede ser indicativo de que existen complicaciones importantes subyacentes (infección, etc.) merece un capítulo específico.

El dolor puede ser de varios tipos:
- **Dolor de fondo**, sordo, continuo o intermitente, incluso en reposo:
  - Cuando afecta al lecho puede ser por varias razones:
    - **Infección**, **presencia de biofilm** (lo más frecuente).
    - Estar producido por la liberación rápida del ión plata o yodo de algunos antimicrobianos: apósitos de plata nanocristalina o de cadexómero yodado. Desaparece en unas horas y hay que informar de ello al paciente para que no se asuste.
    - Presencia de un ambiente seco con adhesión del apósito al lecho.
  - Cuando el paciente lo localiza en la perilesión indica la posible presencia de un **exudado no controlado**, una **dermatitis** con maceración, vesículas, erosiones, una infección, un problema de contacto o adherencia del apósito o un problema del vendaje.
- **Dolor incidental**, al movilizarse, con las actividades de la vida diaria: mismos motivos que el dolor de fondo.
- Dolor **relacionado con las curas**: durante los cambios de apósitos, durante la limpieza o el desbridamiento.
- Dolor relaccionado con "mala praxis": curas agresivas, uso de adhesivos, vendajes inapropiados, etc.
- Dolor relacionado con la etiología de la úlcera: úlceras isquémicas, arterioloesclerótica de Martorell.

Cuando un paciente expresa molestia o dolor es algo real. No se debe obviar. Debemos aliviarlo.

Requiere cambiar nuestra estrategia terapéutica para tratar la causa subyacente y solucionarlo.

La experiencia dolorosa y su umbral se relacionan también con factores sociales, culturales, educación, estado mental, ansiedad, etc. En las heridas crónicas cualquier aferencia sensorial se puede transformar en una percepción dolorosa desproporcionada al estímulo, por la inflamación e hipersensibilidad secundaria de las terminaciones nerviosas.

El dolor puede ser indicio de una inflamación como consecuencia de la presencia de infección de la herida, tanto clínica como subclínica (sutil, que pasa desapercibida). La liberación de mediadores inflamatorios, radicales libres y enzimas causan daño tisular y la estimulación de los receptores dolorosos de las terminaciones nerviosas.

Las experiencias vividas por el paciente durante las curas y sus creencias le llevan a sentir temor y a rechazar que hagamos buenas intervenciones en aspectos esenciales de la cura como la limpieza, el desbridamiento, incluso el manejo de la piel perilesional.

Por eso es tan importante explicar al paciente porqué le duele, como vamos a intentar evitar el dolor, y porqué es imprescindible que realicemos una buena cura.

Estrategias para disminuir el dolor en las heridas crónicas

La experiencia del dolor relacionado con las heridas depende tanto de aspectos de la propia herida, como de factores psicológicos y sociales. Conocer al paciente, sus experiencias previas, sus temores, sus creencias y sus expectativas ayuda a su manejo. Este se hará desde una perspectiva multidimensional.

1. **Identificar la causa tratable del dolor**:
   a. **La infección**, con especial atención a la subclínica, difícil de identificar y frecuente causa de dolor. El tratamiento antimicrobiano resulta esencial en esta situación.
   b. **La dermatitis y maceración periulceral** por edema o por la irritación por acúmulo o fuga de exudado, fundamentalmente en las úlceras venosas. Precisan una adecuada terapia compresiva, apósitos que absorban adecuadamente y eviten las fugas y el uso de cremas barrera protectoras sobre la piel sana.
   c. **La isquemia**: úlceras arteriales, úlcera arterioloesclerótica de Martorell.
   d. Revisión y mejora de nuestra técnica y de los cuidados durante y tras las curas
2. Reducir la **ansiedad y el miedo anticipatorio**:
   a. Mediante una buena relación enfermera/paciente, de confianza, el dedicar tiempo a explicar el procedimiento, la negociación y participación del paciente, la distracción de la atención, la relajación.

b. En ocasiones, mediante el uso de ansiolíticos previo a la cura.
3. Intervenciones **durante las curas**:
   a. Para la limpieza empapar/humedecer abundantemente y durante el tiempo suficiente los apósitos antes de retirarlos, manipular el lecho con delicadeza evitando roces, irrigar sin excesiva presión y con soluciones calientes a temperatura corporal. Los fomentos de soluciones limpiadoras con agentes surfactantes mejoran el dolor al facilitar que se despeguen los detritus, sin necesitar la intervención mecánica del profesional.
   b. Elegir apósitos no adherentes: hidrogeles, hidrofibras, alginatos o productos con capa de silicona blanda. Aunque sean más caros, además de evitar el dolor, evitan el daño que la retirada ("arrancamiento") del apósito pudiera hacer sobre las delicadas estructuras del tejido de granulación o epitelial neoformado.
   c. Utilizar apósitos que permitan disminuir la frecuencia de las curas, manteniéndolos el mayor tiempo posible en un ambiente húmedo en el lecho, y que no humedezcan o dañen la piel perilesional.
   d. Los apósitos han de ser flexibles, conformables y resultar cómodos para permitir la autonomía del paciente. Así, el apósito protege de fricciones, presiones o golpes dolorosos sobre el lecho.
   e. Para el dolor de la piel perilesional al retirar el apósito, protegerla utilizando espray o cremas barrera que impidan la adherencia, o colocar tiras de hidrocoloides en los bordes. También existen sprays específicos para facilitar la retirada de apósitos.
   f. Valorar el desbridamiento autolítico sopesando la relación entre el dolor versus la necesidad de ser rápidos en la eliminación de los tejidos desvitalizados.
4. **Analgesia tópica:**
   a. Empapar, minutos antes de la cura, una gasa con lidocaína al 2% o mepivacaína al 3.5% y aplicarla sobre el lecho, o aplicar gel de lidocaína o de morfina (fórmula magistral de sulfato de morfina vehiculizada en hidrogel al 0.1 ó 0.3%).
   b. Crema de lidocaína y prilocaína (EMLA®): Se aplica sobre el lecho 15-30 min antes de la cura para poder desbridar adecuadamente. En pequeñas cantidades no tóxicas se puede mantener sin retirarla hasta la siguiente cura, para mitigar el dolor.
   c. Los apósitos de espuma de liberación lenta de ibuprofeno han demostrado disminuir el dolor en úlceras venosas
   d. Sevoflurano: Es un anestésico líquido volátil que instilado sobre el lecho de la herida dejándole actuar durante 2 minutos produce un efecto analgésico rápido y duradero. Ha demostrado su eficacia en úlceras venosas y arteriales con dolor refractario a tratamientos habituales. Además, parece tener efecto bactericida y vasodilatador favoreciendo la mejoría de la herida. Es un producto seguro. El contacto con la piel perilesional puede producir eritema y prurito. Es de uso hospitalario.
   e. En ocasiones, se pueden utilizar los microinjertos autólogos con el objetivo paliativo de calmar el dolor, y no con fines curativos.
5. **Analgesia sistémica:**
seguir la escalera analgésica de la OMS. Se pueden utilizar analgésicos entre 45 y 60 minutos antes de la realización de la cura:
   a. Primer escalón: paracetamol, acetaminophen, metamizol, antiinflamatorios no esteroideos.
   b. Segundo escalón: opioides menores: tramadol, codeína.
   c. Tercer escalón: opioides mayores. Para el dolor irruptivo o previo a la cura se pueden utilizar opioides de liberación rápida (Sevredol®, fentanilo transmucoso).

   En ocasiones, si se asocia un componente neuropático, el paciente puede beneficiarse de fármacos coadyuvantes como los antidepresivos tricíclicos, gabapentina o pregabalina.

BIBLIOGRAFÍA:

- García-Fernández FP, Soldevilla JJ, Pancorbo PL, Verdú J, López-Casanova P, Rodriguez Palma M, Segovia T. Manejo local de úlceras y heridas. Documento técnico GNEAUPP nº III. Logroño. 2018.
- Harries RL, Bosanquet DC, Harding KG. Wound bed preparation: TIME for an update. Int Wound J. 2016 Sep;13 Suppl 3:8-14. doi: 10.1111/iwj.12662. PMID: 27547958.
- Sibbald RG, Elliott JA, Persaud-Jaimangal R, Goodman L, Armstrong DG, Harley C, Coelho S, Xi N, Evans R, Mayer DO, Zhao X, Heil J, Kotru B, Delmore B, LeBlanc K, Ayello EA, Smart H, Tariq G, Alavi A, Somayaji R. Wound Bed Preparation 2021. Adv Skin Wound Care. 2021 Apr 1;34(4):183-195. doi: 10.1097/01.ASW.0000733724.87630. d6. PMID: 33739948; PMCID: PMC7982138.
- Murphy C, Atkin L, Dissemond J, Hurlow J, Tan YK, Apelqvist J, James G, Salles N, Wu J, Tachi M, Wolcott R. Defying hard-to-heal wounds with an early antibiofilm intervention strategy: 'wound hygiene'. J Wound Care. 2019 Dec 2;28(12):818-822. doi: 10.12968/jowc.2019.28.12.818. PMID: 31825771.
- European Wound Management Association (EWMA). Position Document: Wound Bed Preparation in Practice. L 7. London: MEP Ltd; 2004.
- Rueda López J; Navarro Picó M; Álvarez Hernández A; Blanco Blanco J; Blasco Gil S; Chaverri Fierro D; Martínez Cuervo F; Miguel Puigbarraca P, Sánchez García MJ; Segovia Gómez T. Limpieza de las heridas, soluciones, presión y técnicas. Serie de documentos de técnicos GNEAUPP nº XVII. Grupo Nacional para el Estudio y Asesoramiento en Úlceras por Presión y Heridas Crónicas. Logroño. 2023.
- Romero Collado, A; Verdú Soriano, J; Homs Romero E. Antimicrobianos en heridas crónicas. Serie de Documentos Técnicos GNEAUPP nº VIII. 2º Edición. Grupo Nacional para el Estudio y Asesoramiento en Úlceras por Presión y Heridas Crónicas. Logroño. 2021.
- International Wound Infection Institute (IWII) La infección de heridas en la práctica clínica. Principios de las mejores prácticas. Actualización del documento de consenso internacional. Wounds International. 2022.
- Wound infection in clinical practice. Principles of best practice. International consensus update 2016.
- Sibbald RG, Woo K, Ayello EA. Increased bacterial burden and infection: the story of NERDS and STONES. Adv Skin Wound Care. 2006 Oct;19(8):447-61; quiz 461-3. doi: 10.1097/00129334-200610000-00012. PMID: 17008815.
- Murphy C, Atkin L, Swanson T, Tachi M, Tan YK, Vega de Ceniga M, Weir D, Wolcott R. International consensus document. Defying hard-to-heal wounds with an early antibiofilm intervention strategy: wound hygiene. J Wound Care 2020; 29(Suppl 3b): S1–28.
- Kramer A, Dissemond J, Kim S, Willy C, Mayer D, Papke R, Tuchmann F, Assadian O. Consensus on Wound Antisepsis: Update 2018. Skin Pharmacol Physiol. 2018;31(1):28-58. doi: 10.1159/000481545. Epub 2017 Dec 21. PMID: 29262416.
- Metcalf DG, Bowler PG, Hurlow J. A clinical algorithm for wound biofilm identification. J Wound Care. 2014 Mar;23(3):137-8, 140-2. doi: 10.12968/jowc.2014.23.3.137. PMID: 24633059.
- Schultz G, Bjarnsholt T, James GA, et al. Consensus guidelines for the identification and treatment of biofilms in chronic nonhealing wounds. Wound Repair Regen. 2017;25(5):744-757. doi:10.1111/wrr.12590.
- Bjarnsholt T, Eberlein T, Malone M, Schultz G. Management of wound biofilm Made Easy. London: Wounds International 2017; 8(2).
- Nair HKR et al (2023) International Consensus Document: Use of wound antiseptics in practice. Wounds International. Available online at www.woundsinternational.
- Probst, S., Apelqvist, J., Bjarnsholt, T., Lipsky, B. A., Ousey, K., & Peters, E. J. G. (2022). Antimicrobials and Non-Healing Wounds: An Update. (Journal of Wound Management; Vol. 23, No. S1). European Wound Management Association (EWMA). https://www.amr-insights.eu/antimicrobials-and-non-healing-wounds-an-update/
- World Union of Wound Healing Societies (WUWHS) Consensus Document. Wound exudate: effective assessment and management. Wounds International, 2021.
- Pérez Jerónimo L., et al. Microinjertos en sello de heridas crónicas recalcitrantes. Rev Enferm Vasc 2017: diciembre; 1(1): 11 -14.
- Fourgeaud C, Mouloise G, Michon-Pasturel U, Bonhomme S, Lazareth I, Meaume S et al. Interest of punch skin grafting for the treatment of painful ulcers. J Mal Vasc. 2016; 41:323-328.
- LeBlanc K, Beeckman D, Campbell K et al (2021) Best practice recommendations for prevention and management of periwound skin complications. Wounds International. Available online at: www.woundsinternational.com.
- Palomar-Llatas F, Ruiz-Hontangas A, Castellano-Rioja E, et al. Validación de la escala FEDPALLA-II para valoración y pronóstico de la piel perilesional en úlceras y heridas. Enferm Dermatol. 2019;13(37): 43-51.
- Apelqvist J, Fagerdahl A, Teót L, Willy C. Negative Pressure Wound Therapy: An Update for Clinicians and Outpatient Care Givers. J Wound Management, 2024;25(2 Sup1): S1-S56 DOI: 10.35279/jowm2024.25.02.sup01.
- Perdomo E., De Haro F., Gaztelu V., Ibar P., Linares P., Pérez MF. El dolor en las heridas. Serie Documentos Técnicos GNEAUPP nº VI. Grupo Nacional para el Estudio y Asesoramiento en Úlceras por Presión y Heridas Crónicas. Logroño. 2021.
- Holloway S, Ahmajärvi K, Frescos N, Jenkins S, Oropallo A, Slezáková S, Pokorná A. Holistic management of wound-related pain. J Wound Management, 2024;25(1 Sup1). S1-S84. DOI: 10.35279/jowm2024.25.01.sup01.

Parte 5: Lesiones Relacionadas Con La Dependencia

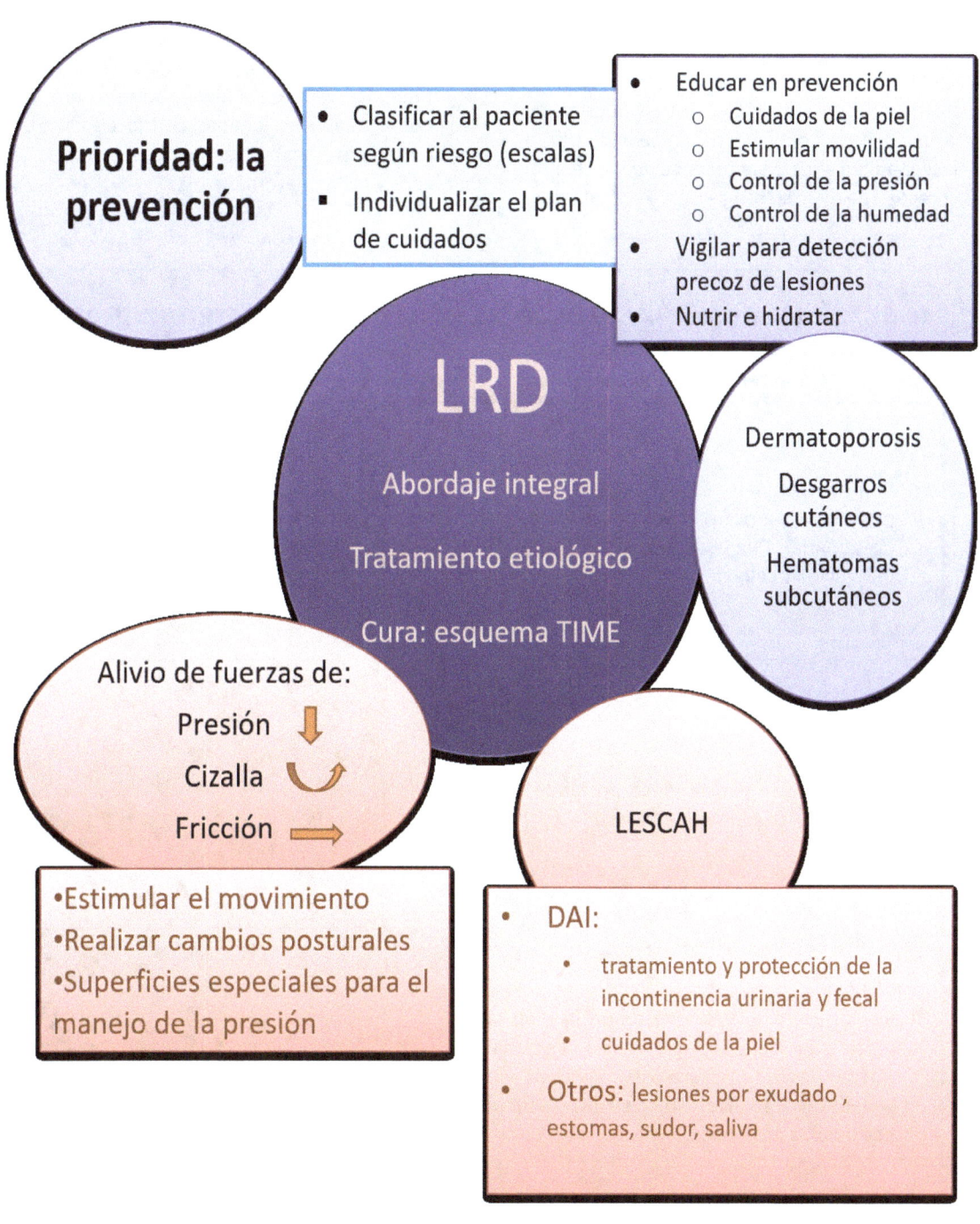

Lesiones relacionadas con la dependencia (LRD)

El aumento de la esperanza de vida de la población ha generado un incremento de la cronicidad de nuestros mayores y una mayor prevalencia de las enfermedades relacionadas con la dependencia.

Al hablar de las **lesiones cutáneas relacionadas con la dependencia (LRD)** nuestra primera intervención debe ser la prevención. Se estima que hasta el 90% de ellas podrían ser evitables. El máximo esfuerzo debe encaminarse a identificar pacientes en riesgo, a educarles en la prevención y a realizar un diagnóstico precoz que evite su progresión. Para tal fin, se debe instruir a pacientes y/o cuidadores en las medidas preventivas y de vigilancia.

En este tema, además de hablar de prevención y de explicar el tratamiento de las clásicas lesiones relacionadas con la presión/cizalla, la fricción y la humedad, dedicaremos un apartado especial al tratamiento de las úlceras en talón y a las lesiones agudas relacionadas con la fragilidad cutánea que frecuentemente acaban en heridas crónicas: los desgarros cutáneos y los hematomas.

Clasificación **clásica** de las úlceras por presión (UPP) basada en su **profundidad**

Grado	Características clínicas	
I	Eritema no blanqueante: piel enrojecida sobre prominencias óseas que no palidece al presionarla. Puede haber dolor, edema, induración y calor.	
II	Úlcera de espesor parcial: poco profunda, con lecho rojo/rosado sin esfacelos.	
III	Úlcera con pérdida del espesor de la piel: la grasa subcutánea puede estar afectada. Puede haber esfacelos, cavernas y tunelizaciones. No se ven o palpan estructuras profundas.	

IV	Úlcera con pérdida total de la dermis y del tejido celular subcutáneo: exposición de estructuras profundas de sostén (hueso, tendón, cápsula articular, fascia muscular).	
Sin categorizar	En ocasiones, en la primera cura, por la abundancia de esfacelos y/o escaras no puede exponerse el lecho y conocer la profundidad y el daño real de la lesión.	
Sospecha de lesión de tejidos profundos	Piel intacta con signos de lesión profunda (normalmente por **cizallamiento**): Piel púrpura o marrón, ampolla con hematoma, hay dolor, calor, induración o edema localizados. Frecuentemente se observa un **doble eritema**. Pueden abrirse rápidamente o formar una escara. En pacientes con piel oscura es difícil de detectar.	

Categorización de las LRD en función de la etiología

Hasta hace unos años las heridas crónicas producidas por la inmovilidad se denominaban úlceras por presión (UPP) y se clasificaban en 4 estadios en función de la profundidad de la destrucción de los tejidos (Tabla anterior).

Recientemente ha surgido un nuevo paradigma que denomina a estas heridas **"lesiones relacionadas con la dependencia" (LRD)** y las diferencia y categoriza en función del agente o mecanismo causal. Este sistema pretende que el clínico y cuidador tengan presente ya desde el primer momento hacia dónde ha de dirigir su tratamiento, añadiendo a la cura del lecho, el tratamiento etiológico y las medidas preventivas pertinentes. Estas lesiones no se clasifican por grados, sino por **categorías**, porque en su proceso de formación y resolución no pasan necesariamente de una etapa a la siguiente.

La nueva clasificación de las LRD por categorías y en función de la etiopatogenia pretende orientar hacia el tratamiento de los factores causales.

Mecanismos fisiopatológicos en las LRD

- **Fuerzas de presión**: Como consecuencia de la gravedad y perpendicular a la piel se produce un aplastamiento e isquemia de los tejidos que se encuentran entre el plano óseo y la superficie de apoyo. La aparición de una lesión depende de la presión y sobre todo del tiempo que se mantiene. **Evolucionan desde fuera hacia adentro**. Se ha estimado que los pacientes que no son capaces de realizar al menos 20 movimientos espontáneos por la noche tienen un 90% de riesgo de desarrollar una LPP (lesión por presión).

- **Fuerzas de cizalla**: son fuerzas que se generan al deslizarse dos superficies adyacentes de forma paralela en dirección opuesta. Se producen al recolocarse una persona que está mal sentada o cuando un paciente encamado se desliza hacia abajo cuando tiene el cabecero elevado más de 30°. Los tejidos externos (piel y fascias superficiales) quedan adheridos a la cama o sillón

Mecanismos fisiopatológicos en las LRD

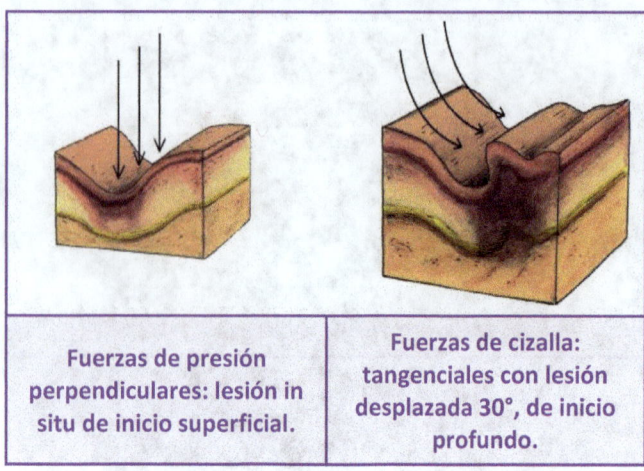

| Fuerzas de presión perpendiculares: lesión in situ de inicio superficial. | Fuerzas de cizalla: tangenciales con lesión desplazada 30°, de inicio profundo. |

y los tejidos profundos se deslizan sobre ellos estirando, comprimiendo y retorciendo vasos sanguíneos y linfáticos. La conjunción de estas fuerzas de cizalla con una mínima presión perpendicular produce isquemia a nivel profundo y destrucción tisular (tejido celular subcutáneo y músculo), generando una LPP. Son lesiones que **se forman desde dentro hacia afuera**, que cursan inicialmente con un doble eritema (signo premonitorio).

- **Fuerzas de fricción**: Se producen paralelamente a la piel, por roce contra superficies ásperas como las sábanas, absorbentes o vestimenta. Afectan a codos, sacro y tobillos fundamentalmente.

- Las lesiones cutáneas asociadas a la **humedad (LESCAH)** son lesiones **superficiales** de la piel (dermatitis y erosiones), causadas por la exposición prolongada a fluidos con potencial irritativo por su pH, contenido químico o microorganismos (orina, heces, sudor, exudados, secreciones, efluentes de fístulas o estomas).

Las **localizaciones** más frecuentes de las lesiones por presión (LPP) son la región sacra, las tuberosidades isquiáticas, los trocánteres y los talones. Dependen de la posición que el paciente mantenga con más frecuencia.

Las lesiones por humedad pueden asentar sobre prominencias óseas y complicar las LPP, pero lo típico es que surjan en zonas húmedas, pliegues o surcos cutáneos.

Los pacientes portadores de ciertos dispositivos pueden presentar LRD en otras localizaciones:
- Sonda vesical: meato urinario.
- Sondajes nasales: fosas nasales.
- Gafas nasales: pabellón auricular.
- Sujeciones: muñecas y tobillos.

Clasificación por **categorías** de las lesiones relacionadas con la dependencia (LRD) basada en su **etiopatogenia**

Lesiones por presión y/o cizalla (LPP) *(Igual que la clasificación clásica de UPP)*	I	Eritema no blanqueante.
	II	Úlcera de espesor parcial.
	III	Úlcera de espesor total de la dermis y grasa subcutánea.
	IV	Úlcera con exposición de tejidos de soporte: fascias, tendones, cápsula articular o hueso.
Úlceras por fricción o roce	I	Eritema sin flictena.
	II	Eritema con flictena (vesícula o ampolla).
	III	Lesión con pérdida de la integridad cutánea.
Lesiones relacionadas con la humedad	1A	Eritema no blanqueante leve (piel rosada).
	1B	Eritema intenso (piel rosa oscuro o roja).
	2A	Eritema con pérdida de la integridad cutánea leve. (erosión menor del 50% del eritema).
	2B	Eritema intenso con pérdida de la integridad. (erosión mayor del 50% del eritema).
Multicausales		Presión/cizalla + fricción.
		Presión/cizalla + humedad.
		Fricción + humedad.
		Combinación de los 3 tipos: Multicausales.

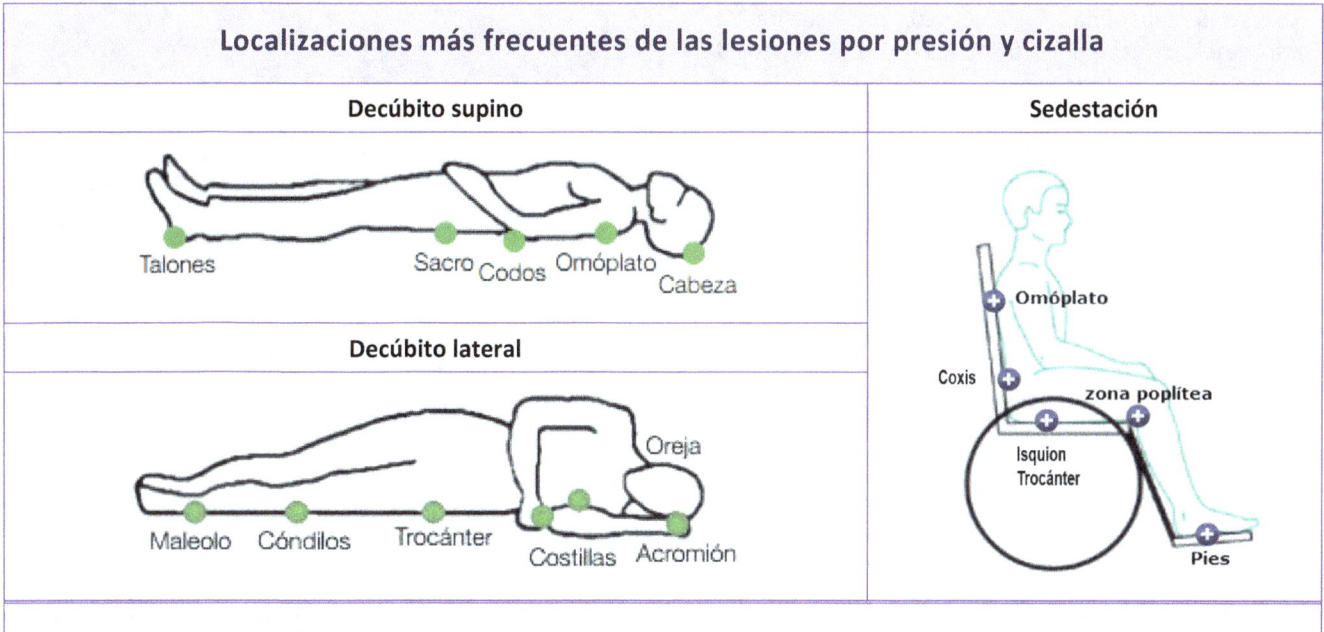

Las localizaciones más frecuentes de las LESCAH son la zona genital y proximidades, y los pliegues cutáneos.

Características y diagnóstico diferencial de las LRD

Lesiones por presión y/o cizalla (LPP)

En las LPP, como consecuencia de una presión mantenida en el tiempo, se produce un fenómeno de anoxia/hipoxia tisular que inicialmente se manifiesta como una hiperemia reactiva, como mecanismo compensatorio, que blanquea al presionar. Según progresa el daño esa hiperemia ya no es blanqueante (Categoría I) debido al estancamiento de la sangre en los capilares. La persistencia de la isquemia, lisis celular y la dificultad para el drenaje linfático de las sustancias tóxicas provocan edema, induración y finalmente rotura del epitelio con aparición de la lesión (categoría II). Ésta podrá progresar de fuera hacia adentro, a categorías III y IV, si no aliviamos la presión.

Cuando el mecanismo etiológico es puramente la **presión** perpendicular sobre prominencias óseas las LPP serán **redondeadas u ovaladas**.
Cuando las LPP se producen por mecanismos de **cizalla** (deslizamiento desde un sillón o una cama con cabecero elevado >30°), o combinado con presión perpendicular las lesiones se inician en tejidos profundos y evolucionan de dentro hacia afuera. Son más **irregulares** y se caracterizan por un **doble eritema** con la zona central más oscura que la periférica. Además, se encuentran desplazadas 30-45° respecto a la perpendicular de las prominencias óseas. Estas lesiones son más difíciles de cicatrizar.

1. **Categoría I**: Piel con **eritema no blanqueante**, firme, indurado o edematoso, suave, doloroso, con cambio de temperatura, de > 15mm de diámetro, localizado sobre prominencias óseas. También puede ser consecuencia de la presión de material clínico (sondas, gafas nasales, etc.). En personas de piel oscura el eritema puede ser difícil de identificar y hay que guiarse por el resto de signos.

2. **Categoría II**: **úlcera** por la pérdida de la dermis, poco profunda, con lecho rojo-rosado sin esfacelos. Pueden confundirse, aunque pueden coexistir, con:
   a. Lesiones por fricción: presentan ampollas o flictenas (más pequeñas) o sus restos.
   b. Lesiones por humedad: presentan signos de maceración.
   c. Lesiones por adhesivos o apósitos tipo excoriaciones o laceraciones.

3. **Categoría III**: **pérdida total del grosor** de la piel con exposición de la grasa subcutánea, pero no de los tejidos profundos de soporte (huesos, tendones, músculos). Su profundidad varía según la región anatómica afectada y la cantidad de grasa presente. Puede haber esfacelos, tejido necrótico, cavitaciones y tunelizaciones.

4. **Categoría IV**: pérdida total del espesor con visualización, tras desbridar esfacelos y tejido necrótico, de **tejidos de soporte**: huesos, tendones, capsulas articulares, fascias, músculos. Puede haber también cavitaciones, tunelizaciones y en ocasiones osteomielitis u osteítis (solamente infección de la cortical ósea, no de la médula).

5. **Lesión de tejidos profundos con piel íntegra**: normalmente por fuerzas de cizalla. Área irregular con doble eritema (interior más oscuro, púrpura o marrón), algo desplazado de las prominencias óseas. La zona de la lesión es dolorosa, de diferente consistencia (indurada o blanda) y diferente temperatura (más caliente o más fría). Cuando se abre la úlcera es muy profunda y puede progresar muy rápidamente.

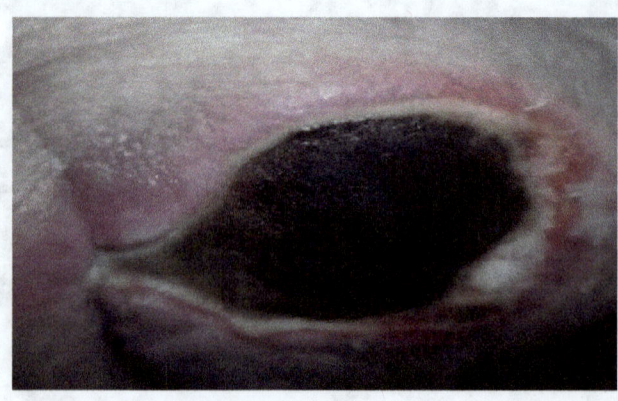

LPP no clasificable por presencia de escara necrótica que no permite conocer su produndidad.

Características clínicas y diagnóstico diferencial de las LRD

	Presión	Cizalla	Fricción	Humedad
Causa	Presión perpendicular.	Deslizamiento +/- presión.	Roce o fricción con superficies paralelas.	Irritación por orina, heces, sudor, exudados.
Localización	Prominencias óseas. Una sola zona.	Desplazadas 30-45° de prominencias óseas. Aisladas.	Espalda, glúteos, sacro, maléolos y talones.	Genitales, nalgas, surco anal, pliegues.
Profundidad	Profunda.	Profunda.	Superficial.	Superficial.
Morfología	Regular, redondeada, ovalada.	Irregular, alargada, ovalada.	Irregulares, estrías en la dirección del deslizamiento.	Irregulares, en parches, en espejo, no uniforme. Lineales en pliegues y hendiduras.
Piel al inicio	Roja, piel perilesional normal.	Rojo, púrpura, doble eritema (el interior oscuro).	Rojo oscuro, lineal, flictenas.	Rojo brillante, dermatitis. Maceración rosa o blanca irregular.
Bordes	Definidos.	Definidos, a veces irregulares.	Dentados por rotura de flictena.	Difusos, imprecisos.
Lecho	Color variado y necrosis, esfacelos, exudado o cavitaciones.	Variado, similar a por presión.	Flictenas, rojo, rosado, restos hemáticos, no necrosis.	Rojo/rosa brillante, macerado, no necrosis, exudado seco.
Exudado	Frecuente.	Frecuente.	Ninguno, seroso o serosanguinolento.	Ninguno o seroso.
Dolor, escozor	No (Sí con infección)	No (Sí con infección)	Posible	Frecuente

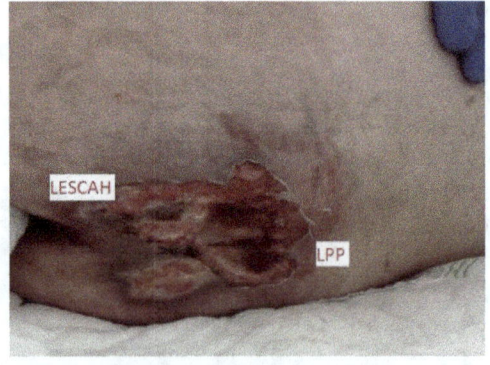

Lesión en zona del sacro por **presión/cizalla (LPP)**, asociada a **lesión por humedad (LESCAH)** con distribución característica en espejo o alas de mariposa.

Lesiones por fricción o roce

Son lesiones producidas por fuerzas paralelas. No afectan a tejidos profundos, sino a la dermis superficial. Surgen por la fricción con la sábana, el asiento, férulas o dispositivos clínicos. El coeficiente de fricción y el daño aumentan con textiles ásperos o con la presencia de humedad (incontinencia, sudor). El roce genera energía calorífica, por esto, las lesiones se asemejan a las quemaduras (eritema, flictenas).

Se producen cuando:
- el enfermo se desliza sentado o acostado.
- se moviliza al paciente para subirle hacia arriba o en los cambios posturales, sin haber separado con cuidado su piel de las superficies de apoyo.
- se colocan pañales, la cuña, el orinal o con las sujeciones.
- se realiza la higiene, al frotar sobre una piel frágil.
- el paciente presenta movimientos repetitivos involuntarios por enfermedad neurológica.

Se presentan con dolor, edema y en forma de:
- Eritema de formas lineales que no palidecen a la presión.
- Vesícula, flictena o ampolla o sus lesiones secundarias al romperse: la erosión.

Clasificación por categorías de las lesiones por fricción:

1. Categoría I: **eritema no blanqueante** sin flictena, de formas lineales en la dirección del deslizamiento. Puede doler, estar caliente y tener edema.

2. Categoría II: **ampolla** de contenido seroso con epidermis fina. A veces la ampolla tiene contenido hemático. Se diferencia de los hematomas mixtos por cizalla+fricción porque éstos últimos son más profundos y la piel que los cubre es más gruesa.

3. Categoría III: lesión con pérdida del espesor parcial de la dermis. **Úlcera poco profunda** con lecho rojo-rosado con bordes levantados o dentados, y con posibles restos de epitelio de la ampolla previa o de hematoma. Pueden asociar otras lesiones por presión o humedad y laceraciones.

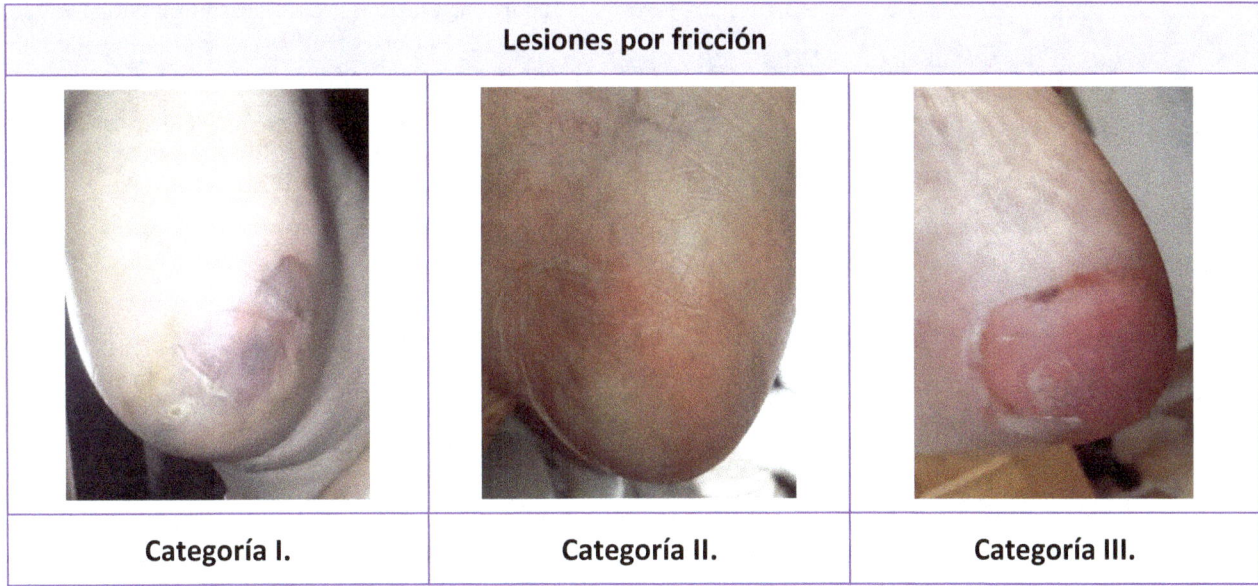

Lesiones por fricción		
Categoría I.	Categoría II.	Categoría III.

Lesiones cutáneas asociadas a la humedad (LESCAH)

Son lesiones superficiales de la piel (dermatitis y erosiones), que no afectan a tejidos profundos, causadas por la **exposición prolongada a la humedad**. Habitualmente es humedad producida por líquidos con potencial irritativo por su pH, contenido químico o por microorganismos: orina, heces, sudor, exudados, secreciones, efluentes de fístulas o estomas. Un aseo inadecuado, sin retirar restos de jabón o con un secado insuficiente favorecen las LESCAH. La fricción durante la movilización contribuye a empeorarlas.

Se producen en pacientes de mayor edad y morbilidad, con fragilidad y dependencia, en situaciones de dermatoporosis (el espesor de la epidermis en mayores de 80 años es un 50% menor).

Clínicamente se produce una dermatitis que se puede acompañar de maceración, erosiones e infecciones secundarias. A diferencia del resto de las LRD se localizan normalmente alejadas de las prominencias óseas, en glúteos, surco anal y genital, pliegues inguinales e inframamarios. Presentan bordes difusos e irregulares, a veces bilaterales con lesiones "en espejo" o en "alas de mariposa".

A diferencia de las LPP, las LESCAH pueden producir prurito, ardor, hormigueo y dolor, fundamentalmente en las zonas erosionadas o con dermatitis. Esta sintomatología ayuda en el diagnóstico diferencial.

Causas de LESCAH

- **Dermatitis asociada a la incontinencia (DAI)**: la más frecuente, en zona perianal y genital. Puede extenderse a zonas inferiores de abdomen y espalda y a la raíz de los muslos.
- Existen LESCAH asociadas a otras fuentes de humedad:
  - Dermatitis de estasis en la insuficiencia venosa o cardíaca.
  - Maceración perilesional por el exudado de las heridas.
  - Dermatitis periestomal (de fístulas y estomas).
  - Dermatitis intertriginosa: por el sudor, en zonas inframamarias, axilares, inguinales y en pliegues cutáneos abdominales. En estas lesiones es frecuente la sobreinfección por hongos o bacterias que requieren tratamiento antibiótico específico.

Clasificación por categorías de las LESCAH

1. Categoría I: Eritema sin pérdida de la integridad cutánea. Estas lesiones pueden confundirse con las lesiones iniciales producidas por presión o fricción.

    1A. Leve-moderada: piel rosada.

    1B. Intensa: piel rosa oscuro o rojo.

2. Categoría II: Eritema con pérdida de la integridad cutánea superficial. Erosiones sobre base eritematosa con bordes macerados blanco-amarillentos y presencia de lesiones satélites en la periferia.

    2A. Leve-moderada: erosión menor del 50% de la superficie del eritema.

    2B. Intensa: erosión mayor del 50% del total del eritema.

Diagnóstico diferencial DAI con LPP

	DAI	LPP
Causa	Incontinencia.	Presión o cizalla.
Localización	Zona del pañal, pliegues.	Sobre prominencias óseas.
Síntomas	Dolor, prurito, quemazón.	Dolor.
Bordes	Afectación difusa con bordes mal definidos.	Bordes y márgenes bien definidos.
Profundidad	Es superficial con leves erosiones.	Lesiones con diferentes profundidades.
Necrosis	Ausente.	Escaras negras y esfacelos.
Exudado	No o claro seroso.	Presente y variado.

Lesiones cutáneas asociadas a la humedad (LESCAH)

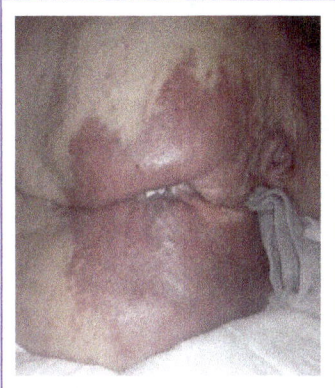	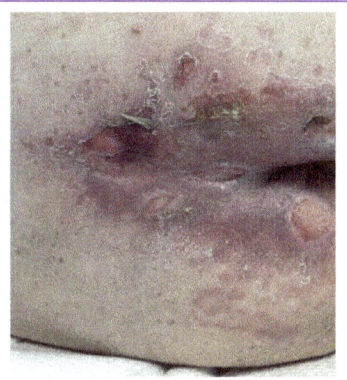	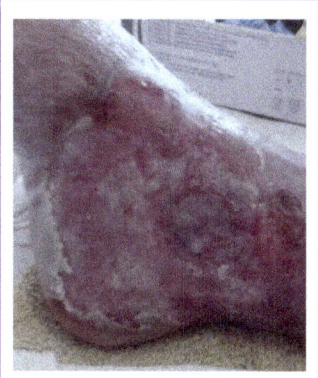	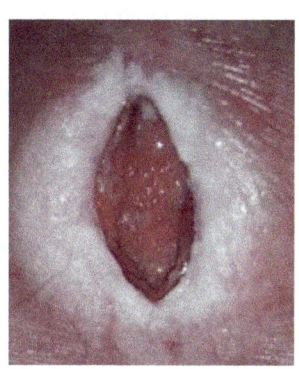
Categoría 1B. Lesión en espejo + Micosis asociada.	Categoría 2ª + LPP por cizalla asociada.	LESCAH por exudado e insuficiencia venosa.	Maceración de los bordes por no proteger bien del exudado.

Prevención de las lesiones relacionadas con la dependencia

Para prevenir las LRD tenemos que seguir un esquema que consiste en:

1º. **Identificar** al paciente en riesgo para planificar los cuidados preventivos.
2º. **Educar** al paciente y/o cuidadores en la prevención:
   a. **Vigilar** regularmente el estado de la piel y protegerla.
   b. Controlar la **humedad**.
   c. Controlar la **presión** sobre la piel.
      i. Estimular el movimiento del propio paciente.
      ii. Realizar cambios posturales.
      iii. Valorar la necesidad de superficies y dispositivos para redistribución de la presión (SEMP).
   d. Revisar y mejorar la **nutrición.**

1º Identificar el paciente en riesgo

Los pacientes de más riesgo de padecer LRD son los que asocian varios factores de riesgo (tabla) y los que ya han presentado alguna LRD en el pasado o la presentan en la actualidad. La valoración completa debe incluir el estado de salud (comorbilidades y tratamientos), la capacidad para las actividades básicas de la vida diaria y una exploración física y de la piel.

Es deseable que todo paciente de riesgo y sus cuidadores sean instruidos en las medidas de prevención. Podemos planificarlas ante pacientes encamados, con incapacidad para realizar cambios posturales por sí mismos (reposicionarse), con dificultad para sentarse o levantarse de la cama, con deterioro cognitivo importante, con pérdida de la percepción sensorial o con franca desnutrición.

Para ser más precisos en la identificación de pacientes en los que realizar intervenciones preventivas disponemos de **escalas de valoración** del riesgo de UPP (EVRUPP). Las más utilizadas son la de BRADEN-Berjston (se presenta a continuación por ser la más completa, al incluir la percepción-sensibilidad del paciente y el riesgo de fricción), NORTON o EMINA. Estas escalas permiten aplicar de forma precoz las medidas preventivas adecuadas y establecer un plan de actuación. **Han de realizarse en el primer contacto con el paciente y cada vez que se presente un cambio clínico**.

El uso de EVRUPP es más eficaz en la identificación de pacientes de riesgo que el juicio clínico aislado. Todo paciente ha de ser considerado de riesgo hasta que la valoración indique lo contrario.

Factores de riesgo para las lesiones relacionadas con la dependencia

Factores intrínsecos	Factores extrínsecos
• Edad. • Movilidad reducida. • Incontinencia urinaria y/o fecal. • Deterioro cognitivo importante. • Déficit sensoriales y motores, espasticidad. • Déficit nutricional, deshidratación. • Obesidad. • Edemas. • Hipoxia tisular por comorbilidades cardiovasculares o insuficiencia arterial. • Enfermedad terminal.	• Tiempo prolongado de exposición a fuerzas de presión, cizalla o fricción o a humedad abrasiva como la orina, heces liquidas (más irritante) y sudor. • Superficies especiales para el manejo de la presión (SEMP) inadecuados o inexistentes, arrugas o cuerpos extraños en la ropa. • Inmovilización por enfermedad aguda. • Entorno social de riesgo. • Falta de habilidades del cuidador. • Sujeción mecánica. • Dispositivos sanitarios (sondas, ortesis, yesos, gafas nasales...).

Escala de BRADEN para valorar el riesgo de aparición de una LRD				
Puntuación	1	2	3	4
Percepción sensorial	No responde a estímulos dolorosos.	Sólo responde a estímulos dolorosos.	Responde a órdenes verbales.	No existe déficit sensorial.
Humedad	Casi constante (orina, heces, sudor).	Precisa varios cambios de absorbentes al día.	Precisa pocos cambios de absorbentes.	Piel normalmente seca.
Actividad	En cama.	En sillón.	Camina a veces.	Camina bien.
Movilidad	No se mueve en la cama.	Ocasionales movimientos leves o cambios de posición.	Frecuentes movimientos leves o cambios de posición.	Realiza cambios de posición de forma autónoma.
Nutrición	Come < ⅓ de su ración.	Rara vez come más de ½ ración.	Suele comer más de la mitad de la ración.	Suele comer raciones enteras.
Fricción y deslizamiento	Es imposible movilizarle sin fricción.	Al movilizarle, deslizamiento suave sobre las sábanas.	Se mueve autónomamente.	
Nivel de riesgo: Alto: ≤12 puntos, Moderado: 13-14 puntos, Bajo: 15-18 puntos, Sin riesgo: 19-23.				

En función del nivel de riesgo calculado y del ámbito asistencial donde se trabaje los profesionales sanitarios pueden establecer un plan de cuidados en el que se eduque y se vigile la posible aparición de lesiones (siguiente tabla).

Orientación sobre la frecuencia de la valoración profesional para prevenir las LRD según el nivel de riesgo (p. ej.: escala BRADEN)		
	Nivel de riesgo	Periodicidad
Atención primaria	Alto.	1 mes.
	Moderado.	2 meses.
	Bajo o sin riesgo..	6 meses.
Hospitalización a domicilio	Alto/moderado.	7 días.
	Bajo o sin riesgo.	14 días.
Hospitalización	Alto.	2 días.
	Moderado.	4 días.
	Bajo o sin riesgo.	7 días.
Unidad cuidados intensivos	Todos.	A diario.

- Se han de valorar los pacientes en la primera visita y siempre que haya algún cambio clínico.
- Todos los pacientes con antecedentes de LRD son de alto riesgo.
- Buscar indicios de lesión: eritema, calor localizado, edema, induración, erosiones, ampollas.

2°. Educar en la prevención y planificar los cuidados

La prevención integral del paciente incluye actuaciones sobre aspectos generales de salud: las comorbilidades (anemias, diabetes, enfermedades respiratorias, cardiacas, hipotensiones, tabaquismo, etc.), la mejora de la hidratación, nutrición, oxigenación y perfusión.

2a. Cuidados de la piel

Se debe realizar una inspección regular y sistemática de la piel. En el momento de la higiene diaria o en los cambios posturales proteger la piel, y revisar prominencias óseas (sacro, isquiones, trocánteres, tobillos y talones) y zonas expuestas a la humedad (genitales, pliegues, estomas, secreciones).

- Buscar indicios de lesión: eritema, cambio de consistencia respecto a la piel circundante (induración, edema), dolor, calor, sequedad, excoriación, maceración.
- Limpiar con jabones no irritantes y aclarar totalmente con agua. Secar por contacto sin frotar, con especial atención a los pliegues. No usar colonias ni alcohol.

Se recomienda utilizar toallitas específicas que no precisan limpieza por arrastre, ni aclarado. Simplemente

se depositan sobre la piel, se mantienen unos segundos y se retiran.
- Utilizar cremas hidratantes sobre la piel seca, sin masaje. En zonas de riesgo o en LPP categoría I usar aceite de ácidos grasos hiperoxigenados. Éstos favorecen la circulación capilar y la oxigenación tisular. Asegurarse de su absorción completa.
- Utilizar ropa interior y pijamas de tejidos naturales no sintéticos y evitar arrugas.
- No utilizar empapadores en la cama porque favorecen las lesiones por fricción y humedad (es una práctica muy extendida). La utilización de un absorbente de talla y capacidad de aborción adecuada y una sábana entremetida será suficiente.
- Es importante implantar estas rutinas en los cuidados diarios de estos pacientes dependientes.

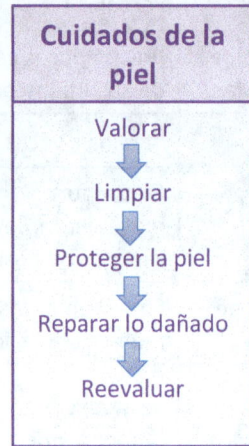

Cuidados de la piel

Valorar
⬇
Limpiar
⬇
Proteger la piel
⬇
Reparar lo dañado
⬇
Reevaluar

2b. Control de la humedad

Para evitar la humedad limpiar y cambiar los absorbentes tras cada episodio de incontinencia, y en casos de difícil manejo valorar utilizar colectores o sonda urinaria. Son útiles también los productos barrera (pasta de Zinc o películas barrera no irritantes (PBNI) aplicables en espray o con toallita o torunda).

La elección del absorbente es un aspecto fundamental para la prevención. Utilizar absorbentes con textiles con bajo coeficiente de fricción y con alta capacidad de absorción.

2c. Control de la presión

Es el tratamiento etiológico fundamental y se consigue a través de fomentar la actividad y movilidad del paciente cuando es posible, de realizar cambios posturales regulares, de proteger las zonas más expuestas a la presión y de elegir la superficie especial para el manejo de la presión (SEMP) más adecuada previa valoración del riesgo.

2c1. Actividad y ejercicio. Estimular el movimiento del propio paciente

En función del grado de inmovilización y dependencia se debe involucrar a cada paciente:
- en las actividades básicas de la vida diaria (ABVD).
- en colaborar al levantarse, en las transferencias, al llevarle al baño, en el aseo, en la movilización en la cama y en realizar pequeños reposicionamientos/cambios de postura que alivian la presión y favorecen la perfusión de los puntos de apoyo.
- cuando no es posible, resulta útil hacerles movilizaciones musculares pasivas.

La participación en estas actividades les mejora sus funciones cognitivas, sensoriales, motoras, su relación con el medio y su estado de ánimo.

La colaboración de un **fisioterapeuta o terapeuta ocupacional** puede resultar muy útil y aconsejable.

2c2. Cambios posturales

Son esenciales y deben realizarse como mínimo cada 6 horas en pacientes que se movilizan algo ellos mismos. En los pacientes de mayor riesgo cada 2-3 horas, incluso si el paciente reposa sobre una SEMP. Los pacientes obesos precisan más cambios posturales. Evitar el arrastre y rozamiento en las movilizaciones y los apoyos directos sobre prominencias óseas o sobre la propia úlcera. Alinear bien al paciente distribuyendo los pesos y evitar el contacto de las prominencias óseas entre sí (rodillas). Cuando se pueda, hay que concienciar y hacer partícipe al paciente en las movilizaciones, que ayude, y pedirle que cada 15 minutos cambie de postura o de apoyos.

Realizar los cambios de ropa de cama y posturales usando una tercera sábana o entremetida evitando la fricción o roce.

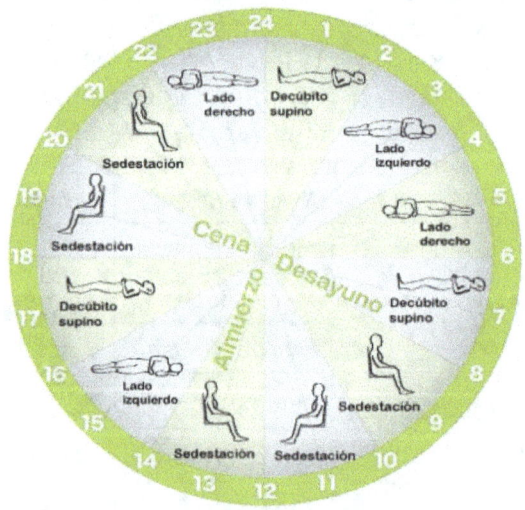

Ejemplo de rueda de cambios posturales.

Acomodo del paciente en **decúbito supino**: No elevar el cabecero de la cama más de 30° y durante un periodo de tiempo mínimo, para evitar las fuerzas de cizalla sobre los planos profundos de la piel.
- Cabeza, cuello y hombros deben descansar sobre una almohada que les abarque bien.
- Si existe hiperlordosis lumbar, valorar si precisa almohada lumbar.

- Utilizar almohada opcional para brazos y manos, que junto con las rodillas deben estar en ligera flexión.
- Para liberar talones: Almohada a lo largo de las pantorrillas dejando libre la zona del tendón de Aquiles y el hueco poplíteo (para permitir la circulación venosa). Conviene poner una almohada en las plantas de los pies que les mantenga en ángulo recto y evite el pie equino.

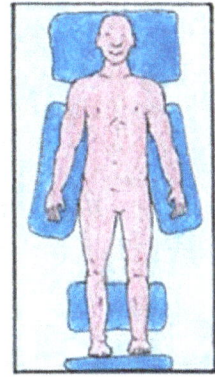

No elevar el cabecero de la cama más de 30°

Acomodo del paciente en **decúbito lateral**:

- Girarle en bloque para mantener la alineación corporal, colocando una almohada en la espalda y desplazando el hombro de apoyo hacia adelante. Es preferible una posición lateral de 30° que de 90°.
- Almohada bajo cabeza y cuello.
- Brazo inferior sobre almohada de la cabeza y superior sobre otra almohada
- Almohada entre las piernas desde la ingle hasta los pies y leve inclinación de 30° de las caderas y piernas para evitar presión sobre el trocánter.

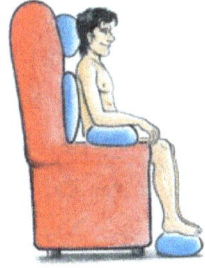

Acomodo del paciente en **sedestación**:

- Tamaño del sillón con respaldo que permita mantener la espalda erguida en ángulo recto con la cabeza apoyada. La profundidad del asiento debe ser la adecuada a la longitud del fémur y altura que permita que los pies estén en ángulo recto. Evitar el contacto de las rodillas. Los brazos y codos deben apoyar sobre un reposabrazos que permita que el paciente pueda recolocarse cada ¼ de hora, o cada hora si lo ha de hacer el cuidador.
- Si el paciente no controla el tronco o la espalda se pueden utilizar adaptadores especiales o sillas de ruedas basculantes. El asiento debe tener cierta inclinación que evite el deslizamiento del paciente. Los sillones reclinables permiten cambiar las cargas de presión y elevar las piernas.
- Los pacientes de riesgo no deben permanecer más de 2 horas sentados. Si existe una úlcera en sacro evitar en lo posible sentarle o que sea por periodos más breves.

Los **dispositivos clínicos** como los de oxigenoterapia o las sondas urinarias deben cambiarse de tipo o posición con regularidad y deben protegerse las superficies de contacto con gasas o apósitos.

2c3. Superficies especiales para el manejo de la presión (SEMP)

Son superficies que aumentan el área de contacto con el paciente adaptándose al contorno del cuerpo y mejorando así la distribución de la presión. Además, disminuyen las fuerzas de cizallamiento y fricción, y favorecen el microclima de la piel (humedad y temperatura).

La SEMP es un elemento adicional y no sustituye a los cuidados explicados anteriormente (cuidado de la piel, movilización y cambios posturales). Sin embargo, puede permitir que la frecuencia de los cambios posturales se alargue a cada 4 horas.

Tipos:

- SEMP estáticas: reducen la presión al incrementar la superficie de contacto y apoyo, pero no suelen bajar la presión por debajo del umbral de cierre capilar que es de 17 mm Hg. Son colchones, colchonetas sobrecolchón, asientos o cojines fabricados con materiales como viscoelástica, gel, de aire o de fibras especiales o, con sistemas motorizados de baja presión continua.
- SEMP dinámicas: Pueden reducir la presión a niveles que permiten la circulación capilar. Lo consiguen por zonas, de forma alternante, gracias a ciclos de hinchado y deshinchado de celdas de aire mediante un compresor eléctrico. Pueden ser colchones, sobrecolchones o cojines de asiento.

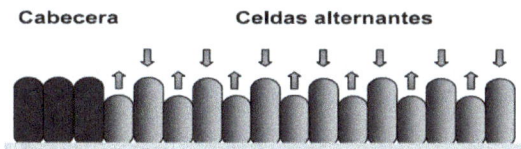

SEMP dinámicas.

- Dispositivos de alivio de la presión local: Son dispositivos para proteger las áreas de riesgo como taloneras, coderas, apósitos para sacro y para otras zonas. Deben permitir la retirada atraumática diaria para inspeccionar la evolución de la piel y deben soportar los apósitos de cura.

No colocar empapadores en la cama. No utilizar flotadores ni dispositivos tipo anillo por el riesgo de formar edema de ventana y erosiones.

Consejos para la elección del tipo de SEMP

- **En prevención:**
  - Pacientes con un **riesgo de LRD bajo y moderado** según la escala Braden (13-18 puntos): SEMP estática de espuma viscoelástica de alta especificación.
  - Pacientes de **alto riesgo** (<12 puntos): un sistema motorizado de baja presión continua o SEMP dinámico de aire alternante.
  - Para la **sedestación** se recomienda un cojín de redistribución de la presión.
- **LPP categoría I y II**: utilizar SEMP de alta especificación y no elevar de forma prolongada el cabecero >30° para evitar el efecto cizalla. En úlceras en zona sacra o isquiática limitar la posición de sentado a menos de 3 veces al día y menos de 60 minutos. Suspenderla si empeoramiento. Utilizar cojines de distribución de la presión durante la sedestación.
- **LPP categoría III y IV**: evitar apoyos sobre la úlcera y liberar esa zona de presión, considerando reducir también las fuerzas de cizalla y controlando el microclima local (humedad y temperatura). Se recomiendan SEMP dinámicas
- En lesiones con la piel intacta pero con signos visibles afectación de los **tejidos profundos** (doble eritema, lesión por cizalla): evitar apoyos en la zona de la lesión y las fuerzas de cizalla. Cuidar el microclima cutáneo.
- En pacientes en los que es difícil seguir un adecuado régimen de cambios posturales considerar utilizar una superficie dinámica.
- Los pacientes obesos requieren superficies adaptadas a su peso y talla.

Frecuentemente los pacientes pasan más tiempo sentados en sillón o silla de ruedas que en la cama. En estas circunstancias se hace nececesaria una SEMP tipo cojín.

2d. Revisar y mejorar el estado nutricional

Los mismos factores de riesgo para la aparición de una LRD contribuyen también a que pueda existir desnutrición (edad, deterioro cognitivo, dificultad para la movilización, etc.). Por ello, se necesitan tomar medidas de apoyo a la nutrición, incluso considerar la derivación a unidades específicas, ante pacientes con las siguientes características:

- IMC < 18.5 o pérdida de peso importante: > 5% en los últimos 3 meses.
- dificultades para la masticación o deglución.
- una valoración de la ingesta de alimentos y líquidos en los últimos 5 días en la que se observe una reducción o alteración cuantitativa o cualitativa de los nutrientes.
- alteraciones analíticas: albúmina sérica < 3 mg/dL asociada a otro parámetro alterado: colesterol total < 140 mg/dL o linfocitos < 1200/mm^3.
- alteración de alguna de las escalas de valoración nutricional: Mini Nutritional Assessment (MNA) o Malnutrition Universal Screening Tool (MUST).

Test de cribado para la detección de desnutrición (MNA)		
¿Ha perdido el apetito? ¿Ha comido menos por falta de apetito, problemas digestivos, dificultades de masticación o deglución en los últimos 3 meses?	0	Anorexia grave.
	1	Anorexia moderada.
	2	Sin anorexia.
Pérdida reciente de peso (< 3 meses)	0	Pérdida de peso > 3 kg.
	1	No lo sabe.
	2	Pérdida de 1-3 kg de peso.
	3	Sin pérdida de peso.
Movilidad	0	De la cama al sillón.
	1	Autonomía en el domicilio.
	2	Sale a la calle.
¿Ha tenido una enfermedad aguda o situación de estrés psicológico en los últimos tres meses?	0	Sí.
	2	No.
Problemas neuropsicológicos	0	Demencia o depresión grave.
	1	Demencia o depresión moderada.
	2	Sin problemas psicológicos.
Índice de masa corporal	0	IMC < 19.
	1	IMC 19-21.
	2	IMC 21-23.
	3	IMC > 23.
Valores de 10 puntos o menos indican posible malnutrición y se debe continuar la evaluación. *Valores de 11 puntos o más son normales y no es necesario continuar con la evaluación de la nutrición.*		

Tratamiento de las lesiones relacionadas con la dependencia

El tratamiento de las LRD está basado en una visión holística:

1. Abordaje integral del paciente	Estado de salud, funcional y emocional. Aspectos psicosociales y del entorno de cuidados (cuidadores, vivienda, económicos).
2. Tratamiento etiológico	Aplicación estricta de las medidas preventivas explicadas en el capítulo anterior: a. Vigilar el estado de la piel y protegerla. b. Controlar la humedad. c. Controlar la presión/cizalla sobre la piel. 　i. Estimular el movimiento del propio paciente. 　ii. Realizar cambios posturales. 　iii. Valorar la necesidad de superficies y dispositivos para redistribución de la presión (SEMP). d. Revisar y mejorar la nutrición.
3. Tratamiento local	Esquema TIME.

1. Abordaje integral

Se debe historiar al paciente, conocer sus enfermedades, tratamientos, estado funcional y cognitivo, autonomía y grado de implicación en sus autocuidados. Si está capacitado para colaborar, saber el grado de conocimiento sobre sus lesiones, sus causas y cómo puede implicarse en su tratamiento y prevención.

Habitualmente existe un nivel alto de dependencia y el paciente es atendido por uno o varios cuidadores. Ellos son nuestro foco de atención y a los que hay que instruir en cómo pueden colaborar con el tratamiento.

Se debe repasar con el cuidador aspectos explicados en la prevención:
- Conocimientos, implicación y conformidad con los cuidados recomendados.
- Higiene y cuidados de la piel.
- Manejo de la humedad, de la incontinencia, de sondajes, de apósitos.
- Cambios posturales: cómo y cuándo realizarlos.
- Adecuación y pericia en el manejo de los medios materiales de descarga (colchones, dispositivos, almohadas, sillas de ruedas).
- Hidratación e importancia de la alimentación.

Los cuidadores pueden ser muy buenos aliados colaborando en el tratamiento, incluso en la ejecución de la propia cura.

También es importante valorar el entorno del paciente, su domicilio, barreras arquitectónicas, alfombras, el dormitorio, el tipo de cama, si es articulada, si tiene barandillas, el cuarto de baño, como realizan las transferencias, tipo de silla de ruedas o sillones y, los recursos económicos para poder adquirir dispositivos de control de la presión u otro tipo de accesorios.

Mientras curamos una úlcera existe más riesgo de aparición de una segunda a otro nivel. Por eso es esencial la intervención simultánea en otras zonas de riesgo.

2. Tratamiento etiológico

Básicamente consiste en la aplicación de las medidas preventivas descritas en el capítulo anterior:
- Fundamentalmente el **alivio de la presión**:
  - realizar cambios posturales regulares y fomentar la movilidad y el ejercicio.
  - proteger las zonas de presión con dispositivos de protección local.
  - utilizar superficies especiales (SEMP). No utilizar colchones de espuma estándar. Deben de ser de espuma viscoelástica de alta especificación. Considerar superficies dinámicas.
- **Cuidar la piel** en general y sobre todo la perilesional.
- Control de la **humedad/incontinencia**.
- Tratar el **dolor** que se produce a la movilización del paciente o al realizar la cura.
- Mejorar la **nutrición** del paciente ya que influye en la incidencia y en el pronóstico de las LRD. Asegurar una ingesta adecuada de macro y micronutrientes explicando a los cuidadores cómo prepararla. Puede ser necesario el aporte de suplementos nutricionales hiperproteicos e hipercalóricos con oligoelementos como el zinc, arginina o antioxidantes. Valorar la necesidad de derivación a un especialista en nutrición.

3. Tratamiento local de la lesión

3.1. Monitorizar la lesión y su evolución

Para decidir el tratamiento del lecho con el esquema TIME y para **monitorizar la evolución** de la lesión debemos identificar, describir y valorar de forma ordenada y sistemática una serie de características de la herida:

Parámetros para describir y monitorizar la lesión	
Tamaño	Área = Diámetro mayor x diámetro menor o diámetro cefalocaudal x transverso.
Cavidades	Presencia de tunelizaciones y fístulas.
Tipo de lecho	Fase necrótica: Tejido seco negro/marrón adherido al lecho o a bordes. Fase amarilla: Esfacelos muciformes y fibrina en bandas o en bloque. Fase roja: Tejido de granulación húmedo y brillante. Fase rosa: Epitelización desde los bordes, o en islotes en el interior.
Exudado	Cantidad, purulento/hemorrágico/seroso, color, olor.
Infección	Local: Dolor, exudado purulento, olor. Infección sistémica.
Bordes	Definidos/irregulares, excavados, macerados, secos, callos.
Perilesión	Eritema, eccema, induración, edema, macerada, lacerada, normal.

Otra manera sencilla de describir la **evolución** de la lesión es utilizar la **escala PUSH** que evalúa 3 parámetros: área de la herida (diámetro mayor x menor), cantidad de exudado y tipo de tejido (necrótico, esfacelos, de granulación o de epitelización):

\multicolumn{4}{c}{Escala PUSH para monitorizar la evolución de LPP}			

Puntos	Diámetro mayor x menor (cm^2)	Tipo de tejido	Cantidad de exudado
0	0 cm^2	Herida cerrada.	Ninguno.
1	< 0.3 cm^2	Fase de epitelización.	Ligero.
2	0,3-0,6 cm^2	Fase de granulación.	Moderado.
3	0,7-1 cm^2	F. inflamatoria. Esfacelos.	Abundante.
4	1,1-2 cm^2	Tejido necrótico	-
5	2,1-3 cm^2	-	-
6	3,1-4 cm^2	-	-
7	4,1-8 cm^2		
8	8,1-12 cm^2	-	-
9	12,1-24 cm^2	-	-
10	> 24 cm^2	-	-

La **escala Resvech**, más completa, también es utilizada frecuentemente. La **escala FEDPALLA**, que evalúa la piel perilesional, nos orienta también sobre el **pronóstico** y la capacidad de los bordes para reepitelizar y cerrar la herida.
Si tras valorar la herida vemos que esta no ha mejorado entre la 2ª y 4ª semana, se debe reevaluar tanto nuestro tratamiento como todos los cuidados generales y preventivos que se aplican.

Escala pronóstica FEDPALLA					
Puntos	Hidratación	Dermatitis	Vascularización	Bordes	Depósitos
5	Piel normal.	Piel normal.	Eritema rojo.	Lisos.	Escamas.
4	Macerada 1cm.	Eccema seco.	Eritema violáceo.	Inflamados, mamelones.	Costras.
3	Macerada > 1 cm.	Eccema exudativo.	Azulada-marrón.	Romos o excavados.	Hiperqueratosis.
2	Seca.	Eccema con flictenas.	Eritema >2 cm y calor (celulitis).	Esclerosados.	Pústulas seropurulentas.
1	Seca, esclerosis.	Eccema + erosión o liquenificación.	Negro (trombosado).	Necrosados.	Edema, linfedema.
Pronóstico: muy malo: 5-10, malo: 11-15, bueno: 16-20, muy bueno: 21-25.					

3.2. Esquema TIME para el tratamiento de las LRD

Como en todas las heridas crónicas, para la cura y preparación del lecho aconsejamos seguir el esquema TIME que, asociado a un buen tratamiento etiológico, favorezca el proceso endógeno de cicatrización *(ver capítulo específico)*.

T: tejidos desvitalizados

Para la limpieza irrigar con presión suficiente para arrastrar bacterias y esfacelos sin dañar los tejidos (jeringa de 20 ml con aguja de 0.9mm). Evitar arrastrar/frotar con gasa o esponja sobre el lecho porque se daña el tejido y se interfiere en la formación del tejido de granulación y de epitelización. Mantener el lecho húmedo y la piel sana seca.

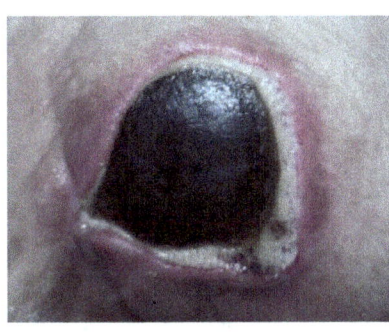

LLP con escara necrótica.

El tejido desvitalizado, muy abundante en las LPP por la falta de aporte sanguíneo, debe ser eliminado. Normalmente se combinan varios métodos de desbridamiento:

- **Desbridamiento cortante**: lo realiza la enfermera, normalmente en varias curas, hasta llegar al tejido viable (que no se debe tocar). Tiene el inconveniente de no ser selectivo.

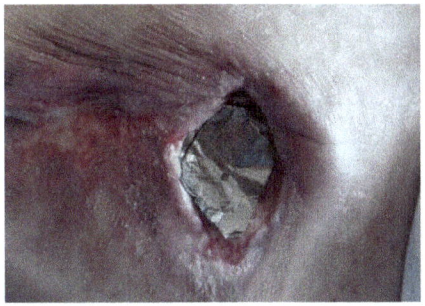

LESCAH en el rafe glúteo y LPP con tratamiento antimicrobiano con plata.

  - Técnica **slice**: se retiran *láminas*, en varias sesiones, comenzando por el centro o por la zona menos adherida al lecho, avanzando hasta liberar un borde sano, para seguir desde allí. Es la más usada.
  - Técnica **cover**: se retira la placa necrótica como si fuera una *tapadera* cuando la placa está poco adherida, separando y cortando con bisturí o tijeras.
  - Técnica **square**: se realizan varios cortes sobre la placa necrótica con el bisturí, en forma de *rejilla*, para favorecer que los métodos enzimáticos o autolíticos vayan desprendiendo el tejido necrótico.

Las **úlceras de talón** suponen una excepción. Las escaras secas, negras, duras y estables no se suelen desbridar por este método por la proximidad del calcáneo y el riesgo de generar una osteomielitis. La misma escara aísla el hueso. Únicamente habría que hacerlo si se observa fluctuación o exudado por debajo (escara húmeda). Los talones se suelen desbridar con el método autolítico, enzimático y osmótico (ver capítulo específico).

- **Desbridamiento enzimático**: para que actúe la colagenasa debe haber un nivel mínimo de humedad; si el lecho está seco conviene aplicar conjuntamente hidrogel. Se debe proteger la piel perilesional con películas barrera para evitar la maceración y excoriación. La acción de la colagenasa se neutraliza con las soluciones jabonosas, con la plata y con antisépticos como la povidona iodada. Por lo tanto, no deben combinarse.
- **Desbridamiento autolítico**: el menos traumático y doloroso, pero más lento.
- **Desbridamiento osmótico**: con soluciones o apósitos hiperosmolares o con cadexómero yodado.
- **Desbridamiento quirúrgico**: Se realizan resecciones amplias, por cirujanos, en quirófano, con anestesia o sedación, con corte sobre el tejido sano perilesional. Esto permite que se inicie la cicatrización por segunda intención desde el tejido viable. Está indicado en escaras secas muy adheridas, en úlceras grandes, profundas, infectadas, con mucho exudado, con celulitis o sepsis. Es una técnica cruenta y poco selectiva.
- **Desbridamiento larval**: no muy usado en ciertos paises, posiblemente por su estigma. Sin embargo, es muy selectivo, seguro y adecuado para lesiones cavitadas, de difícil acceso, con gran cantidad de tejido necrótico y exudado, incluso con osteomielitis. Si existe escara dura conviene reblandecerla primero. Se presenta en bolsitas cerradas permeables que se colocan directamente sobre el lecho, cambiándolas en cada cura.

I: inflamación/infección

Para minimizar el riesgo de infección es fundamental la buena limpieza y el desbridamiento, en condiciones de asepsia y protegiendo la úlcera de contaminantes como las heces.

Ante un enlentecimiento de la cicatrización pensar en infección subclínica con presencia de biofilm y aplicar los tratamientos adecuados. (ver capítulo de infección).

Se pueden utilizar antibióticos sistémicos si hay datos de celulitis, osteomielitis (hueso visible, blando o irregular) o sepsis.

M: gestión del exudado

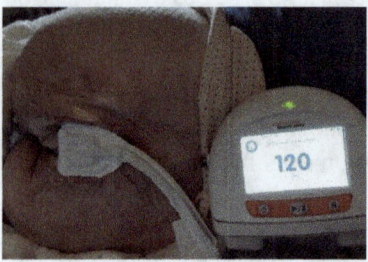

LPP en el sacro que precisa terapia de vacío para gestionar el exudado.

Basado en los principios de mantener el equilibrio adecuado de humedad en el lecho, con los apósitos adecuados. En ocasiones, cuando el exudado es muy abundante puede ayudar la terapia de presión negativa.

Para **neutralizar el olor** se pueden utilizar apósitos de carbón activado en sus diversas presentaciones o aplicar metronidazol sobre el lecho en sus diversas presentaciones (emulsión en formula magistral, crema o irrigación con ampollas).

E: estimulación del crecimiento de los bordes

Conseguir que la herida reepitelize requiere de una piel perilesional limpia sin maceración, sin escoriaciones ni exudados secos, con bordes limpios y sanos que favorezcan la migración epitelial.

Cómo elegir el apósito según la categoría de la LPP. Manejo óptimo del exudado.		
Categorías I y II	Categoria I: aplicar crema de ácidos grasos hiperoxigenados. Para reducir la fricción: lámina o espuma de poliuretano o hidrocoloide. Para reducir presión: espuma de poliuretano.	
Categorías III y IV	Lecho seco	Hidrogel.
	Exudado mínimo	Hidrogel.
	Exudado moderado	Espuma de poliuretano.
	Exudado abundante	Alginato, hidrofibra de hidrocoloide, espuma de poliuretano, apósitos superabsorbentes.
	Exudado hemorrágico	Alginato, hidrofibra de hidrocoloide.
	LPP profunda, UPP con cavidades o tunelizaciones	Alginato, hidrofibra de hidrocoloide, en cinta o mecha. Si el fondo está seco: hidrogel.
	Mal olor	Apósitos de carbón activado, gel de metronidazol (crema o fórmula magistral).
Fase de granulación y epitelización	Hidrogel, espumas de poliuretano y siliconas. Apósitos bioactivos: con colágeno, ácido hialurónico, de carga iónica, moduladores de las proteasas.	

Úlceras en talón

Los talones son una de las zonas donde más frecuentemente se desarrollan las LPP. Son las segundas en frecuencia tras el sacro y representan cerca del 30% de todas ellas. Presentan unas características diferentes al resto, por lo que merecen un capítulo aparte.

Cursan con mayor intensidad y rapidez en pacientes con comorbilidades, en diabéticos con neuropatía, en enfermedad arterial periférica, con neoplasias, con desnutrición y cuando se acompaña de un estado de inmovilidad, dependencia o fragilidad. Por tanto, para prevenir estas lesiones hay que valorar e intentar controlar tanto los factores locales como los generales que contribuyen a su formación.

Para el manejo satisfactorio de estas lesiones hay que conocer **ciertas particularidades** de la anatomía de los talones y, de su etiopatogenia fundamental: la presión y la isquemia:

1. **Presión**:
   o Los talones soportan el peso corporal y en pacientes dependientes, el peso de las piernas. La prominencia ósea del calcáneo favorece las fuerzas de presión.
   o Los talones están sometidos al roce/fricción del calzado, y en pacientes encamados o inmovilizados al de las sábanas y superficies de apoyo.

2. **Isquemia**:
   o Los talones presentan bursas y celdas de grasa compartimentalizadas mediante fibras conectivas, que actúan como cámaras de amortiguación y dispersión de la presión. Estas estructuras anatómicas protectoras están poco vascularizadas. Esto contribuye al enlentecimiento de la cicatrización.
   Los talones tampoco tienen tejido muscular próximo (rico en vascularización) del que beneficiarse a través de arteriolas colaterales.
   o El flujo sanguíneo de la piel de los talones está comprometido tanto por la propia prominencia ósea del calcáneo, como por cualquier tipo de presión externa.
   o La presencia de enfermedad arterial periférica favorece estas úlceras y empeora su evolución. Es fundamental identificarla mediante la palpación de los pulsos distales. También podemos realizar técnicas de doppler o ITB. Se trata de **diferenciar si predomina la presión o la isquemia** como etiología principal.

Una lesion de talón en paciente diabético puede ser por presión y/o fricción, y además tener también un componente neuropático y/o isquémico.

   o Es importante mencionar el **concepto de angiosoma**, que hace referencia al bloque de tejido que incluye piel, grasa subcutánea, fascia, músculo y hueso que están irrigados y drenados por una arteria y vena específicas. El angiosoma correspondiente al talón es irrigado fundamentalmente por ramas de la arteria tibial posterior, y la zona lateral externa por la peronea lateral. En estos pacientes los pulsos pedios e incluso el ITB pueden ser normales o aceptables y, sin embargo, el angiosoma correspondiente al talón estar comprometido. Por ello, cualquier valoración de la afectación isquémica de estas heridas deberá tener en cuenta este concepto.
   Los tratamientos de revascularización que se planteen deberán intentar garantizar un flujo suficiente directo o a través de colaterales a estos angiosomas.

   o Los **pacientes diabéticos** merecen especial atención. Frecuentemente sus heridas de talón se catalogan como lesión por presión y/o fricción y no se contempla que pueda haber además un componente neuropático y/o isquémico de pie diabético. El tratamiento se centra en el manejo local del lecho y se ignoran los beneficios de un abordaje integral multidisciplinar que valore la posible isquemia arterial y la neuropatía. Podemos estar privando al paciente de la oportunidad de ser valorado sobre la necesidad de una posible revascularización o de descargas específicas u ortesis.

Historia natural de la formación y cicatrización de la úlcera de talones

Como todas las heridas por presión:

1. El primer signo de lesión es la aparición de un eritema no blanqueante, que refleja el estancamiento del flujo sanguíneo. Este daño isquémico produce extravasación e hipoxia tisular.
2. Si la causa persiste, en la semana posterior aparecerá una lesión morada que indicará daño de tejidos más profundos.
3. A partir del día 10, se formará una ampolla y la epidermis se desprenderá mostrando un lecho violáceo.
4. En pocos días, a partir de la 3ª semana, aparecerá la típica escara negra.

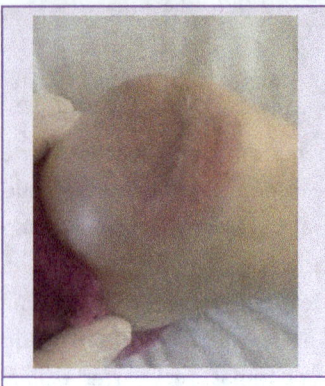	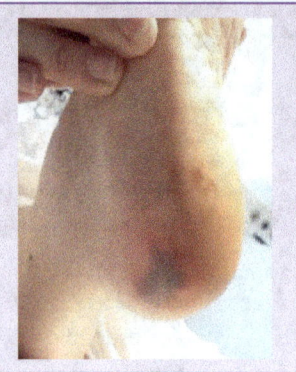	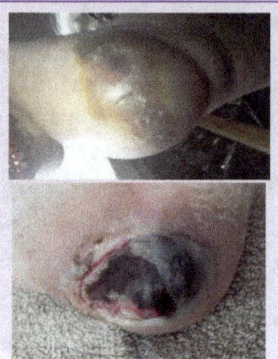	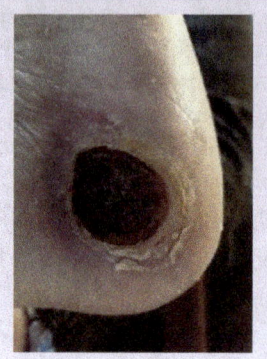
Eritema no blanquante.	Hematoma por presión / fricción.	Restos de ampolla y escara debajo.	Escara negra seca.
Lesiones reversibles aplicando descargas y AGHO.			

Prevención y tratamiento

La **prevención** de estas heridas está basada en el alivio de la presión para mejorar el flujo sanguíneo mediante descargas específicas en función de la movilidad de cada paciente.

La actuación precoz estará basada en la vigilancia diaria de la aparición de cualquiera de los signos descritos, en cualquier paciente dependiente o que haya pasado recientemente a una situación de inmovilidad. Los primeros 7-10 días tras un ingreso hospitalario son los de mayor riesgo. Se debe hidratar bien la zona. Aquí son de ayuda los aceites de ácidos grasos hiperoxigenados.

Para las descargas de presión del talón considerar:

- colocar el **pie en suspensión** apoyando la pantorrilla sobre una almohada.
- usar **taloneras**: sin pliegues ni costuras. Pueden ser textiles, de espumas de poliuretano o hidrocelulares y de silicona. Evitar el vendaje con algodón porque tiende a apelmazarse y perder su función rápidamente. Cuando se utilicen taloneras de espuma, fijarlas preferentemente con venda tubular y así prevenir las lesiones por fricción que provoca el vendaje circular.
- usar colchones o superficies especiales de manejo de la presión (SEMP).

Tratamiento

El proceso de cicatrización de una escara necrótica en el talón va a ser lento y tedioso. Habitualmente la cicatrización no se produce de abajo hacia arriba porque el bajo flujo sanguíneo de los tejidos subyacentes dificulta la angiogénesis y la formación del tejido de granulación.

Es más probable que la cicatrización comience superficialmente desde los tejidos de la periferia que tienen un mejor aporte sanguíneo y que avance de forma centrípeta.

1. **Tratar la etiología:**

Identificar la **causa directa o inmediata** de la aparición de la lesión y revertirla, por ejemplo:
- no haber realizado un diagnósitco diferencial adecuado de la etiología predominante, entre la presión o la isquemia.
- no realizar un buen cumplimiento de las descargas o que la técnica no sea adecuada.
- no haber formado adecuadamente a los cuidadores de pacientes con una situación de dependencia.

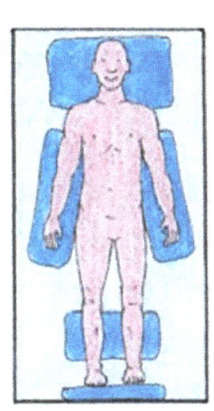	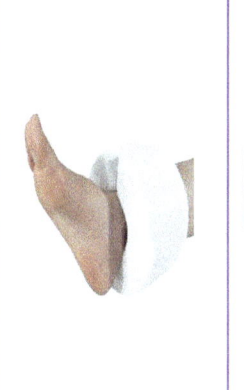	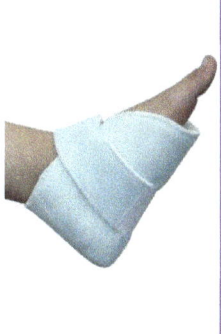
Almohadas bajo pantorrillas y sistemas para que el talón no apoye.	Talonera textil.	Apósitos de talón con venda tubular.

1.1. **La importancia de la descarga**: Es uno de los aspectos que más hay que cuidar y que requiere una intervención educativa eficaz que consiga la máxima adherencia a la recomendación.

El tipo de descarga vendrá condicionada por aspectos como el estado funcional del paciente (dependiente versus funcional), sus necesidades y preferencias, dispositivos fijos versus extraíbles. Se preferirán productos que no contengan costuras o elementos duros o rígidos en contacto con el talón para que no supongan otro punto de presión. Frecuentemente las descargas habrá que personalizarlas a la anatomía de cada paciente.

Además del uso de taloneras, los talones deberán estar en suspensión mediante el uso de almohadas aplicadas sobre las pantorrillas.

1.2. Valorar la mejora del **flujo** sanguíneo: en ocasiones el paciente puede ser subsidiario de revascularización arterial.

1.3. Mejorar y atender a las comorbilidades como el control de la glucemia o de la **nutrición**, que frecuentemente se pasan por alto.

2. **Curas locales aplicando el esquema TIME (ver imágenes)**

    2.1. **Escara con bordes mal definidos, que fluctúa, tiene algún esfacelo y/o supura** por alguna zona: se debe desbridar/limpiar y aplicar tratamiento antimicrobiano tópico. Habrá que plantearse siempre la posible presencia de una osteomielitis.

    2.2. **Escara negra, seca, adherida al lecho, estable, no fluctuante:** Existen controversias de cómo actuar ante esta situación. Habrá que decidir si eliminar la placa necrótica o ser conservadores y mantenerla:

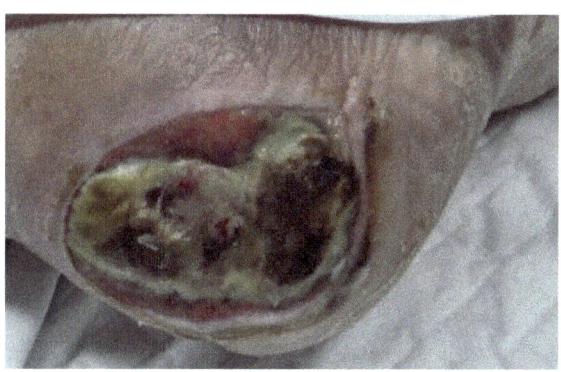

Escara fluctuante que hay que desbridar.

2.2.1. En pacientes con mejor estado de salud, cuando la isquemia no es tan grave y la vascularización del pie es suficiente, si conseguimos aliviar la presión, bajo esta escara se formará tejido de granulación que terminará eliminandola y epitelizando la herida.

Como nuestro objetivo es acortar los tiempos de cicatrización para prevenir sufrimiento, complicaciones, la temida infección y mejorar la funcionalidad del paciente, podemos ayudar a acelerar este proceso realizando diferentes técnicas de desbridamiento:

- Osmótico con apósitos de poliacrilato + Ringer lactato.
- Autolítico de hidrogel + enzimático.
- Cortante: realizarlo de forma lenta y cuidadosa, en múltiples sesiones, extrayendo finas láminas.

2.2.2. Si es poco probable la curación porque la escara es grande, existe una isquemia grave con insuficiente riego y/o el enfermo es pluripatológico o frágil, con un pronóstico regular, habrá que valorar de una forma holística y multidisciplinar con el paciente y cuidadores si decantarse por una actitud paliativa/conservadora: de prevención de molestias y de la infección mediante curas con antisépticos y descargas sin pretender eliminar la placa necrótica de forma activa, o por una actitud intervencionista (amputación principalmente o revascularización).

El desbridamiento cortante agresivo para eliminar la placa necrótica estaría contraindicado porque crearía un defecto estructural. Los tejidos profundos subyacentes dañados y poco irrigados apenas tendrían capacidad de pasar a la fase de granulación y se favorecería la entrada de gérmenes y una posible infección del calcáneo.

La escara en estas situaciones tiene una función protectora. Hay que protegerla de las presiones y fricciones, mantenerla seca, y aplicar sobre ella antisépticos tópicos astringentes (p. ej.: Povidona Yodada®) para evitar que los gérmenes avancen a tejidos profundos.

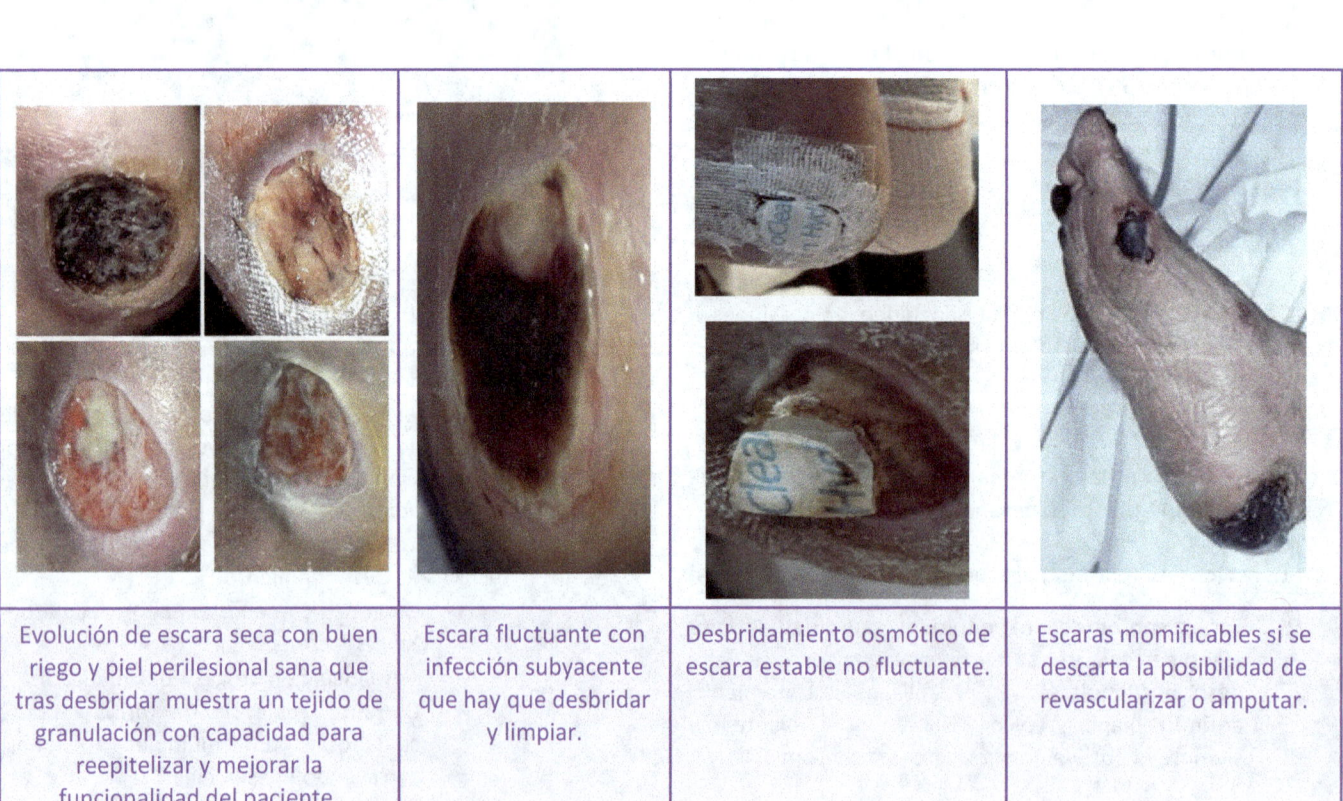

Evolución de escara seca con buen riego y piel perilesional sana que tras desbridar muestra un tejido de granulación con capacidad para reepitelizar y mejorar la funcionalidad del paciente.

Escara fluctuante con infección subyacente que hay que desbridar y limpiar.

Desbridamiento osmótico de escara estable no fluctuante.

Escaras momificables si se descarta la posibilidad de revascularizar o amputar.

Prevención y tratamiento de las lesiones cutáneas asociadas a la humedad (LESCAH)

Las LESCAH son inflamaciones o erosiones de la piel como consecuencia de la exposición prolongada a fuentes de humedad irritantes: orina, heces líquidas o diarrea (más irritantes), sudor, exudado, etc.

Clásicamente, por su mayor frecuencia y severidad, se ha hablado de **Dermatitis Asociada a la Incontinencia (DAI)**. El nuevo marco conceptual de las LRD contempla también otras fuentes de humedad como el exudado, el trasudado del estasis venoso, los estomas, fístulas o el sudor y saliva, y se refiere a éstas como lesiones cutáneas asociadas a la humedad (LESCAH).

Las sustancias que más dermatitis producen son por este orden las heces líquidas, las heces pastosas, la orina mezclada con heces sólidas, las heces formadas, los exudados, los productos cutáneos irritantes, la orina, la saliva y el sudor.

Dermatitis asociada a la incontinencia

Se trata de una dermatitis irritativa de contacto provocada por un **contacto prolongado** con orina y/o heces, que además puede verse empeorada por la fricción. Además, la epidermis afectada por DAI es más vulnerable ante la oclusión, la fricción o la presión. La inmovilidad y los movimientos de reposicionamiento favorecen la fricción con la ropa, los absorbentes y las superficies de la cama y sillones.

La prevalencia es alta en pacientes institucionalizados y en aquellos con la movilidad reducida. Las mujeres y los pacientes con obesidad, con diabetes y aquellos con deposiciones líquidas tienen mayor riesgo.

Patogénesis

El manto ácido protector de la piel es alterado como consecuencia de la conversión de la urea de la orina en amoniaco, que es un álcali. El aumento del pH (alcalinización) afecta a la permeabilidad de la piel y favorece la inflamación y la posterior infección. La presencia de heces y sus enzimas lipolíticas y proteolíticas contribuyen a empeorar el daño y la inflamación de la piel. La microbiota normal de la piel se ve afectada también y así, pueden proliferar bacterias y hongos que terminan produciendo dermatitis bacterianas o fúngicas.

Los cambios cutáneos pueden aparecer rápido, ya en las primeras 24 horas de la exposición a la orina.

Clínica

La DAI se presenta inicialmente con eritema y edema. Afecta la zona perianal, glúteos, genitales, la parte superior de muslos y los pliegues cutáneos. Los bordes de las áreas eritematosas suelen ser irregulares. La piel afectada aparece rosada o roja. En casos más graves, pueden desarrollarse vesículas, ampollas y erosiones, además de signos de infección secundaria. La piel perilesional puede aparecer macerada y se pueden observar zonas de decoloración en los lugares de lesiones previamente curadas.

Los síntomas habituales son picor, escozor, ardor y más raramente dolor. Puede sentir un malestar general e insomnio que afecta a las actividades diarias y que disminuye su calidad de vida y la de los cuidadores.

Es fundamental el diagnóstico correcto de estas lesiones y no confundirlas con las LPP, para poder intervenir sobre la etiología con éxito.

En la siguiente tabla se expone el diagnóstico diferencial con las LPP:

Diagnóstico diferencial DAI con LPP		
	DAI	**LPP**
Causa	Incontinencia	Presión o cizalla
Localización	Zona del pañal, pliegues	Sobre prominencias óseas
Síntomas	Prurito, quemazón	Dolor
Bordes	Afectación difusa con bordes mal definidos	Bordes y márgenes bien definidos
Profundidad	Es superficial con leves erosiones	Lesiones con diferentes profundidades
Necrosis	Ausente	Escaras negras y esfacelos
Exudado	No, o claro seroso	Presente y variado

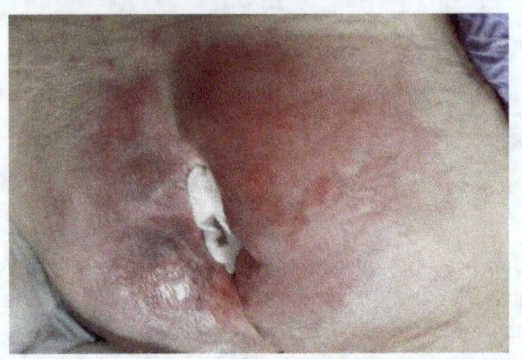 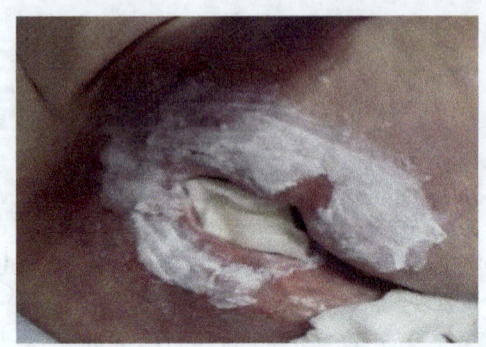

LPP con LESCAH perilesional (eritema y erosiones) protegida y tratada con crema de óxido de Zinc, que se puede mezclar con crema de corticoide de baja potencia para disminuir más rápidamente la inflamación.

Hay lesiones que surgen en las "zonas del pañal" que hay que conocer para el **diagnóstico diferencial**: Liquen escleroso de la vulva, intertrigo candidiásico, psoriasis invertida, dermatitis alérgica de contacto.

Complicaciones

- Infección secundaria, tanto de origen bacteriano como por hongos. La descamación, el exudado purulento, el eritema intenso con dolor o las lesiones satélites más allá de los bordes (Candidiasis) orientan a la presencia de sobreinfección.

- Lesión por presión: Más frecuentes en los pacientes con DAI. Hay que pensar en la presencia de LPP o cizalla si en la región sacra o en trocánteres surge un eritema más oscuro o purpúreo, no blanqueable, con bordes más delimitados que los de la DAI y, si asocia dolor.

Tratamiento

Se debe **establecer un plan estructurado de cuidado de la integridad de la piel** en pacientes de riesgo, basado en unas **rutinas** que incluya la participación del propio paciente y de sus cuidadores (ver capítulo anterior de identificación de pacientes de riesgo para las LRD).

Tanto la prevención como el tratamiento se basan en evitar la exposición de la piel a la humedad y en mejorar su resistencia.

1. Tratamiento de la incontinencia urinaria y fecal

La valoración del tipo de incontinencia y de su frecuencia de forma estructurada, seguida de la correspondiente intervención en el aseo, en el control de líquidos y en la mejora de la movilidad, mejora el riesgo de LESCAH y sus consecuencias.

a. Medidas higienodietéticas: Cuando sea posible, educar en los ejercicios de Kegel, entrenar el hábito con micciones programadas en el baño, regular la ingesta de líquidos al final de la tarde para evitar la incontinencia nocturna (por el día es más fácil el cambio de absorbentes o llevar al paciente al baño).

b. Absorbentes: su selección es primordial, de un solo uso, de talla y capacidad de absorción suficiente que garanticen que no hay fugas y que retienen la orina manteniendo la piel seca sin humedad en todas las zonas. Existen diversas presentaciones y formas de ajuste para pacientes que deambulan, para el día, noche o para encamados.

Es importante abandonar la costumbre de colocar empapadores en las camas porque se mueven y producen lesiones por fricción. Para la movilización del paciente se pueden colocar sábanas traveseras.

c. Colectores urinarios, sondajes intermitentes, y en ocasiones, puede merecer la pena portar sondaje vesical hasta que cicatrice la herida e incluso sondajes rectales.

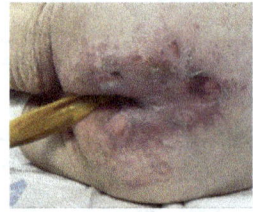

Colector fecal.

d. Tratar las posibles causas cuando sea posible. En pacientes con aceptable calidad de vida puede plantearse la indicación de fármacos que reducen las pérdidas (anticolinérgicos, antimuscarínicos, alfabloqueantes, betadrenérgicos o antidiarreicos), la electroestimulación o la cirugía de reparación de esfínteres.

2. Cuidados de la piel

a. **Limpiar**:

   i. No se recomienda el clásico lavado con agua y jabón y secado con toalla. Se preferirá el uso de productos limpiadores específicos. Los jabones en pastillas generan álcalis y sales ácidas insolubles que cambian el pH cutáneo y puede dañar la piel. Cuando se use este método de limpieza se debe asegurar la retirada total del jabón con el aclarado. Es mejor el lavado únicamente con agua o suero salino y secado con tejidos suaves, sin frotar, con especial atención a los pliegues.

   ii. Los productos limpiadores comercializados contienen detergentes y surfactantes tensioactivos, además de emolientes y calmantes, que no alteran el pH y preservan los lípidos del epitelio. Se presentan en cremas, espray de espuma o toallitas. Algunas formulaciones de estos productos no requieren enjuague y aclarado por lo que se evita la fricción. Simplemente se dejan actuar unos instantes sobre la piel y se retiran. Estos productos son más eficaces y seguros para las LESCAH que el clásico lavado.

b. **Proteger la piel**:

   Se recurre a los conocidos como **productos barrera**, que proporcionan impermeabilidad o semipermeabilidad a la piel, evitando el contacto de los irritantes de heces u orina con la piel. Son un complemento a las medidas de control de la incontinencia y del cambio frecuente de absorbentes:

   i. Ungüentos o cremas a base de **óxido de zinc**, dimeticona o lanolina en diferentes proporciones que pueden ser aplicadas sobre piel seca intacta. Debe aplicarse una capa fina. Se eliminan con aceite (por ser oleoso), aunque se puede dejar sin retirar de una cura a otra si no hay signos de inflamación o infección.

   ii. Películas poliméricas, también llamado **película barrera no irritante (PBNI)**: Puede ser aplicado sobre piel erosionada en crema o spray. Forma una película transparente que repele la humedad, protege del exudado, las heces, la orina y de la agresión de los adhesivos. Es impermeable con la ventaja de que permite la transpiración. Hay que esperar de 30 a 60 segundos para su secado. No precisa ser retirado. Permite la adherencia de los apósitos. Se desprende a las 72 horas espontánea e imperceptiblemente. Al ser transparente se visualiza mejor el estado de la piel. Son coste/eficiente.

Cuidados de la piel

Valorar ⇓ Limpiar ⇓ Proteger la piel ⇓ Reparar lo dañado ⇓ Reevaluar

c. **Reparar lo dañado:**

   El objetivo es reparar la barrera lipídica de la piel cuando esté intacta. Se aplican cremas (mejor que pomadas o ungüentos) en una fina capa sin frotar. Frecuentemente el uso de cremas barrera puede ser suficiente para reparar.

   i. **Humectantes**: atraen agua al estrato córneo de la piel: glicerina, urea, sorbitol, alfa-hidroxiácidos, aloe-vera. Tener cuidado con ellos si existe un exceso de humedad en la piel. Pueden macerar.

   ii. **Emolientes**: Son los productos **más indicados** para estos pacientes. Aportan lípidos que reparan la capa dermolipídica del estrato corneo. Suavizan, flexibilizan y disminuyen la inflamación. Son ceramidas a base de aceites de origen vegetal (de almendras, jojoba, etc.).

   iii. **Oclusivos**: forman una barrera física que evita la evaporación del agua de la piel: lanolina, vaselina, parafina, siliconas. Su uso prolongado puede producir daños por oclusión de la evaporación.

Cada producto comercializado varía su fórmula y las proporciones. Hay que utilizarlos siguiendo las instrucciones del fabricante.

Frecuentemente estas lesiones mejorarán más rápidamente con la ayuda de un **corticoide tópico** en el momento agudo, que se puede mezclar con la crema de óxido de Zinc. Los protectores de barrera reducen la rotura de la piel y alivian el prurito y el dolor.

Para el tratamiento de pacientes con piel ya erosionada se recomienda un producto barrera. La DAI se trata con óxido de Zinc y corticoide mezclados.

Cuando existe **sobreinfección por hongos o bacterias** hay que complementar el tratamiento con **fungicidas tópicos** (p.ej. clotrimazol) o **antibióticos tópicos** (p.ej.: mupirocina). Existen cremas comercializadas que combinan fungicidas con zinc, o fungicidas y antibióticos con corticoides.

La presencia de prurito intenso y unos bordes de la lesión inflamados y con lesiones satélite ayuda a reconocer la infección candidiásica. La infección bacteriana produce lesiones muy enrojecidas, a veces con picor, exudado y olor.

LESCAH y su tratamiento

Lesión	Tratamiento
Lesiones por rascado	Hidratación, emolientes, ácidos grasos hiperoxigenados.
Eritema y edema	Película barrera de acrilato o pasta de óxido de zinc.
DAI: erosiones, dolor, escozor, eccema	Pasta de óxido de zinc y crema de corticoide tópico.
Eritema exudativo	Fomentos astringentes (sulfato de cobre) y pasta de óxido de zinc.
Úlcera	Suspensión acuosa de óxido de zinc y control de exudado (alginatos si precisa).
Candidiasis o impétigo	Fomentos astringentes (permanganato potásico 1/10.000), cremas antimicóticas o antibióticas.

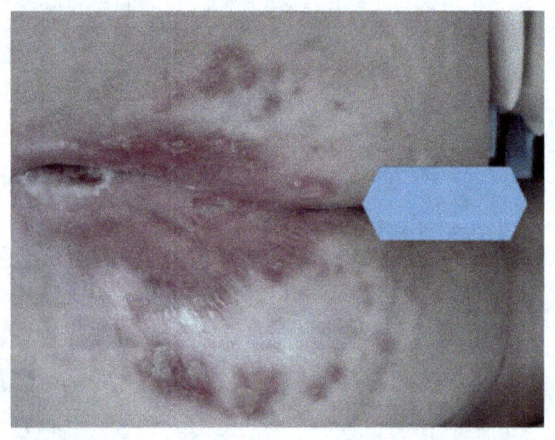

LESCAH complicada con candidiasis: bordes eritematosos elevados con lesiones satélites.

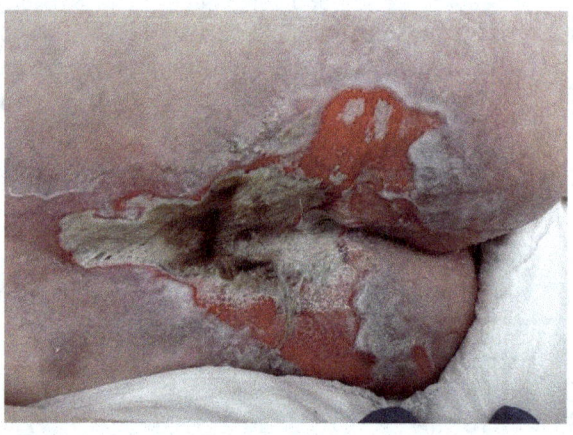

LPP y lesiones por humedad con sobreinfección bacteriana.

Dermatoporosis, desgarros y hematomas subcutáneos

El término Dermatoporosis pretende definir un estado del envejecimiento de la piel por la edad en el que disminuyen el espesor de las capas de la piel, el flujo sanguíneo y la velocidad de recambio celular. La consecuencia es que disminuye el grosor y la barrera protectora de la piel y aparecen con más frecuencia cierto tipo de lesiones, como erosiones, laceraciones y hematomas de diferentes grados. Los desgarros cutáneos y los hematomas pueden producir úlceras cutáneas graves, de lenta cicatrización, que afectan de una forma muy importante a la calidad de vida de los pacientes y que en el caso de los hematomas disecantes pueden conducir a la hospitalización e incluso aumentar la mortalidad.

Fisiopatología de la dermatoporosis

- Adelgazamiento de la dermis y epidermis.
- Disminución del tejido adiposo.
- Disminución de los vasos sanguíneos y pérdida de tejido de sostén protetor.
- Disminución de la flexibilidad cutánea.
- Pérdida de folículos pilosos y glándulas sebáceas y sudoríparas.

Consecuencias:
- Fragilidad vascular y fragilidad cutánea.
- Disminución de la respuesta inflamatoria y de la velocidad y capacidad de cicatrización de la piel.

En la dermatoporosis la epidermis y la dermis pierden espesor, la piel es fina y traslúcida, se arruga, pierde tersura y elasticidad. Esta menor elasticidad hace que la piel no absorba la fuerza de pequeños impactos o roces (a veces imperceptibles para el paciente) y se fragmente en alguna de sus capas. Las primeras consecuencias son la aparición de microhemorragias, púrpura senil por fragilidad capilar, hiperpigmentaciones por la hemosiderina vertida a la matriz extracelular, pseudocicatrices estelares internas blanquecinas por degeneración del colágeno y de las fibras elasticas, o pequeñas escoriaciones y placas necróticas superficiales.

Las complicaciones más graves de esta fragilidad cutánea son las **laceraciones o desgarros cutáneos**, y los **hematomas disecantes**, que se desarrollan entre la fascia muscular y el tejido celular subcutáneo y que provocan necrosis de la piel y extensas heridas. Ambas complicaciones requieren un manejo específico y se tratan más adelante.

La dermatoporosis aparece a partir de los 60-70 años de edad y sus mayores complicaciones surgen sobre todo a partir de los 80 años, cuando el paciente vive una situación de mayor fragilidad en general con comorbilidades, problemas de movilidad, sensoperceptivos y de situación de dependencia. A estas edades la prevalencia puede llegar al 30% de la población, siendo mayor en el sexo femenino.

Factores predisponentes:

- genéticos,
- relacionados con las morbilidades,
- la exposición solar prolongada,
- el uso de corticoides tópicos o sistémicos,
- el frecuente uso en la población anciana de antiagregantes y sobre todo de anticoagulantes, que favorecen la formación de equimosis y hematomas subcutáneos.

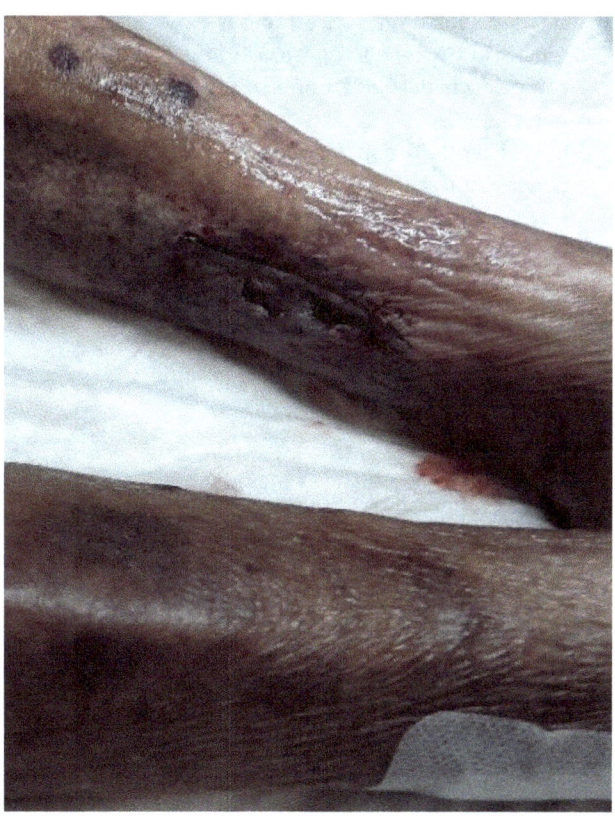

Dermatoporosis: piel fina, traslúcida, arrugada, con hiperpigmentación, equimosis y pequeños hematomas subepidérmicos.

La dermatoporosis y sus lesiones asociadas se localizan fundamentalmente en zonas fotoexpuestas y susceptibles de recibir pequeños traumatismos: manos, antebrazos, cabeza, zona del escote y piernas, principalmente el área pretibial.

Clasificación en estadios					
Estadio	Atrofia cutánea	Púpura senil, Petequias y equimosis	Pseudo-cicatrices blanquecinas	Laceraciones, desgarros	Hematoma disecantes
I	+	+	+	-	-
II	+	+	+	+ Pequeñas	-
III	+	+	+	++ Desgarros amplios	-
IV	+	+	+	++	+

El tratamiento de la dermatoporosis pretende prevenir las peores consecuencias de la fragilidad cutánea: los desgarros cutáneos y los hematomas disecantes.

- Los cuidados de la piel están basados en hidratación y reparación cutánea con emolientes. El uso de cremas con ácido hialurónico también ayuda a reparar la piel. Ademas, tener en cuenta la fotoprotección y la utilización de productos no adhesivos a la piel, que se puedan retirar sin ser lesivos.

- También habrá que realizar las transferencias evitando los traumatismos y proteger las extremidades con camisas o pantalones largos.

- El mobiliario del domicilio se adaptará para evitar que el paciente se golpee o sufra una caída. (ver con más detalle en el capítulo de Prevención de las LRD).

Desgarros cutáneos o laceraciones

Los desgarros cutáneos son heridas que están aumentando su incidencia por el envejecimiento de la población y la fragilidad de su piel. Su prevalencia es ligeramente superior a la de las LPP. Son lesiones producidas por fuerzas de cizallamiento o fricción que rasgan las capas de la piel. Se consideran heridas prevenibles con unos adecuados cuidados de la piel y del entorno del paciente.

Son heridas menores, sin embargo, tienen un riesgo elevado de progresar a una herida crónica compleja, con el consiguiente deterioro de la calidad de vida del paciente. Frecuentemente los pacientes reconocen que el inicio de su herida fue una laceración tras un pequeño golpe. El compromiso vascular o la sobreinfección favorecen esta mala evolución. Las laceraciones precisan una intervención rápida y apropiada.

Las localizaciones más frecuentes en ancianos son los brazos, el dorso de las manos (70-80%) y las piernas.

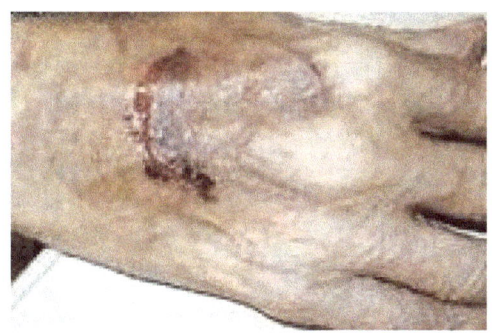

Desgarro cutáneo categoría 1ª.

transferencias, el vestirse o el aseo favorecen los pequeños traumatismos que desgarran la piel.

Factores de riesgo para los desgarros o laceraciones

- Relacionados con la edad y la **dermatoporosis**:
  Edad >70 años, comorbilidades, arterioesclerosis, desnutrición, deshidratación, uso de corticoides, piel seca y frágil con equimosis.
  La dermatoporosis define el envejecimiento de la piel, que pierde aporte sanguíneo, colágeno, elastina de sostén y capacidad de retención de agua. Se atrofia, se contrae y se seca por la pérdida de la actividad de las glándulas sebáceas y sudoríparas. Se forman arrugas y pliegues.
  La *epidermis* mide 0,1 mm. de espesor. No recibe aporte sanguíneo directo. Se nutre desde la dermis a través de la unión dermo-epidérmica. En los ancianos esta unión está debilitada y es menos resistente a las fuerzas de fricción o cizalla.
  La *dermis* pierde con la edad un 20% de su espesor. El tejido de sostén, el colágeno y la elastina pierden calidad y aumenta su rigidez. Además, se pierde sensibilidad cutánea haciéndose ésta más vulnerable ante agresiones externas.
  En la *hipodermis*, por la fragilidad capilar y por la pérdida de elasticidad, se puede producir púrpura senil, equimosis y hematomas que debilitan también la resistencia de la piel.
- **Factores extrínsecos**:
  La alteración de la visión, de la sensibilidad, de la movilidad, el deterioro cognitivo y la dependencia para las actividades básicas de la vida diaria como las

Clasificación de los desgarros cutáneos

- En función del **espesor** de la piel afectada: de grosor parcial (se produce una separación entre la epidermis y la dermis), o de grosor total (entre la dermis y la hipodermis).
- En función de la **evolución**: no complicadas (duran menos de 4 semanas, se consideran heridas agudas), o complicadas (herida cronificada o compleja, que dura más de 1 mes).
- En función de las **características del colgajo**, se utiliza la clasificación STAR:

Clasificación STAR de los desgarros cutáneos		
Categorías		
1	El colgajo y sus bordes pueden recolocarse en su posición original, sin estirarlo.	1a: el colgajo tiene aspecto sano.
		1b: el colgajo está pálido, violáceo u oscurecido.
2	Los bordes no pueden recolocarse en su posición anatómica.	2a: el colgajo tiene aspecto sano.
		2b: el colgajo está pálido, violáceo u oscurecido.
3	El colgajo ha desaparecido.	

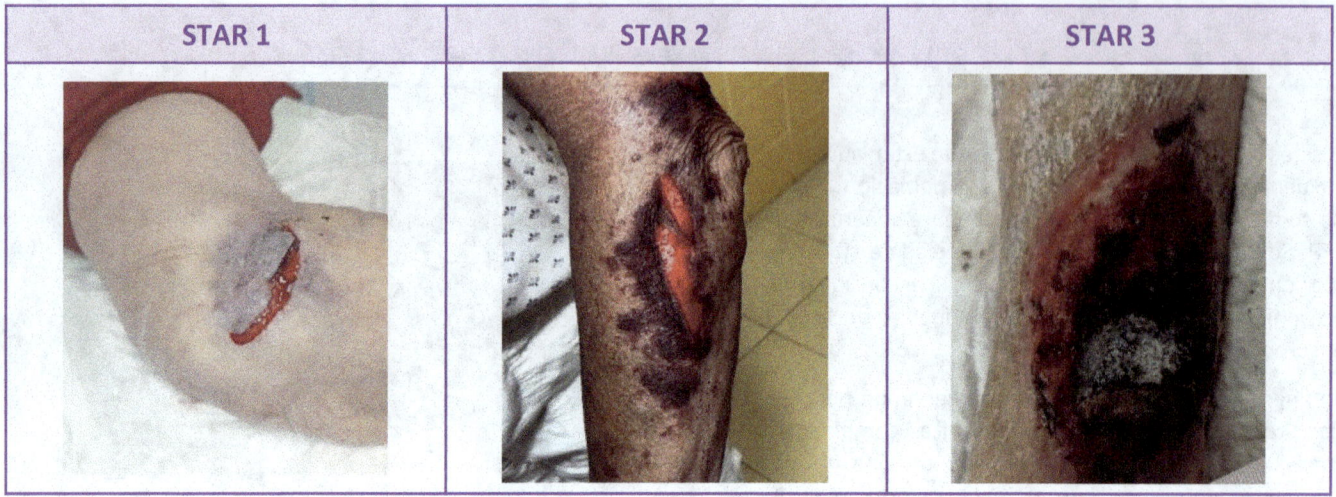

Tratamiento de los desgarros cutáneos

- El **objetivo primordial es la preservación del colgajo** cutáneo posicionándolo sobre su lecho, intentando aproximar los bordes, pero sin aplicar tensión sobre ellos para no impedir el flujo sanguíneo. El colgajo actuará de "apósito".
- Son **heridas agudas** y como tales se espera su cierre en 2-3 semanas.
- Se debe revisar el estado de vacunación antitetánica.

Hay que intentar preservar el colgajo porque actúa como "apósito primario" y facilita la reepitelización.

Secuencia de actuación:

1. Se controlará la posible hemorragia aplicando presión y elevando el miembro. Se pueden utilizar alginatos por su poder hemostático.
2. Limpieza de restos de la hemorragia, coágulos y detritus dejando el lecho visible. Realizarla con toques suaves sin frotar.
3. **Cómo tratar el colgajo:**
   a. Situar el colgajo con una gasa humedecida, con nuestro dedo o con pinzas.
      Si el colgajo es difícil de manipular rehidratarlo con una compresa empapada en suero durante 5-10 minutos. Esto también permite eliminar detritus.
   b. Si parte del colgajo está claramente necrótico es posible que deba desbridarse.
   c. Evitar el uso de suturas o grapas porque pueden comprometer el riego sanguíneo y facilitar la infección. Únicamente estarían indicadas en laceraciones profundas de espesor completo donde la perfusión no está comprometida.
   d. Si se precisa, aplicar un producto barrera en la piel perilesional.
   e. Colocar el apósito primario y mantenerlo **varios días sin manipulación** para no desplazar o interrumpir el proceso inicial de cicatrización del colgajo.
   f. Se prefieren apósitos con capa de contacto de silicona por ser menos traumáticos en su retirada, sobre todo cuando la piel perilesional es frágil. Puede ser necesario seleccionarán apósitos antimicrobianos, con cierto grado de absorción según el nivel de exudado y, si hay hemorragia, con capacidad hemostática (alginatos).
   g. Marcar con una flecha pintada la dirección que se debe seguir en el despegamiento del apósito en la siguiente cura. Desde la base del colgajo hacia su extremo móvil. Esto evitará desprenderlo del lecho inintencionadamente.

Es esencial: preservar el colgajo, controlar el sangrado, limpiar, aproximar bordes sin tensionar, cuidar la piel perilesional, tratar el exudado y prevenir la infección.

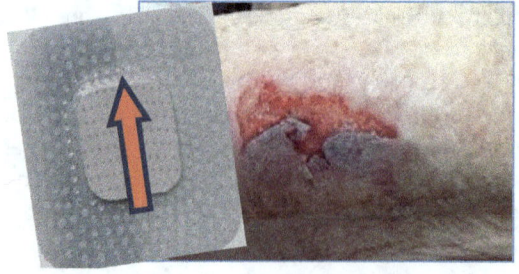

Desgarro cutáneo categoría 2b. Ejemplo de apósito con flecha dibujada indicativa de la dirección de su retirada.

4. Considerar:
    a. **Se desaconseja**:
        i. El uso de productos a base de yodo por provocar sequedad y tirantez de la piel perilesional.
        ii. Utilizar gasas y tiras adhesivas porque pueden desplazarse y arrastrar el colgajo.
        iii. Usar apósitos hidrocoloides por su adherencia a la piel.
    b. En heridas de miembros inferiores tratar el edema como posible factor de riesgo de complicación. Aplicar terapias de compresión: vendaje o medias.
    c. Tratar la posible infección o prevenirla en pacientes de alto riesgo, con tratamientos antisépticos tópicos adecuados.
    d. Tratar agravantes sistémicos como el estado nutricional, diabetes, edemas, etc.
    e. Tratar el dolor vía sistémica.
5. **Cambios de apósitos**:
    a. Lo ideal es mantenerlos el máximo tiempo posible para no interrumpir la cicatrización, incluso más de 1 semana si la herida está limpia. Si el colgajo está pálido o pardo reevaluar su viabilidad en 48h. Si lo encontramos desvitalizado habría que aplicar técnicas de desbridamiento.
    b. En desgarros de categoría 1 sin riesgo de infección se puede aplicar sobre la lesión un apósito de alginato y óxido de Zinc en spray y mantenerlo sin levantar durante 1 semana.
    c. Para su retirada seguir la indicación de la flecha: de base a extremo y retirarlo muy lentamente.

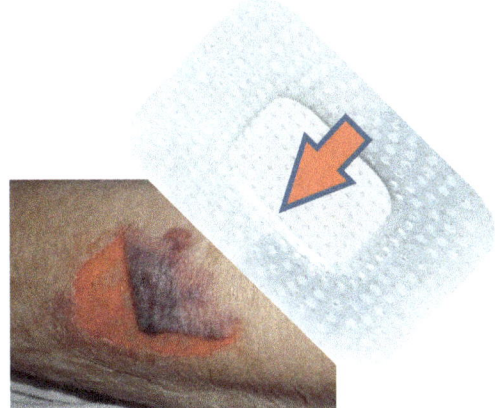

Desgarro cutáneo categoría 2b. Ejemplo de apósito con flecha dibujada indicativa de la dirección de su retirada.

    d. Lo ideal es que su capa adhesiva sea de silicona para evitar daños en la retirada. Si no es posible, empapar unos minutos el apósito para disminuir la adherencia y evitar así que se desprenda el colgajo.
    e. Usar un emoliente en la piel circundante para hidratarla y prevenir más desgarros durante las curas.
    f. Vigilar signos de infección o de formación de biofilm.

Mantener la cura el máximo tiempo posible para no interrumpir la cicacatrización.

Prevención de los desgarros cutáneos en ancianos

La prevención de los desgarros comienza con una formación y toma de conciencia por parte de los profesionales sociosanitarios (enfermeras, auxiliares, médicos, fisioterapeutas, terapeutas ocupacionales, etc.) de la necesidad de educar en estos cuidados a pacientes y cuidadores.

Se precisa un abordaje holístico del paciente mayor o frágil. Debe incluir aspectos como el adecuado manejo de las enfermedades crónicas, el consumo de fármacos y su posible iatrogenia, el estado cognitivo y su capacidad de comprensión y de autocuidados, la percepción sensorial, la movilidad, el riesgo de caídas, el estado nutricional, el grado de dependencia y los antecedentes de desgarros previos. Y por supuesto, una valoración del estado de la piel y sus cuidados.

Un paciente anciano, frágil o dependiente, con disminución de la movilidad y con signos de envejecimiento de la piel tiene un alto riesgo de laceraciones cutáneas.

En pacientes dependientes con piel frágil se debe educar a los cuidadores sobre la necesidad de una manipulación suave y cuidadosa:

- Cualquier movimiento o estiramiento violento puede dar lugar a una laceración.
- Los pacientes y los familiares deben ser conscientes de la importancia de la postura apropiada y de los métodos adecuados para girarles, levantarles o trasladarles.
- Para mover a los pacientes en la cama se deben utilizar sábanas de elevación o grúas.
- Las barandillas laterales deben estar almohadilladas, así como también los brazos de la silla de ruedas y los soportes para los pies.
- Conviene utilizar ropa de manga larga y pantalones largos para proteger las extremidades.
- Los pacientes y los cuidadores tienen que mantener las uñas de las manos cortas y no llevar joyas.
- En el aseo evitar jabones que resequen la piel y secar dando pequeños toques sin frotar.
- Mejor cremas hidratantes o emolientes que lociones, porque facilitan la retención del agua en la piel.
- Tener presente que la manipulación de la piel de los ancianos puede ser dolorosa.

Prevención de los desgarros cutáneos en ancianos	
Cuidar la piel envejecida o frágil	**Favorecer un entorno seguro**

Adecuada nutrición e hidratación.
Usar cremas emolientes en pieles frágiles dos veces al día. Utilizar jabones que no resequen la piel.
Cortar y limar las uñas de manos y pies y no usar joyas para evitar autolesiones.
Controlar la humedad por incontinencia, utilizar productos barrera.
Precaución con los esparadrapos o apósitos en el momento de retirarlos:
    Los hidrocoloides son más adherentes y pueden generar desgarros.
    Considerar los que tengan capa adherente de silicona.
    Hay comercializados sprays que facilitan la retirada de los adhesivos. Una alternativa es aplicar cualquier aceite.
Si es posible utilizar vendas tubulares o enrollables.
	Actuar sobre el mobiliario domiciliario: retirar alfombras, exceso de muebles, almohadillar o tapizar esquinas de mesas o sillas. Proteger las barandillas de las camas o elementos lesivos de las sillas de ruedas.
	Proteger la piel con la vestimenta: camisas de manga larga y pantalones largos.
	Para los desplazamientos: que el paciente utilice ayudas (bastones, andadores) y mantener buena iluminación.
	En las transferencias de pacientes dependientes los cuidadores deben utilizar buenas técnicas de movilización, grúas adaptadas, sábanas de elevación, etc., para evitar las fuerzas de fricción o de cizalla sobre la piel.

Hematoma profundo disecante

El hematoma profundo disecante (HPD) o hematoma subcutáneo a tensión corresponde al **estadio IV de la dermatoporosis** y es la complicación más grave. Puede producir necrosis extensa de la piel e incluso precipitar el fallecimiento de pacientes con mucha morbilidad. Ocurre en pacientes muy ancianos, preferentemente mujeres, con importante atrofia de la piel, ante cualquier grado de traumatismo, fundamentalmente a nivel de la pierna en la zona pretibial.

Los vasos sanguíneos subcutáneos en la dermatoporosis son frágiles y han perdido sus propiedades viscoelásticas porque no están protegidos por suficiente tejido conectivo de sostén, de colágeno y de ácido hialurónico. Cualquier pequeño golpe perpendicular o fuerza de cizalla tangencial a la piel es capaz de provocar un sangrado que vierte al espacio virtual entre la hipodermis y la fascia muscular. El hematoma puede surgir de forma inmediata o desarrollarse y difundirse en los días posteriores por persistir el sangrado. En ocasiones, al principio, antes de que aparezca la típica equimosis bajo la epidermis, **los hematomas pueden confundirse con celulitis** por el eritema e inflamación que producen. Si el hematoma no se extrae, éste ejerce presión hacia la piel y colapsa la circulación capilar. Finalmente, la isquemia produce **necrosis cutánea** y aparece una herida extensa de difícil cicatrización.

El diagnóstico, la incisión y **extracción precoz y total de los coágulos** condiciona de forma muy significativa el buen pronóstico de los HPD, porque evita la necrosis cutánea. Por ello, ante un paciente con piel frágil, anciano y que además reciba tratamiento con anticoagulantes, antiagregantes o corticoides, habrá que estar muy atento y sospechar un hematoma disecante ante la aparición de cualquier deformidad o bultoma pretibial con o sin trauma reconocible previo.

No existe una guía clínica que facilite la clasificación de estos hematomas y la actitud terapéutica a seguir. Habrá que personalizar cada caso:

- Se aconseja la rotulación perimetral del hematoma para monitorizar su evolución en caso de no drenarlo.

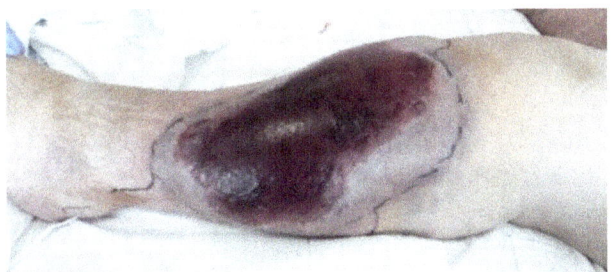

Marcado perimetral para valorar evolución, previo a la incisión y drenaje.

- Si la lesión que observamos es pequeña, apenas produce abultamiento y no produce tensión sobre la piel y riesgo de necrosis cutánea, podemos tomar una actitud expectante y revisar la evolución de la lesión pasados 2 o 3 días para asegurarnos que no hay crecimiento del hematoma ni más tensión cutánea. Aplicaremos un vendaje compresivo con protección de prominencias óseas pretibiales y de maléolos y recomendaremos reposo con miembro elevado. Marcaremos el perímetro para ver la evolución.

- En lesiones abiertas habrá que extraer los coágulos y restos hemáticos como en cualquier herida abierta, comprimir y elevar la pierna para favorecer la hemostasia y cauterizar si el sangrado no se controla. Para la aproximación de los bordes o colgajos viables es preferible utilizar tiras adhesivas a suturas, para evitar dañar la piel.

- Si el abultamiento de la lesión es evidente, afecta a la piel que se oscurece y sufre cierta tensión, está progresando y produce edema y dolor habrá que pensar que se trata de un hematoma profundo disecante que precisa ser

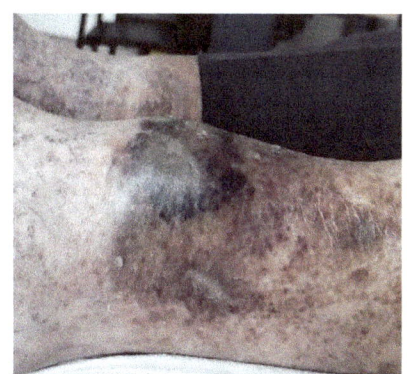

Mujer de 85 años anticoagulada con dermatoporosis en las piernas que presenta hematoma disecante tras

extraido en su totalidad y de forma urgente. Si el paciente no es susceptible de ser tratado en Atención Primaria deberá ser remitido en el día a una Unidad de Heridas o a un Servicio de Urgencias donde un cirujano pueda extirpar el hematoma, a veces tras algún tipo de anestesia.

La incision y drenaje manual del hematoma de forma precoz (en la primera visita) previene la necrosis de la piel y sus complicaciones.

Se debe realizar una incisión amplia y profunda que permita acceder hasta la fascia muscular y realizar la extracción completa de todos los coágulos. La punción y aspiración no es una técnica eficaz porque la sangre no está licuada. El hematoma tiende a formar una pseudocápsula que puede adherirse a estructuras profundas. Por ello conviene realizar la retirada de coágulos manualmente, sin instrumental cortante para no dañar tejidos profundos y de una forma minuciosa sin dejar restos en el espacio virtual subcutáneo. La incisión puede hacerse en un área de piel bien irrigada. Ésto permitirá aproximar los bordes con tiras adhesivas y un cierre primario.

En todos los casos se aconseja reposo relativo, elevar el miembro inferior y comprimir según la tolerancia del paciente tras la primera atención, para prevenir el resangrado y formación de un nuevo hematoma. El paciente se revisará en 48-72 horas para comprobar que está evolucionando adecuadamente. Respecto al tratamiento anticoagulante, en ocasiones habrá que valorar el balance riesgo/beneficio y suspenderlo unos días hasta asegurarse la buena evolución.

Frecuentemente los HPD son tratados tardíamente cuando ya se ha producido algún grado de necrosis de la piel, o el drenaje ha sido inadecuado por no practicar incisiones suficientemente amplias y profundas. En estas situaciones el tratamiento se complica y se puede necesitar el desbridamiento de parte de la piel y tratamientos avanzados como la Terapia de Presión Negativa o los injertos autólogos. Esto incide negativamente en la calidad de vida del paciente y de los cuidadores, y en el sistema sanitario. Se generan múltiples visitas sanitarias durante periodos muy largos de tiempo. Se puede agravar el estado de dependencia y en ocasiones se puede iniciar un deterioro de salud y el fallecimiento del paciente.

El reconocimiento por parte de los profesionales de atención primaria y de urgencias de la necesidad de un tratamiento urgente de los HPD puede evitar la formación de una úlcera extensa recalcitrante.

A nivel preventivo se recomienda el uso de prendas que cubran la piel de las piernas, incluso el uso de protectores tibiales adaptados a los calcetines, eliminar muebles con cantos afilados, obstáculos en la vivienda, etc.

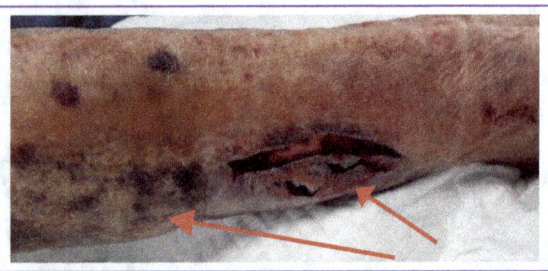

Hematoma disecante recidivado sobre cara externa de pierna de mujer de 89 años de edad con dermatoporosis.

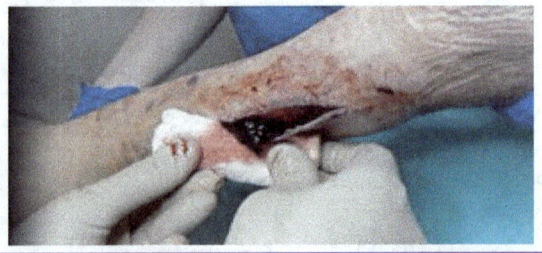

Técnica de extracción de los coágulos girando y presionando con un rodete de gasa desde la zona más distal hacia la incisión.

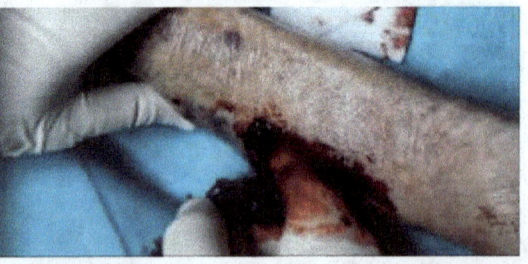

Extracción digital de los coágulos introduciendo el dedo y palpando los coágulos en el espacio virtual entre la piel y las fascias osteomusculares. Técnica más eficaz.

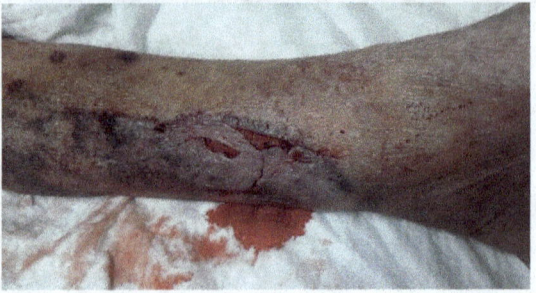

Resultado final tras la extracción manual del hematoma. La paciente precisó después terapia de presión negativa.

BIBLIOGRAFÍA

- European Pressure Ulcer Advisory Panel, National Pressure Injuri Advisory Panel And Pan Pacific Pressure Injury Alliance. Prevencion y tratamiento de las lesiones /úlceras por presión. Guía de consulta rápida (ed. Español). Emily Haesler (Ed.). EPUAP/NPIAP/PPPIA 2019.
- Delmore, Barbara PhD, RN, CWCN, MAPWCA, IIWCC-NYU, FAAN; Ayello, Elizabeth A. PhD, MS, BSN, RN, CWON, ETN, MAPWCA, FAAN. Heel Pressure Injuries. Advances in Skin & Wound Care 34(5): p236-237, May 2021. | DOI: 10.1097/01.ASW.0000742304.60363.e3.
- García-Fernández FP., Soldevilla JJ., Pancorbo PL., Verdú J., López-Casanova P., Rodríguez-Palma M., Torra JE. Clasificación y categorización de las lesiones cutáneas relacionadas con la dependencia. Serie Documentos Técnicos GNEAUPP nº II. 3ª edición. Grupo Nacional para el Estudio y Asesoramiento en Úlceras por Presión y Heridas Crónicas. Logroño. 2021.
- García-Fernández, FP; Soldevilla-Ágreda, JJ; Pancorbo-Hidalgo, PL; Verdú-Soriano, J; López-Casanova, P; Rodríguez-Palma M. Qué no hacer en heridas crónicas. Recomendaciones basadas en la evidencia. Serie Documentos Técnicos GNEAUPP no XIV. Grupo Nacional para el Estudio y Asesoramiento en Úlceras por Presión y Heridas Crónicas. [Internet]. Grupo Nacional para el Estudio y Asesoramiento en Úlceras por Presión y Heridas Crónicas. 2018. p. 1-29.
- Bosanquet DC, Wright AM, White RD, Williams IM. A review of the surgical management of heel pressure ulcers in the 21st century. Int Wound J 2016;13(1):9–16.
- Fletcher J, Beeckman D, Boyles A et al (2020) International Best Practice Recommendations: Prevention and management of moisture-associated skin damage (MASD). Wounds International. Disponible en línea en www. woundsinternational.com
- Kaya G, Kaya A, Sorg O, Saurat JH. Dermatoporosis, a prevalent skin condition affecting the elderly: current situation and potential treatments. Clin Dermatol. 2019 Jul-Aug;37(4):346-350. doi: 10.1016/j.clindermatol.2019.04.006. Epub 2019 Apr 26. PMID: 31345322.
- Dyer JM, Miller RA. Chronic Skin Fragility of Aging: Current Concepts in the Pathogenesis, Recognition, and Management of Dermatoporosis. J Clin Aesthetic Dermatol. 2018;11(1):13-8.
- LeBlanc K et al. Recomendaciones de prácticas óptimas para la prevención y el tratamiento de los desgarros cutáneos en el paciente anciano. Wounds International 2018. Disponible para descarga desde www.woundsinternational.com
- Stephen-Haynes J, Carville K. Skin tears Made Easy. Wounds International 2011; 2(4): Disponible en http://www.woundsinternational.com
- LeBlanc K, Baranoski S, Christensen D, et al. International Skin Tear Advisory Panel: a tool kit to aid in the prevention, assessment, and treatment of skin tears using a simplified classification system. Adv Skin Wound Care. 2013; 26(10):459-476
- Cole W, Coe S, Messina S, Marmolejo V. A Proposed Algorithm to Diagnose and Treat Lower Extremity Hematomas. Wound Manag Prev. 2022 Jul;68(7):11-17. PMID: 35895292.
- Galán-Olleros M, Valle-Cruz JA, García-Coiradas J, González-Pérez A, Rodríguez-González FA, Alcobía-Díaz B, Marco F. Tension subcutaneous haematomas associated with anticoagulants in the elderly: Do they have earlier morbidity and mortality than hip fractures? Rev Esp Cir Ortop Traumatol (Engl Ed). 2019 Sep-Oct;63(5):361-369. English, Spanish. doi: 10.1016/j.recot.2019.02.004. Epub 2019 Apr 20. PMID: 31014931.
- Seppälä T, Grünthal V, Koljonen V. Pretibial hematomas - A real-world single-center study. JPRAS Open. 2022 Feb 24; 32:79-87. doi: 10.1016/j.jpra.2022.01.001. PMID: 35330747; PMCID: PMC8938884.
- Beeckman D et al (2020) Best practice recommendations for holistic strategies to promote and maintain skin integrity. Wounds International.

Parte 6

Lesiones Tumorales Y Del Final De La Vida

Úlceras tumorales

Las úlceras neoplásicas son una complicación de tumores habitualmente en estadios avanzados, por invasión cutánea o por metástasis a la piel. Son incurables, pero no son necesariamente un indicio de una muerte inminente. Van a afectar a la calidad de vida del paciente y a su imagen corporal y autoestima por las deformidades y alteraciones funcionales que pueden generar. Producen sufrimiento y aislamiento de las relaciones familiares y sociales.

Se estima que un 5-10% de los pacientes con cáncer en fase terminal desarrollarán alguna úlcera neoplásica.

Inicialmente aparece uno o varios nódulos indoloros, adheridos, que van afectando a la perfusión vascular y linfática de la piel produciendo hipoxia y finalmente necrosis y ulceración. La infiltración de los vasos sanguíneos aumenta el riesgo de sangrado, y el de las terminaciones nerviosas el del dolor. Los tejidos necróticos se infectan produciendo exudado, dolor y olor.

Cuando la curación ya no es posible, el tratamiento paliativo debe perseguir mejorar la calidad de vida del paciente a través del control de los síntomas locales y sistémicos. Los sanitarios podemos ayudar a estos pacientes y a sus familiares sabiendo manejar sus principales síntomas: picor, dolor, olor, presencia de exudado, infecccción y el posible sangrado.

Los tumores que más frecuentemente afectan a la piel son:
- Los primarios, de estructuras cutáneas o adyacentes:
    - Carcinoma basocelular y espinocelular.
    - Melanomas.
    - Sarcomas de partes blandas, osteosarcomas.
    - Linfomas cutáneos.

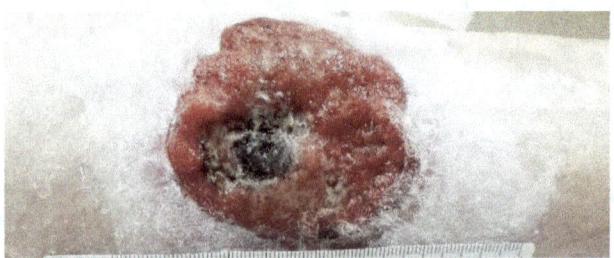

Carcinoma basocelular.

- Los secundarios a invasión local por proximidad o a metástasis:
    - Pared torácica (mama y pulmón), cuello y maxilofaciales, vulva, recto, etc
- Úlcera de Marjolin: producida por una degeneración maligna (carcinoma epidermoide) de cualquier lesión crónica de la piel: quemaduras, radiodermitis, enfermedades ampollosas, úlceras crónicas, etc. Para su diagnóstico es preciso biopsiar cualquier crecimiento o extensión de una lesión crónica que comienza a doler o produce secreción en ausencia de infección.

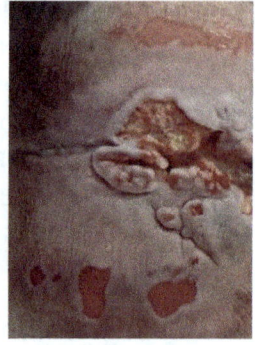

Úlcera de Marjolín sobre LPP y LESCAH.

Valoración Integral del Paciente

Las úlceras neoplásicas requieren una valoración multidisciplinar por su presentación clínica, sus complicaciones y por la posibilidad de beneficiarse de algún tratamiento médico etiológico y/o paliativo.

Conocedores de que este tipo de heridas no tienen curación, se debe realizar una valoración holística del paciente y establecer unos objetivos para nuestra intervención. Estará orientada a mejorar la calidad de vida del paciente prestando

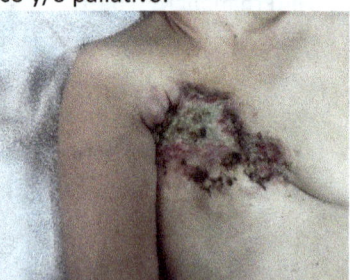

Carcinoma de mama.

un especial apoyo psicológico tanto al paciente como a sus cuidadores. Nuestra función es comprender, educar, aconsejar y acompañar al paciente en todos los aspectos que afectan a su enfermedad, a su vida cotidiana y a su dinámica social y familiar en esta etapa de su vida. Es muy importante conocer el estadio evolutivo de la enfermedad, el pronóstico, el estado funcional y nutricional del paciente, su calidad de vida, su percepción respecto a la enfermedad y sus expectativas.

Es fundamental identificar el cuidador principal, evaluar su capacitación, y junto con el paciente establecer un plan de cuidados individualizado que revisaremos y actualizaremos en cada visita.

Podemos utilizar para la valoración los modelos enfermeros según los patrones funcionales de Gordon o las necesidades de V. Henderson, y las escalas de Karnofsky para valorar la capacidad funcional en las actividades cotidianas y la MNA para valoración de riesgo nutricional. También existe otra escala específica de las heridas malignas cuyo resultado es proporcional a la gravedad y que incluye también la percepción subjetiva del paciente (MFWAT).

Valoración local de la herida.

No existen sistemas de categorización de las heridas neoplásicas. Los aspectos a considerar serán los siguientes:
- Localización de la úlcera, características, área superficial y grado de profundidad.
- Afectación o proximidad a vasos o estructuras profundas que puedan sangrar e implicar un riesgo vital.
- Tipo de tejido de la herida, inflamación, exudado, piel perilesional (TIME) y sangrado.
- Signos de infección o de presencia de biofilm.
- Síntomas: El dolor, el picor, el mal olor y el exudado tienen un gran impacto sobre el paciente, les avergüenza, les deprime y les aisla socialmente. Conocer su fisiopatología es importante para su prevención y tratamiento.
    - **Dolor**: muy frecuente, provocado por el propio tumor por la infiltración y presión de estructuras y terminaciones nerviosas, vasculares o de drenaje venoso y linfático, también por la posible infección de la herida y por la técnica de cura y tratamiento utilizado. Produce malestar, limitación de la movilidad, miedo, frustración, depresión, insomnio, anorexia y sobredependencia familiar con aislamiento social.
    - **Exudado**: relacionado con la lisis del tumor y con la infección. Puede afectar a la piel perilesional, macerarla y hacer progresar la herida y aumentar el dolor.
    - **Picor** relacionado con:
        - el exudado y el uso inadecuado de apósitos.
        - la sequedad o con la dermatitis de la piel perilesional.
        - productos aplicados sobre la lesión: jabones, antisépticos secantes.
        - la propia actividad del tumor.
    - **Olor**: es uno de los síntomas más angustiantes tanto para el paciente como para la familia. Puede producir anorexia, náuseas, depresión y aislamiento. Se produce por la infección de los tejidos desvitalizados por gérmenes aerobios y anaerobios que producen agentes volátiles.

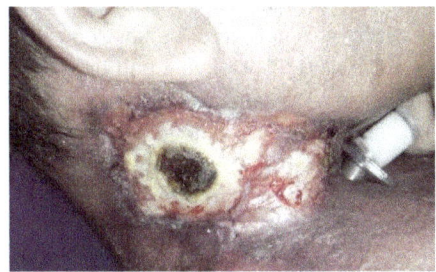

Úlcera tumoral de cabeza y cuello con riesgo de hemorragia súbita.

- **Sangrado**: producido por la friabilidad de los tejidos, por la alta vascularización del tumor y por posibles alteraciones de la coagulación. Suele ser en sábana e intermitente. Cuando el tumor infiltra algún vaso de gran calibre se pueden producir hemorragias súbitas de mal pronóstico, con riesgo vital inminente, fundamentalmente en el cáncer evolucionado de cabeza y cuello.

> **Para mejorar nuestros cuidados, la relación con el paciente y su bienestar, podemos realizar una serie de preguntas abiertas que permiten una valoración completa.**

- ¿Tiene dificultades para dormir, beber, comer?,
- ¿Cómo le influye la herida en sus actividades diaria, en su relación con la familia y amigos?,
- ¿Qué le hace sentir mejor o peor?,
- ¿Cómo se siente con la cura, con la limpieza, con los apósitos?,
- ¿Cómo se ha sentido desde la última visita, cómo le ha incomodado la herida?,
- ¿Qué ha hecho usted estos días en relación a los cuidados?,
- ¿Qué tal con el tratamiento, es efectivo, algún efecto adverso?
- ¿Qué cree que podemos hacer para mejorar la cura y su bienestar?

Cuidados de enfermería

Un equipo multidisciplinar debe valorar la pertinencia de un tratamiento etiológico del tumor de base con fines paliativos. Los objetivos serían reducir el volumen del tumor, disminuir el dolor o paliar la recurrencia del sangrado. La intervención podría ser con cirugía, quimioterapia, inmunoterapia, radioterapia u hormonoterapia.

En cada visita hay que valorar el estado psicosocial del paciente, controlar sus síntomas y realizar la cura local de la herida. Nuestros cuidados de enfermería irán más allá de la cura. Intentaremos buscar el bienestar y la comodidad del paciente, favorecer la accesibilidad y una buena relación de confianza. Para ello consensuaremos los objetivos respecto a la cura local y respecto al tratamiento sintomático y paliativo.

- **Esquema TIME:**

Uno de los objetivos de la cura es eliminar el tejido necrótico no viable (de forma selectiva y atraumática) y el tratamiento de la sobrecarga bacteriana para prevenir la infección, la formación de exudado, el olor, el dolor y el daño de la piel perilesional. Se debe mantener un ambiente húmedo controlado en el lecho y proteger la piel perilesional de la maceración y excoriación.

La limpieza puede realizarse con suero fisiológico, aguda destilada o del grifo templada. También con clorhexidina diluida o alguna solución limpiadora para prevenir o tratar la infección. Al ser heridas de fácil sangrado se debe evitar la fricción sobre el lecho con gasa; sí se puede limpiar arrastrando suavemente con la técnica del dedo enguantado. El desbridamiento será lo más selectivo posible con preferencia por el autolítico y evitando el cortante. La elección del apósito adecuado a las características de la herida será una de las claves para la comodidad y bienestar del paciente.

- **Control del exudado:**
  - Se produce por el aumento de la permeabilidad vascular y la sobreinfección. El tratamiento con apósitos absorbentes de alginato cálcico, hidrofibra de hidrocoloide o espumas de poliuretano no adherentes es esencial. Si se sospecha la presencia de biofilm o infección añadiremos apósitos antimicrobianos.
  - Protección de la piel perilesional con emolientes, crema barrera (óxido de zinc) o películas trasparentes de polímeros en spray o crema.

- **Control del dolor:**
  - A nivel sistémico podemos guiarnos por la escalera analgésica de la OMS.
  - Para prevenir el dolor de la cura: utilizar apósitos no adherentes (con base de silicona) o humedecer el apósito antes de su retirada durante suficiente tiempo, hacer pausas durante la cura o probar con apósitos liberadores de ibuprofeno.
  - En curas dolorosas se pueden aplicar hidrogeles de opiáceos, gasas impregnadas en lidocaína al 2%, pomada anestésica EMLA (lidocaína + prilocaína) 15-30 minutos antes del procedimiento, con apósito oclusivo para evitar la evaporación. Se puede utilizar premedicación oral con analgésicos y/o ansiolíticos una o dos horas antes de la cura o por vía subcutánea: midazolam o morfina.
  - Dolor debido a la infección e inflamación: para prevenirla y tratarla se debe tener un buen control de la carga bacteriana y del exudado utilizando apósitos antimicrobianos, suficientemente absorbentes.
  - Frecuentemente las molestias se deben a la erosión y maceración de la piel perilesional. Para prevenirlo se precisa de una buena protección con películas de polímeros trasparente o crema barrera de óxido de zinc, la utilización de apósitos no adhesivos y un buen control del exudado.

- **Control del prurito:**
  - Frecuentemente se relaciona con el exudado, la maceración y la dermatitis que produce, que habrá que tratar específicamente.
  - Se puede prevenir con la hidratación adecuada del lecho (uso de hidrogeles) y evitando productos de limpieza irritantes. Si utilizamos antisépticos (p. ej.: clorhexidina), después de un tiempo de dejarle actuar conviene lavar con suero.
  - Para su alivio son útiles las lociones de calamina, mentol, las cremas protectoras de la piel perilesional, y los corticoides tópicos cuando hay dermatitis. No suele responder a los antihistamínicos. En ocasiones será preciso aplicar anestésicos tópicos (p. ej.: gel de lidocaína al 2%) o estimulación transcutánea (TENS).

Para mejorar el bienestar del paciente y su entorno es imprescindible controlar el dolor, el picor y el olor que produce la lesion.

- **Control del olor:**
  - Es uno de los síntomas que debe tratarse más enérgicamente por la repulsión que produce, la vergüenza y sufrimiento que genera en el paciente y el aislamiento social secundario. Requieren una especial delicadeza, acercamiento y empatía por parte del profesional.
  - Normalmente el olor se debe a la presencia de tejido necrótico, exudado e infección. Por lo tanto, se debe realizar un tratamiento etiológico con apósitos absorbentes adecuados y antimicrobianos como la plata u otros.

- Para mitigar el olor de la herida se pueden utilizar apósitos de carbón activado y/o aplicar sobre el lecho metronidazol en solución a una concentración de 5 a 10 mg/mL o como fórmula magistral. También se puede utilizar la vía oral.
- También son útiles aceites esenciales, extracto de té verde, aromaterapia, ambientadores y ventilar la habitación con el olor incontrolable.

- **Prevención del sangrado:**
  - El lecho debe mantenerse en ambiente húmedo y los apósitos se retirarán suavemente humedeciéndolos previamente. Se evitará frotar y utilizaremos apósitos antiadherentes. Los apósitos de alginato poseen un efecto hemostático que puede ayudar a prevenir el sangrado y/o a detenerlo.
  - Para controlar el sangrado, además de la presión directa durante 10-15 min puede ser útil alguna de las siguientes opciones:
    - aplicar una espuma de gelatina absorbible (Spongostan®) que precipita la cascada de la coagulación.
    - aplicar gasas impregnadas en ácido tranexámico (Amchafibrin amp®), que también se puede tomar en comprimidos vía oral durante unos días para prevenir las recurrencias.
    - aplicar gasas impregnadas en adrenalina (vasoconstrictor) al 1/1000, con la precaución de no inducir una necrosis por isquemia.
    - se puede cauterizar algún punto sangrante con nitrato de plata.
  - En hemorragias recurrentes pueden ser necesarias técnicas más agresivas como la cirugía o la radioterapia paliativa.
  - En cuidados paliativos y ante ciertos tumores con riesgo de sangrado súbito masivo, con riesgo vital inminente, conviene instruir a los familiares sobre cómo actuar. Puede ser necesario una sedación paliativa para aliviar el sufrimiento que provoca.

Poliulceración y cambios cutáneos al final de la vida

Al final de la vida, cuando el fallecimiento está próximo, se produce un compromiso tisular de todos los órganos del cuerpo. La piel y sus células también tienen dificultades para sobrevivir por la hipoperfusión generalizada, la hipoxia, la disminución del aporte de nutrientes y de la retirada de los productos tóxicos del metabolismo cutáneo. En estos momentos pueden aparecer, de forma casi súbita, lesiones cutáneas que simulan las lesiones relacionadas con la dependencia (LRD).

Reconocer que el paciente presenta una lesión del final de la vida y no una LRD es la valoración más importante que podemos hacer. Permite ofrecer unos cuidados apropiados tanto al paciente como a los familiares.

Conocer este concepto y estas lesiones en ciertos ámbitos clínicos donde se trabaja con personas próximas al final de la vida, como las Unidades de Cuidados Paliativos, Atención Primaria, los Centros Sociosanitarios de Mayores o las plantas de UCI y hospitalización que atienden a personas con riesgo vital, es esencial para diferenciarlas de las LRD y poder ofrecer unos cuidados apropiados.

Características principales:

- Son lesiones que **aparecen muy rápido**. La muerte puede acontecer en horas, días o en las próximas semanas.
- Son lesiones **inevitables e incurables**. Los cuidados buscarán mejorar la sintomatología y el **confort** del paciente. Están contraindicadas técnicas agresivas como las que se realizan en las LRD y las curas serán espaciadas el mayor tiempo posible para evitar molestias.
- Las LRD son teóricamente prevenibles y evitables. Si el profesional que cuida a estos pacientes no es capaz de identificar estas lesiones inevitables como "cambios cutáneos del final de la vida", puede tener cierta sensación de fracaso en la calidad de sus cuidados para la prevención de las LRD. Incluso, se puede llegar a pensar que el fallecimiento ha podido tener relación con alguna complicación de estas heridas.
- **Indican/predicen que el fallecimiento está próximo**. Esto permite informar a los familiares para que puedan preparar esos momentos de duelo y despedida de la mejor manera.

Son lesiones inevitables e incurables. No son producto de unos cuidados insuficientes.

Desde el punto de vista fisiopatológico estas lesiones se relacionan con una hipoperfusión cutánea, a diferencia de las LRD, en las que los factores extrínsecos evitables (presión, cizalla, fricción o humedad) son las causas fundamentales.

Los mecanismos etiopatogénicos de las lesiones por un compromiso vital severo son:

- En el contexto de un fracaso multiorgánico del final de la vida la piel pierde su perfusión, su oxigenación, nutrición y la eliminación de metabolitos tóxicos. Son pacientes generalmente terminales, que presentan de forma aguda lesiones polimórficas en diferentes áreas de la piel. Pueden ocurrir en tejidos cutáneos sometidos al estrés de la presión, que los hace confundirse con LPP (sacro, talones, codos) o, en áreas sin presión (nalgas, muslos, pantorrillas o brazos). Se inician como abrasiones o zonas oscuras superficiales que rápidamente afectan a zonas más profundas. Tienen forma de pera, mariposa o herradura y a veces son simétricas. Frecuentemente duelen.

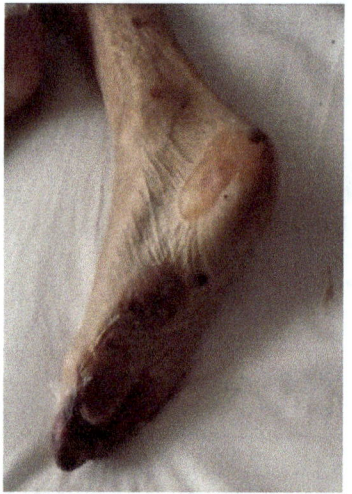

Lesiones en áreas distales por hipoperfusión y vasoconstricción.

- Las lesiones cutáneas de pacientes muy críticos como consecuencia de una vasoconstricción severa generalizada afectan a zonas distales y recuerdan en cierta forma a las lesiones por congelación (dedos y pulpejos, pies, nariz, orejas). Son lesiones dolorosas que se inician con eritema e induración y que se van oscureciendo pudiendo aparecer ampollas y finalmente necrosis. Se ven con cierta frecuencia en pacientes en riesgo vital inminente ingresados en Unidades de Cuidados Intensivos, donde además suelen recibir fármacos vasoconstrictores.

A nivel clínico, estás lesiones que indican que se está cerca, o ya en el proceso de agonía previo a la muerte, se pueden clasificar en varios tipos:

1. **Úlcera terminal de Kennedy:**
   Son LPP de aparición súbita que algunas personas desarrollan al final de la vida de forma inesperada.

Predicen la muerte inminente en los próximos días o semanas. Se deben a un fallo en la perfusión cutánea. Se localizan con más frecuencia en el área sacrocoxígea. Tienen forma de pera, mariposa (en espejo) o herradura, de bordes irregulares. Al inicio se presenta como abrasión, ampolla o zona oscurecida y sufre una progresión rápida, incluso de horas, a lesión de categoría II, III y IV según la profundidad de la afectación tisular.

2. **Lesión tisular terminal de Trombley-Brennan:** Son lesiones de aparición espontánea que se agrandan rápidamente en zonas sin apenas presión como muslos, pantorrillas o pliegues. Aparecen con coloración violeta, similar a un hematoma, con formas lineales o de mariposa que no evolucionan en profundidad y se quedan superficiales. No duelen. El paciente fallece en las siguientes horas o días.

3. **Cambios cutáneos al final de la vida** (SCALE: skin changes at life´s end): con este concepto se pretende describir todo el abanico de cambios fisiológicos de la piel y del tejido subcutáneo previos a la muerte. Se manifiestan con una piel más turgente, con cambios de color y con zonas cutáneas que pueden ser dolorosas.

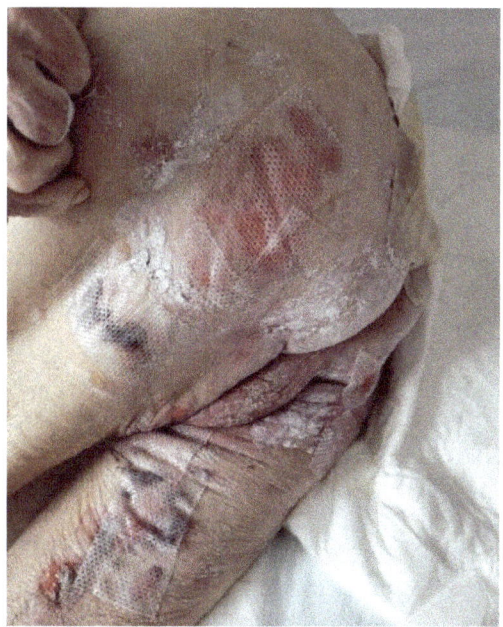

Lesiones en áreas de presión y, en zonas sin presión (de Trombley-Brennan).

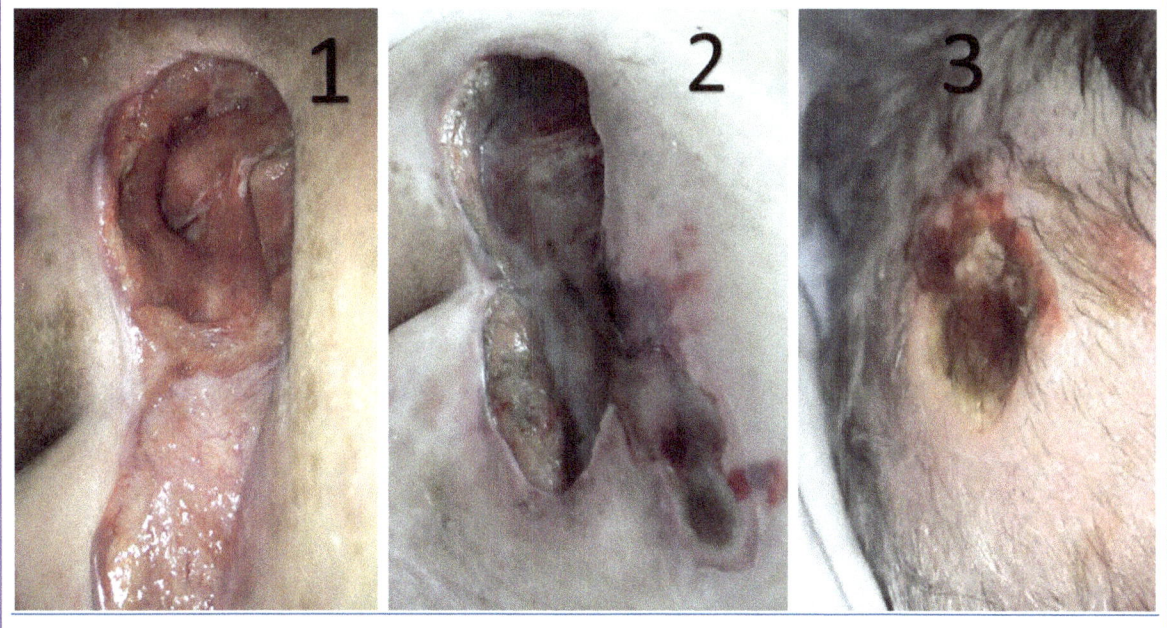

Transformación de una LPP, que anuncia una situación de muerte próxima (4 días en este paciente): LPP en sacro de años de evolución con buen tejido de granulación (1), que súbitamente se oscurece y palidece apareciendo además una extensión adyacente violácea (2). Simultáneamente aparece otra lesión en cuero cabelludo (3), úlcera de Kennedy.

BIBLIOGRAFÍA

- Pérez Santos L, Cañadas Núñez F, García Aguilar R, Turrado Muñoz MA, Fernández García GA, Moreno Noci M et al. Guía de Práctica Clínica para el Cuidado de Personas con Úlceras Neoplásicas.1ª Ed. Cañadas Núñez F, Pérez Santos L. Coordinadores. Hospital Universitario Reina Sofía (Córdoba), Complejo Hospitalario Torrecárdenas (Almería). Servicio Andaluz de Salud. 2015
- Woo KY, Sibbald RG. Local wound care for malignant and palliative wounds. Adv Skin Wound Care. 2010 Sep;23(9):417-28; quiz 429-30. doi: 10.1097/01.ASW. 0000383206.32244.e2. PMID: 20711056.
- Seco-Franco J. Abordaje paliativo de enfermería en las úlceras tumorales. Revisión bibliográfica. Enferm Dermatol 2019; 13(38): 30-39.
- Tilley C, Lipson J, Ramos M. Palliative Wound Care for Malignant Fungating Wounds: Holistic Considerations at End-of-Life. Nurs Clin North Am. 2016 Sep;51(3):513-31. doi: 10.1016/j.cnur.2016.05.006. PMID: 27497023.
- Levine JM. Unavoidable Pressure Injuries, Terminal Ulceration, and Skin Failure: In Search of a Unifying Classification System. Adv Skin Wound Care. 2017 May;30(5):200-202.
doi: 10.1097/01.ASW.0000515077.61418.44. PMID: 28426565.
- Ayello EA, Levine JM, Langemo D, Kennedy-Evans KL, Brennan MR, Gary Sibbald R. Reexamining the Literature on Terminal Ulcers, SCALE, Skin Failure, and Unavoidable Pressure Injuries. Adv Skin Wound Care. 2019 Mar;32(3):109-121. doi: 10.1097/01.ASW. 0000553112.55505.5f. PMID: 30801349.
- García-Fernández FP, Soldevilla-Agreda JJ, Rodriguez-Palma M, Pancorbo-Hidalgo PL. Skin injuries associated with severe life-threatening situations: A new conceptual framework. J Nurs Scholarsh. 2022 Jan;54(1):72-80. doi: 10.1111/jnu.12716. Epub 2021 Nov 5. PMID: 34741398.